U0281931

毒性药材显微鉴别图谱

下册　粉末特征

主　编

袁　媛　刘春生　白贞芳

上海科学技术出版社

图书在版编目（CIP）数据

毒性药材显微鉴别图谱. 2，粉末特征 / 袁媛，刘春生，白贞芳主编. -- 上海 : 上海科学技术出版社，2023.12
ISBN 978-7-5478-6479-1

Ⅰ. ①毒… Ⅱ. ①袁… ②刘… ③白… Ⅲ. ①中药性味—药物毒性—中药鉴定学—显微结构—图解 Ⅳ. ①R285.1-64②R282.5-64

中国国家版本馆CIP数据核字(2024)第006531号

目 录

Y ························ 173

Z ························ 190

A

1. 矮陀陀 Ǎi Tuó Tuó

本品为楝科植物羽状地黄连*Munronia pinnata* (Wall.) W. Theob. 的干燥全株。疏风活络，祛风止痛，解热截疟。

本品粉末黄棕色。① 腺鳞可见，腺头由6～8个细胞组成，直径33～51 μm。② 木栓细胞棕黄色，类长方形，直径12～41 μm。③ 单细胞非腺毛易见，长短不一，壁厚，具疣壁。④ 草酸钙簇晶较小，直径4.5～29 μm，棱角大多短尖。⑤ 纤维成束，壁厚，直径7.8～22 μm。⑥ 导管多为环纹导管、梯纹导管，直径6.1～41 μm。

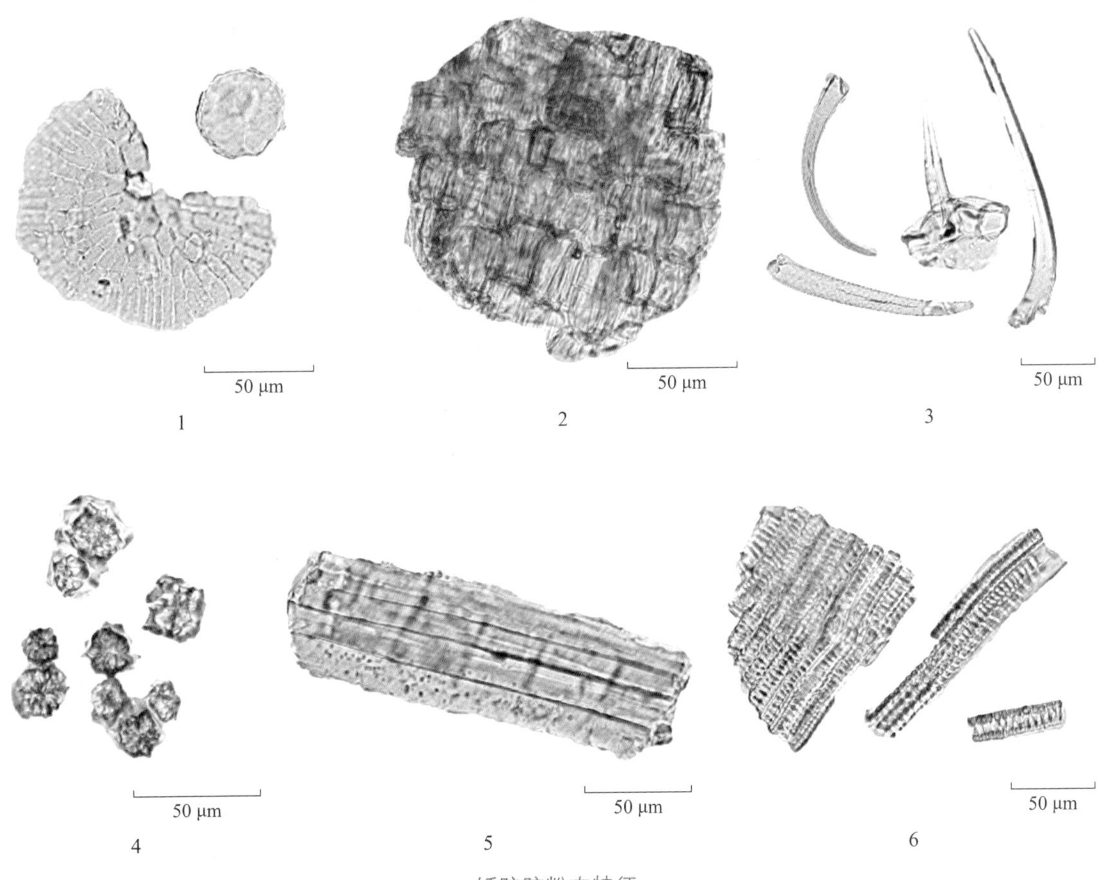

矮陀陀粉末特征

（1. 腺鳞；2. 木栓细胞；3. 非腺毛；4. 草酸钙簇晶；5. 纤维束；6. 导管）

2. 艾叶 Ài Yè

本品为菊科植物艾*Artemisia argyi* Lévl. et Vant.的干燥叶。温经止血，散寒止痛；外用祛湿止痒。

本品粉末绿褐色。① 非腺毛有两种：一种为T形毛，它的顶端细胞较长，略微弯曲，底端2～4个细胞组成一个短柄，两臂通常不等长；另一种是单列性非腺毛。② 腺毛形状酷似鞋底，由4、6细胞叠合组成，无柄。③ 草酸钙簇晶较少，一般存在于叶肉细胞中。④ 气孔多见。

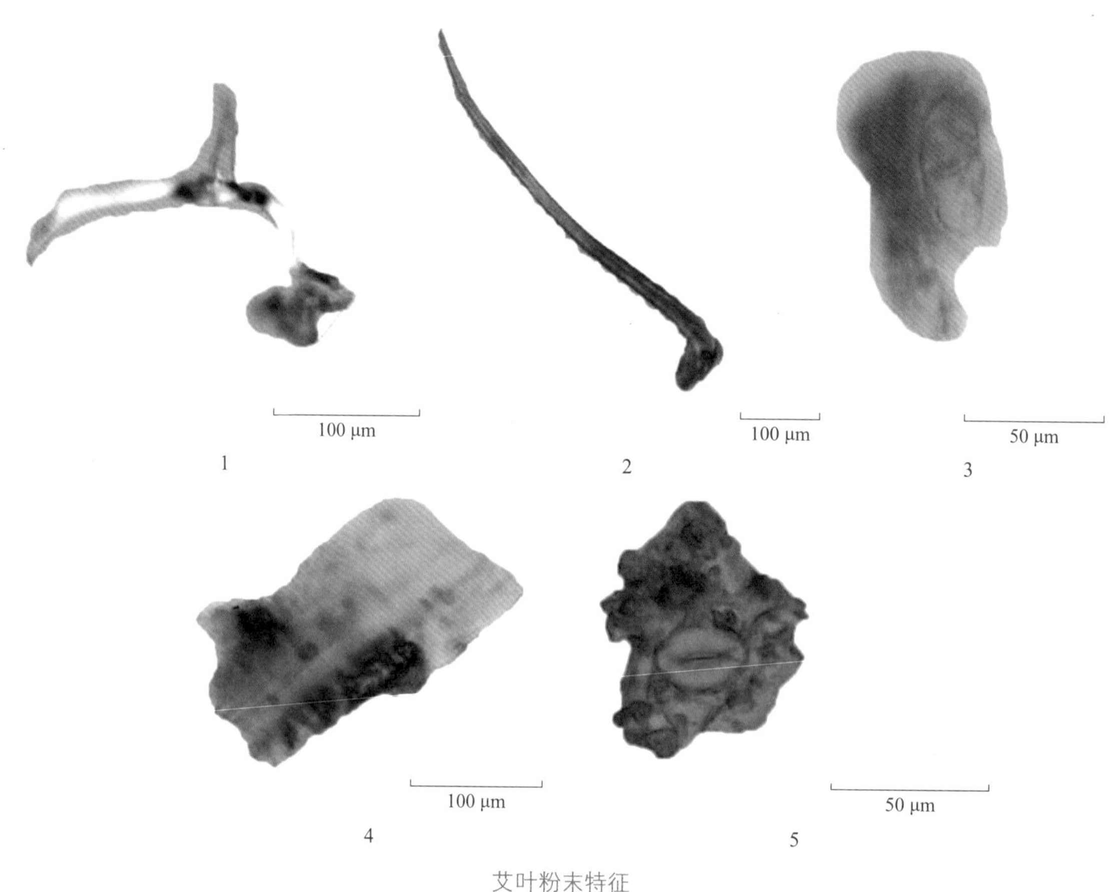

艾叶粉末特征

（1～2. 非腺毛；3. 腺毛；4. 草酸钙簇晶；5. 气孔）

B

3. 八角枫 Bā Jiǎo Fēng

本品为山茱萸科植物八角枫(华瓜木)*Alangium chinense* (Lour.) Harms或瓜木*Alangium platanifolium* (Sieb. et Zucc.) Harms的干燥侧根、须状根(纤维根)或叶、花。祛风除湿,舒筋活络,散瘀止痛。

本品粉末淡黄白色。① 纤维多,一般为长方形。② 石细胞暗黄色,类长方形或多角形。③ 具缘纹孔导管最多,偶见网纹导管。④ 草酸钙簇晶极多,常整齐排列于薄壁细胞内。⑤ 淀粉粒众多,类圆形或圆形,多为复粒,脐点裂缝状。⑥ 薄壁细胞壁呈连珠状增厚。

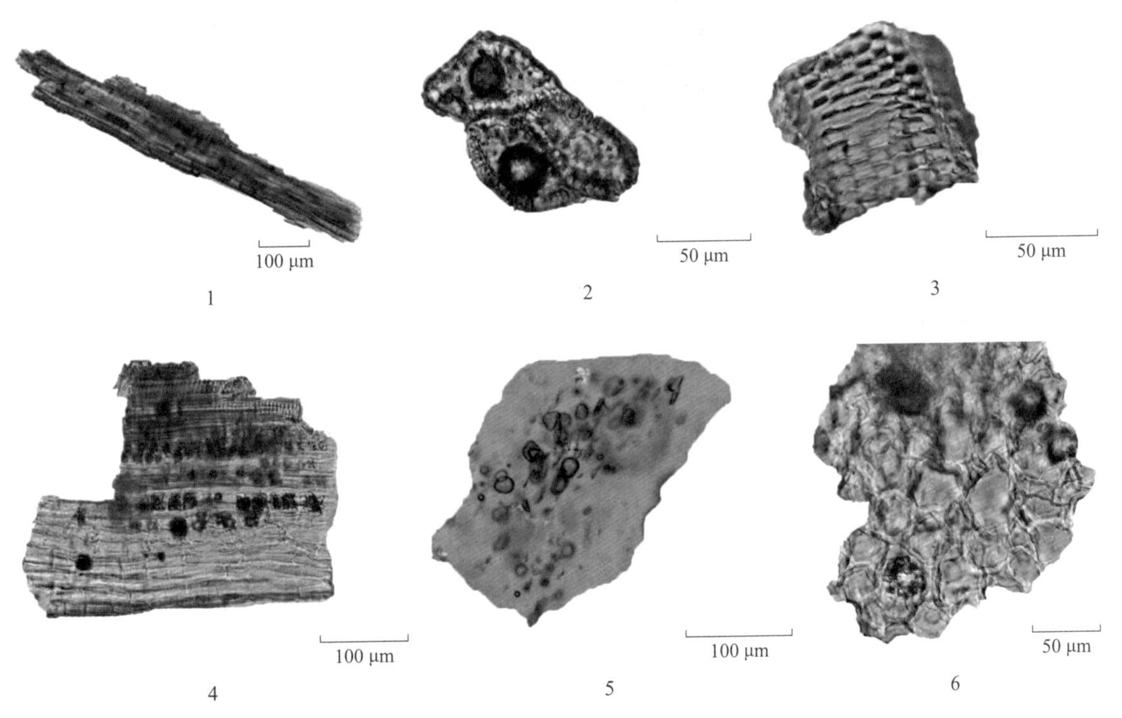

八角枫粉末特征

(1. 纤维; 2. 石细胞; 3. 导管; 4. 草酸钙簇晶; 5. 淀粉粒; 6. 薄壁细胞)

4. 八角莲 Bā Jiǎo Lián

本品为小檗科植物八角莲*Dysosma versipellis* (Hance) M. Cheng ex Ying的干燥根茎。清热解毒,化痰散结,祛痰消肿。

本品粉末淡黄棕色。① 草酸钙簇晶众多,边缘不规则。② 棕色色素块多见。③ 木纤维散在或聚集成纤维束,纹孔较为细密。④ 石细胞极多,散在或聚集成群,排列紧密,多为三角形或类方形,外壁厚,胞腔大而明显。⑤ 网纹导管多见,也可见环纹导管、螺纹导管及梯纹导管。⑥ 淀粉粒多见,多为单粒,圆形或椭圆形,脐点人字形或点状。

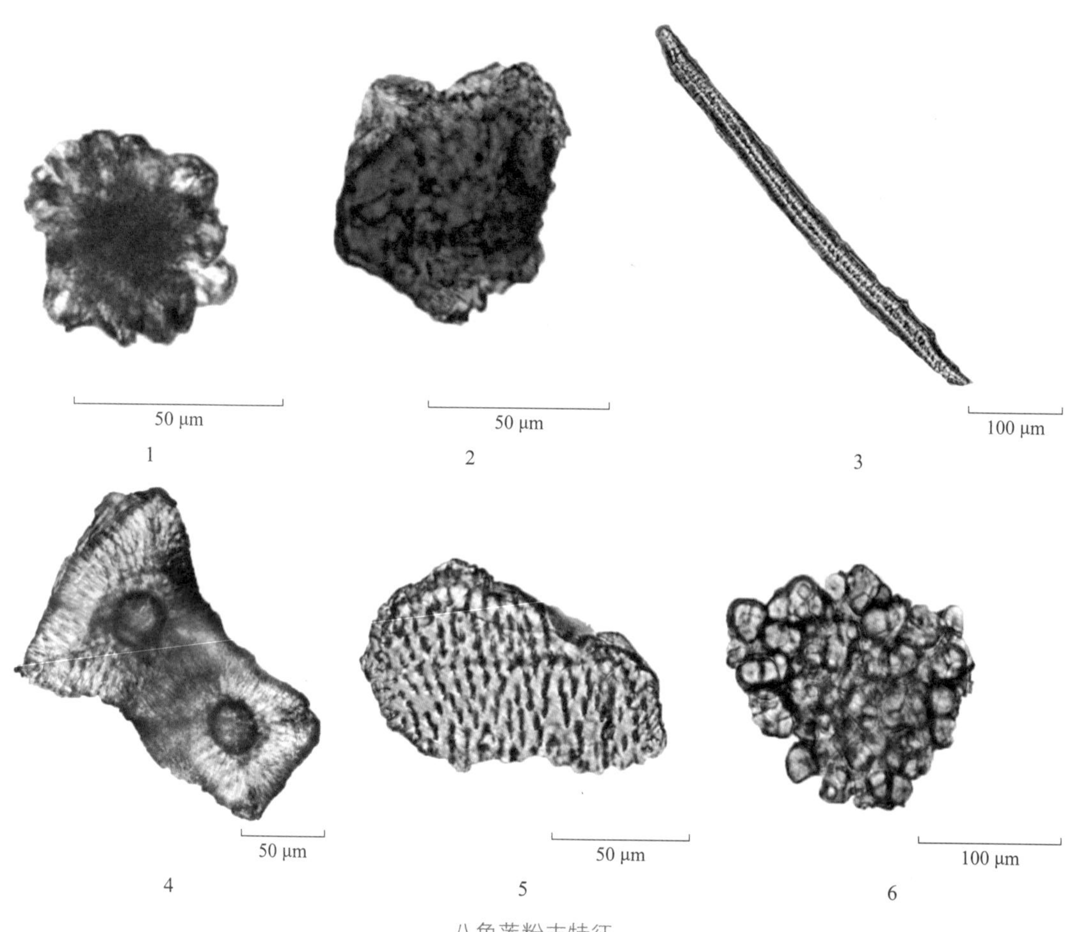

八角莲粉末特征

(1. 草酸钙簇晶; 2. 棕色块; 3. 木纤维; 4. 石细胞; 5. 导管; 6. 淀粉粒)

5. 巴豆 Bā Dòu

本品为大戟科植物巴豆 *Croton tiglium* L.的干燥成熟果实。外用蚀疮。

本品粉末浅黄棕色。① 脂肪油滴极多。② 导管偶见。③ 星状毛多见。④ 石细胞长方形或类圆形，纹孔明显。⑤ 栅状细胞棕红色，壁厚。⑥ 厚壁细胞类圆形，内含多数糊粉粒、脂肪油滴及草酸钙簇晶。⑦ 种皮细胞表面观多角形，内含黄棕色物质。

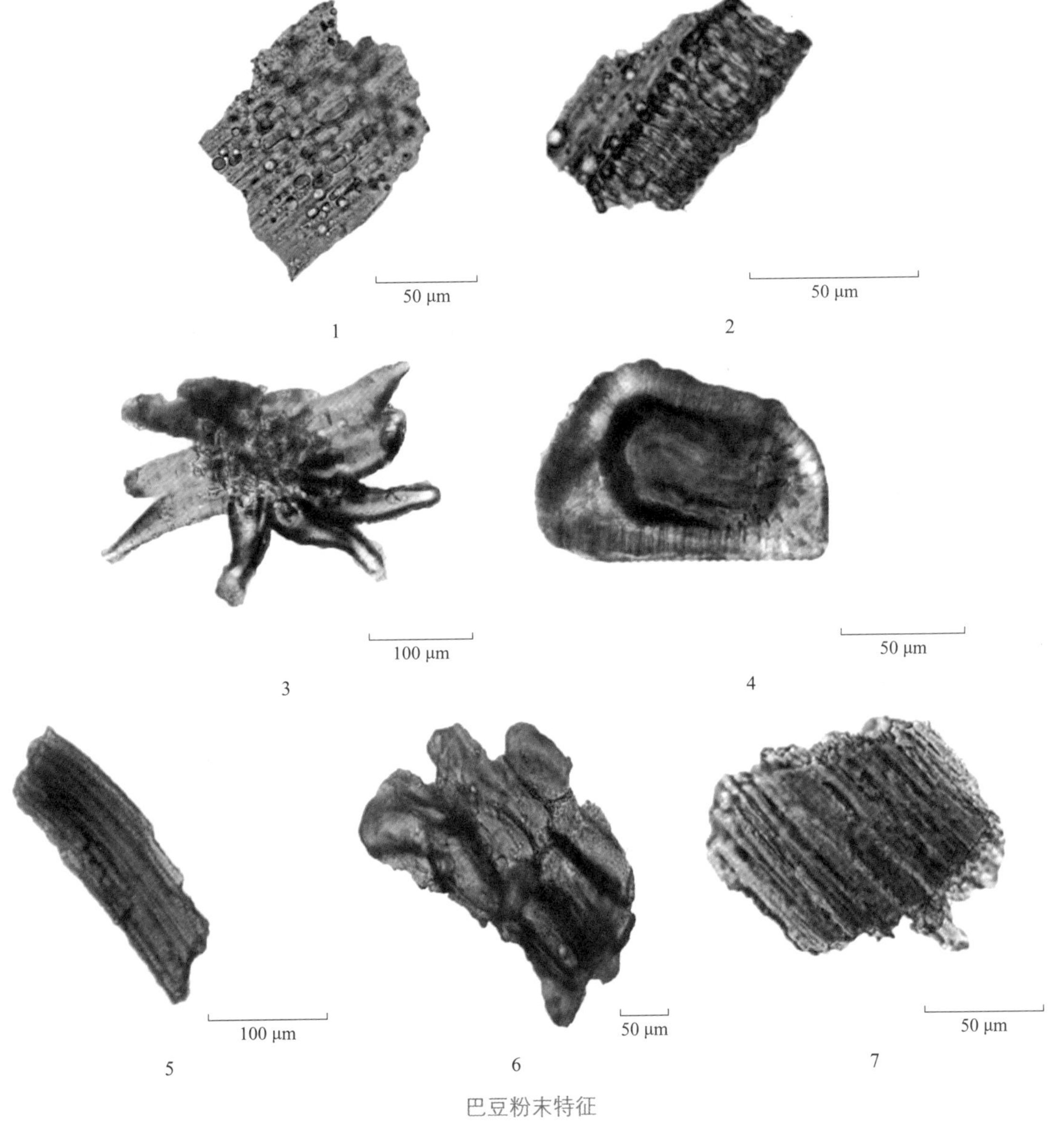

巴豆粉末特征

（1. 脂肪油滴；2. 导管；3. 星状毛；4. 石细胞；5. 栅状细胞；6. 厚壁细胞；7. 种皮细胞）

6. 白附子 Bái Fù Zǐ

本品为天南星科植物独角莲*Typhonium giganteum* Engl.的干燥块茎。祛风痰，定惊搐，解毒散结，止痛。

本品粉末黄白色。① 草酸钙针晶多，有的完整地成束存在于黏液细胞中，有的散在于薄壁细胞内。② 螺纹导管、环纹导管众多。③ 淀粉粒众多。单粒球形或类球形，脐点点状、裂缝状或人字状；复粒常由2～4个分粒聚集而成。

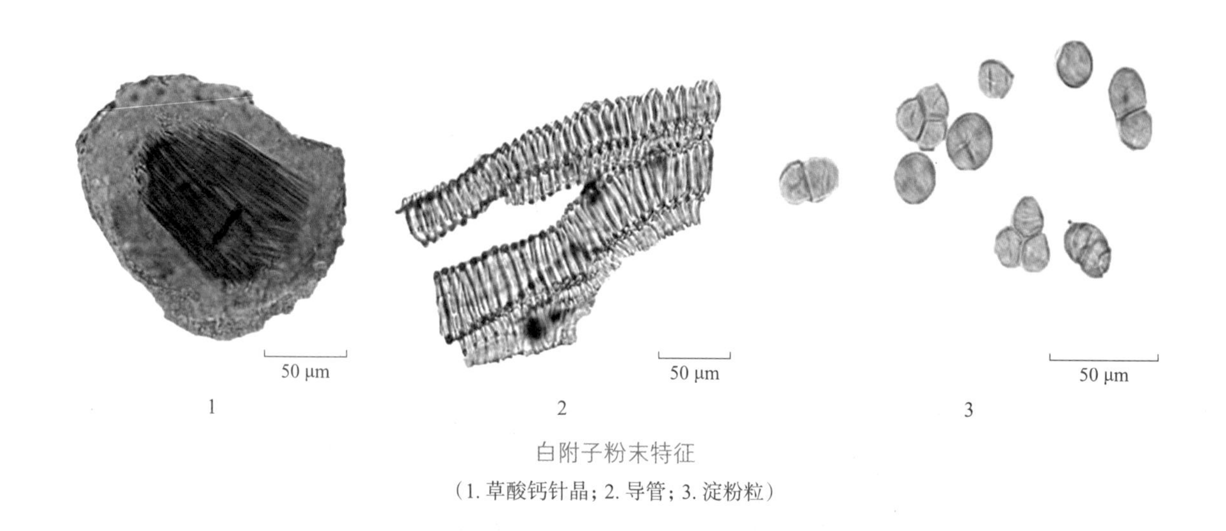

白附子粉末特征

（1. 草酸钙针晶；2. 导管；3. 淀粉粒）

7. 白花菜子 Bái Huā Cài Zǐ

本品为白花菜科植物白花菜*Gynandropsis gynandra* (L.) Briquet的干燥成熟种子。祛风散寒，活血止痛。

本品粉末棕黑色。① 种皮外表皮细胞类方形或类长方形，外壁微波状弯曲且常增厚，内有棕色内容物。② 厚壁细胞棕红色，较大，多角形或近四边形，孔沟明显。③ 种皮内表皮石细胞梭形，纹孔及孔沟明显。

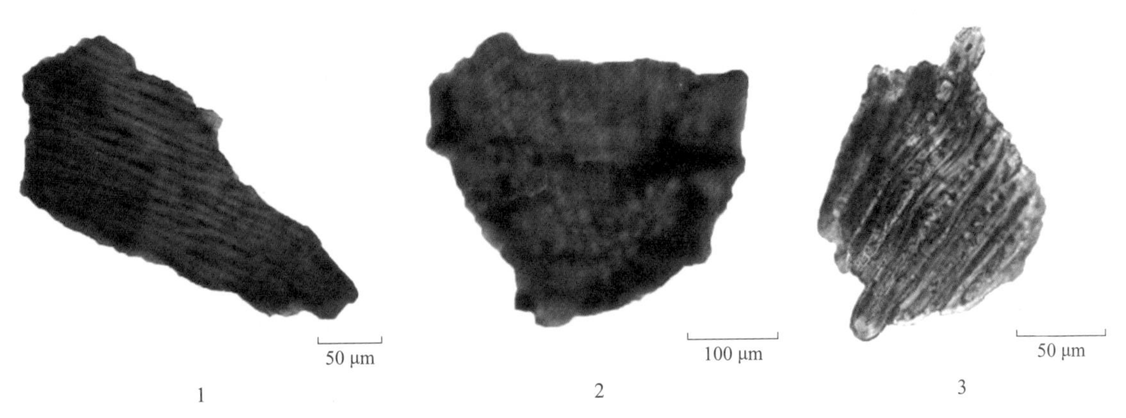

白花菜子粉末特征

（1. 种皮外表皮细胞；2. 厚壁细胞；3. 种皮内表皮石细胞）

8. 白花丹 Bái Huā Dān

本品为白花丹科植物白花丹 *Plumbago zeylanica* L. 的干燥全草。祛风，散瘀，解毒，杀虫。

本品粉末黄绿色。① 气孔环式，常具3个大小相近的副卫细胞。② 纤维细长，多为长方形或梭形。③ 叶表具垩腺，类方圆形。④ 网纹导管、环纹导管或具缘纹孔导管多见。⑤ 棕黄色色素块多见。

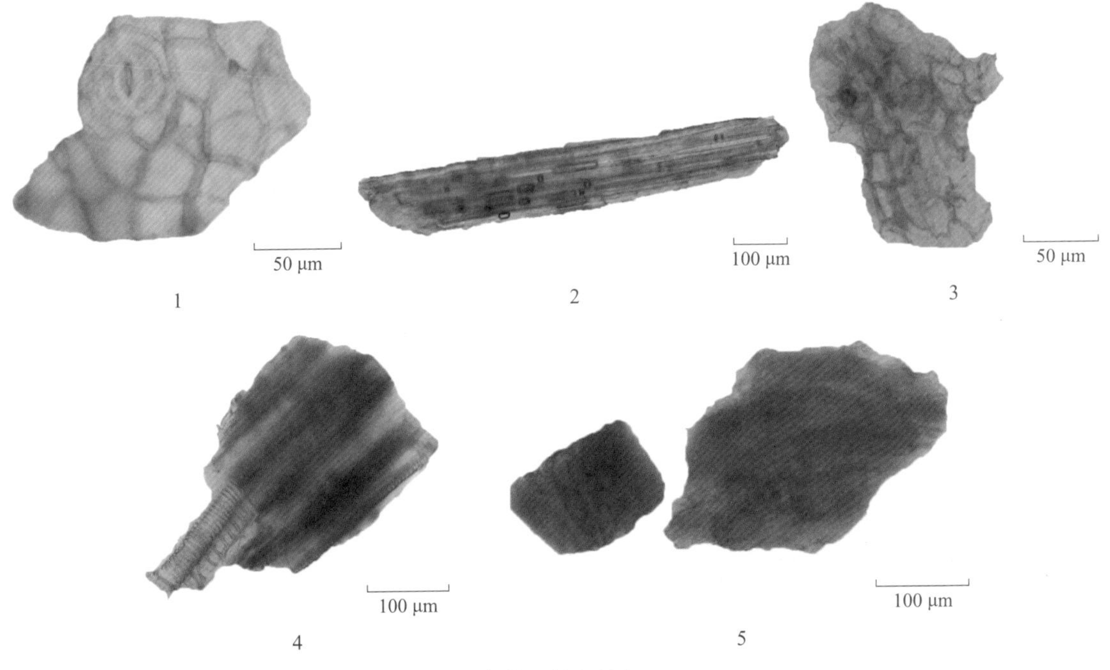

白花丹粉末特征

（1. 气孔；2. 纤维；3. 垩腺；4. 导管；5. 棕色块）

9. 白狼毒 Bái Láng Dú

本品为大戟科植物狼毒大戟*Euphorbia fischeriana* Steud.和甘肃大戟*Euphorbia kansuensis* Prokh.的干燥根。散结，杀虫。

本品粉末黄白色。① 木栓细胞黄棕色，长方形，排列紧密、整齐。② 导管多为网纹导管，具缘纹孔导管偶见，直径30～50 μm。③ 淀粉粒多为单粒，类圆形、盔帽形，层纹不明显，脐点点状或裂缝状。

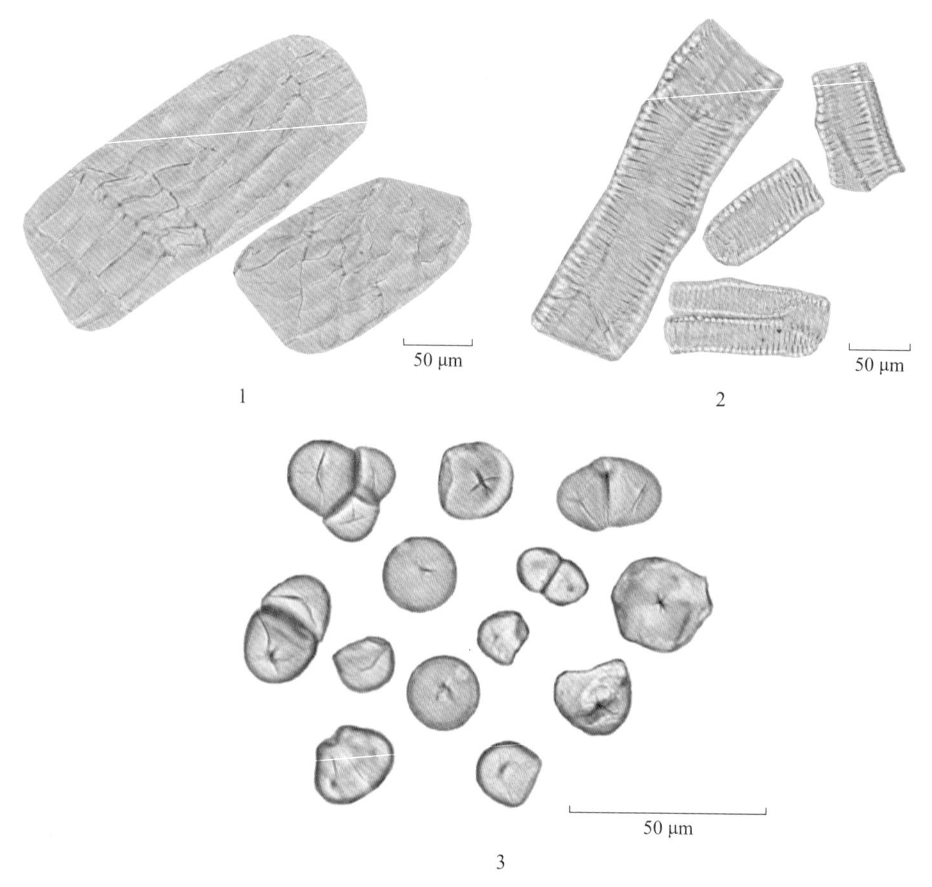

白狼毒粉末特征
（1. 木栓细胞；2. 导管；3. 淀粉粒）

10. 白屈菜 Bái Qū Cài

本品为罂粟科植物白屈菜*Chelidonium majus* L.的干燥全草。镇痛，止咳，利尿，解毒。

本品粉末绿褐色或黄褐色。① 非腺毛由1～10余个细胞组成，表面有细密的疣状突起，顶端细胞较尖，中部常有1至数个细胞缢缩。② 网纹导管、螺纹导管多见，螺纹导管直径约30 μm，网纹导管直径40～55 μm。③ 草酸钙方晶多见，形状不规则，大小不一，直径12～95 μm。④ 果皮表皮细胞长方形或长梭形，长60～100 μm，宽25～40 μm，细胞壁连珠状增厚。⑤ 乳汁管碎片长条形，含黄棕色分泌物。⑥ 花粉粒类球形，表面有细密的点状纹理，具3个萌发孔。

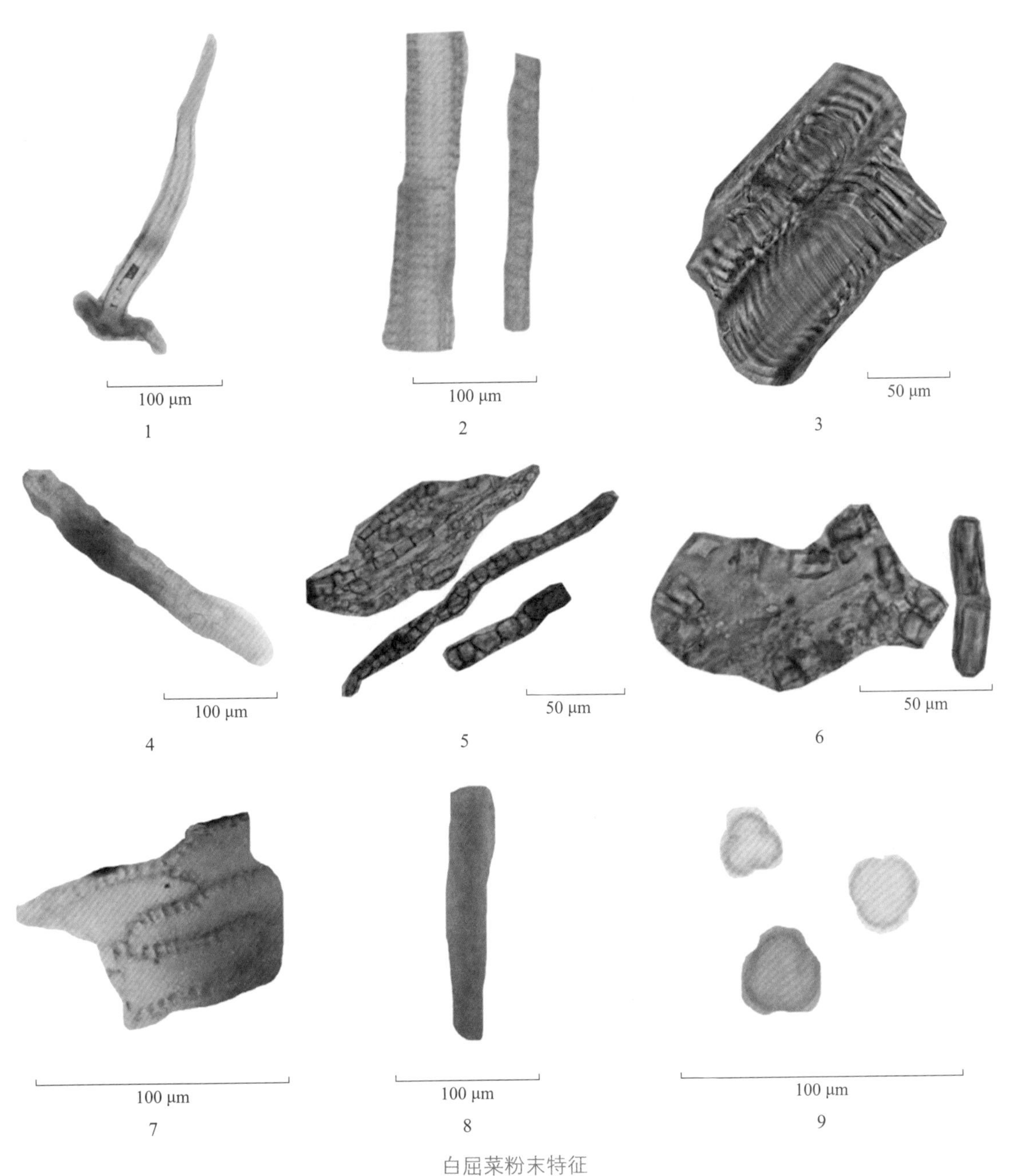

白屈菜粉末特征

（1. 非腺毛；2～3. 导管；4～6. 草酸钙方晶；7. 果皮表皮细胞；8. 乳汁管；9. 花粉粒）

11. 白首乌 Bái Shǒu Wū

本品为夹竹桃科植物牛皮消*Cynanchum auriculatum* Royle ex Wight或白首乌*Cynanchum bungei* Decne.的干燥块根。安神，补血。

本品粉末黄白色。① 石细胞多，常多个聚集，偶单个散在，类长圆形、纺锤形、类多角形、类长方形，壁较厚，孔沟明显。② 淀粉粒众多，多复粒，少数单个散在。单粒类圆形、类卵圆形，脐点点状、裂缝状、人字状；复粒由2～3个分粒组成。③ 导管多为具缘纹孔导管。④ 木栓细胞棕黄色，方形、类方形，排列紧密。⑤ 木薄壁细胞浅黄色，方形、长方形，壁较厚，纹孔明显，内含大量淀粉粒。

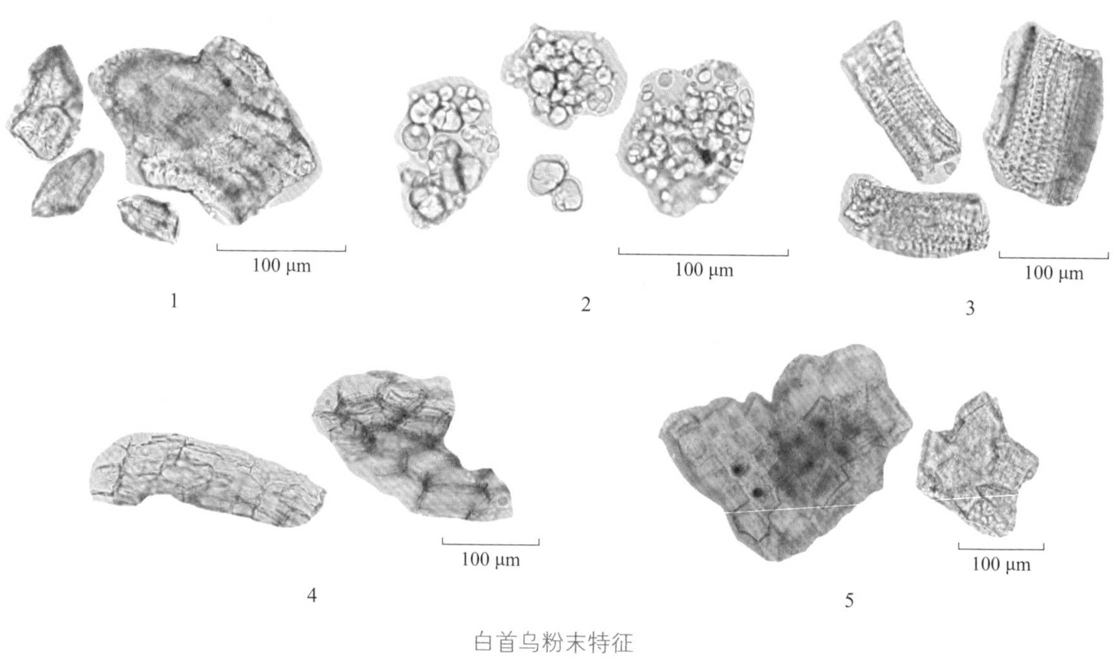

白首乌粉末特征

（1. 石细胞；2. 淀粉粒；3. 导管；4. 木栓细胞；5. 木薄壁细胞）

12. 白药子 Bái Yào Zǐ

本品为防己科植物金线吊乌龟*Stephania cephalantha* Hayata的干燥块根。清热解毒，凉血止血，散瘀消肿。

本品粉末黄白色。① 石细胞黄色或橙黄色，类方形、方形，壁厚，孔沟明显。② 木栓细胞常为长方形或类方形，壁较薄。③ 纤维成束，淡黄色，壁较薄，腔室较大、明显。④ 淀粉粒众多。单粒常为卵圆形，脐点十字形或裂缝状；复粒多由2～3个分粒组合而成。

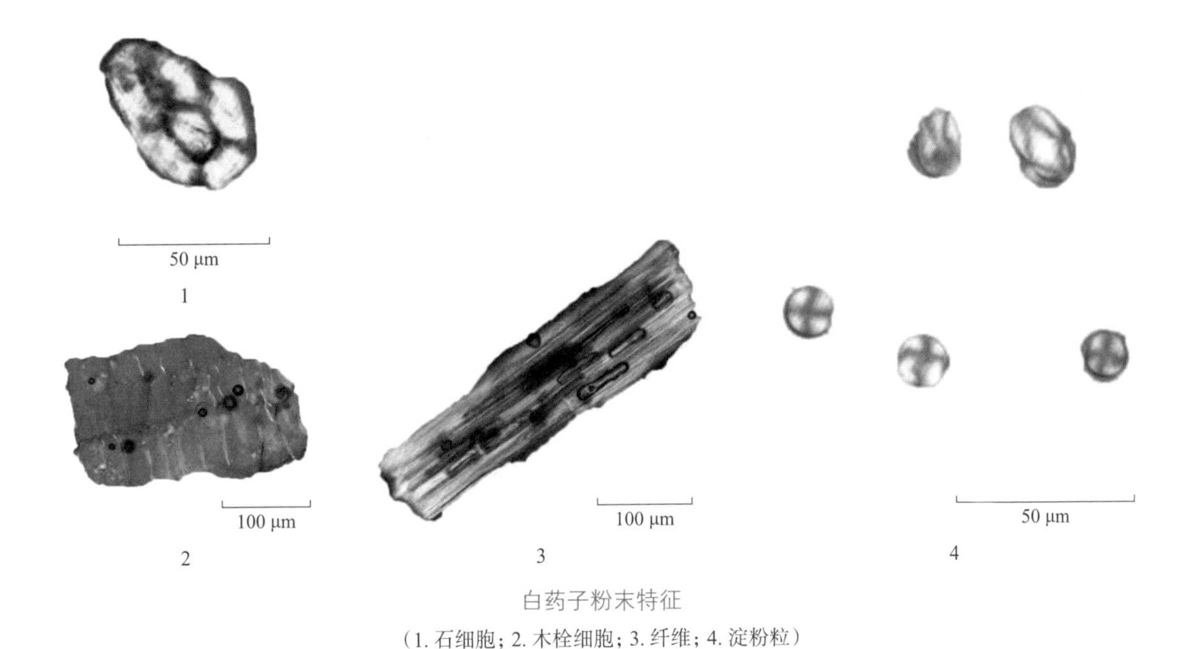

白药子粉末特征

（1. 石细胞；2. 木栓细胞；3. 纤维；4. 淀粉粒）

13. 白英 Bái Yīng

本品为茄科植物白英 *Solanum lyratum* Thunb. 的干燥全草。清热解毒，祛风利湿，化瘀。

本品粉末灰绿色。① 石细胞淡黄棕色，类圆形、类方形、长条形，纹孔小，孔沟明显。② 纤维淡黄色或近无色，长梭形，末端斜尖。③ 导管为具缘纹孔导管、网纹导管、螺纹导管。④ 草酸钙砂晶散在于薄壁细胞中。

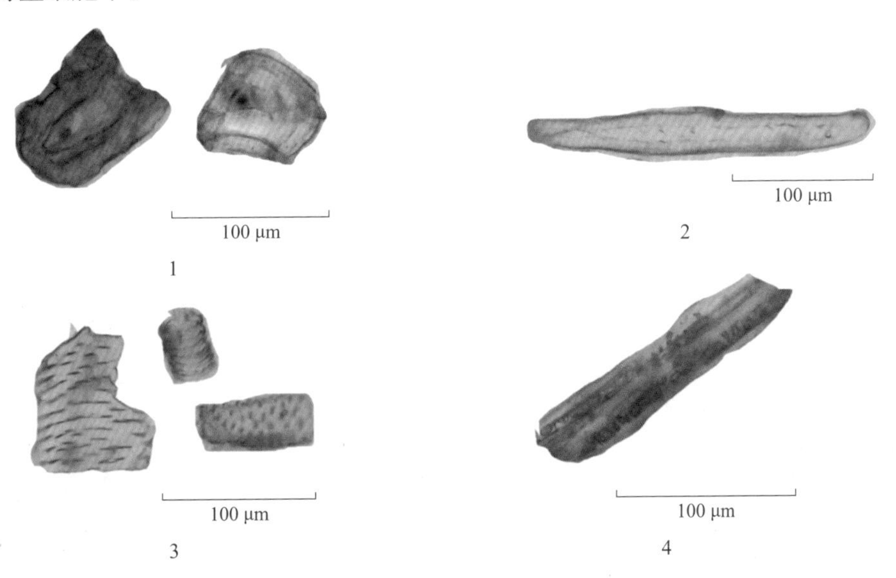

白英粉末特征

（1. 石细胞；2. 纤维；3. 导管；4. 草酸钙砂晶）

14. 百部 Bǎi Bù

本品为百部科植物直立百部*Stemona sessilifolia* (Miq.) Miq.、蔓生百部（百部）*Stemona japonica* (Bl.) Miq.或对叶百部（大百部）*Stemona tuberosa* Lour.的干燥块根。润肺下气止咳，杀虫灭虱。

直立百部　粉末灰黄色。① 根被细胞淡黄棕色，长方形或长多角形，细胞壁木栓化或木化，表面有致密的细条纹。② 木纤维较长，直径10～25 μm，壁稍厚，木化，具单斜纹孔。③ 具缘纹孔导管多见。

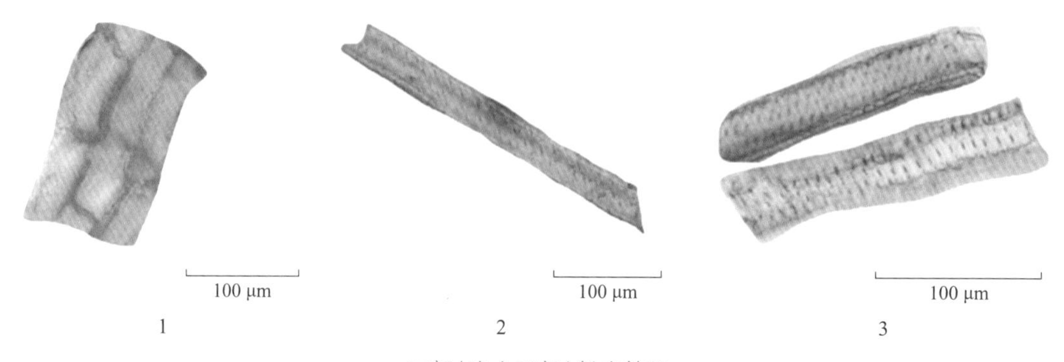

百部（直立百部）粉末特征
（1. 根被细胞；2. 木纤维；3. 具缘纹孔导管）

15. 百里香 Bǎi Lǐ Xiāng

本品为唇形科植物百里香*Thymus mongolicus* Ronn.和展毛地椒*Thymus quinquecostatus* var. *przewalskii* (Komar.) Ronn.的干燥地上部分。祛风解表，行气止痛，止咳，降压。

本品粉末灰绿色。① 淀粉粒多为单粒，多聚集，个小，层纹、脐点不明显。② 螺纹导管多见，环纹导管偶见。③ 木栓细胞棕黄色，类长方形或多角形，排列紧密、整齐。④ 木纤维细长，壁较薄，单纹孔明显，常成束存在。⑤ 非腺毛由单细胞或多细胞组成，线状，有时弯曲。

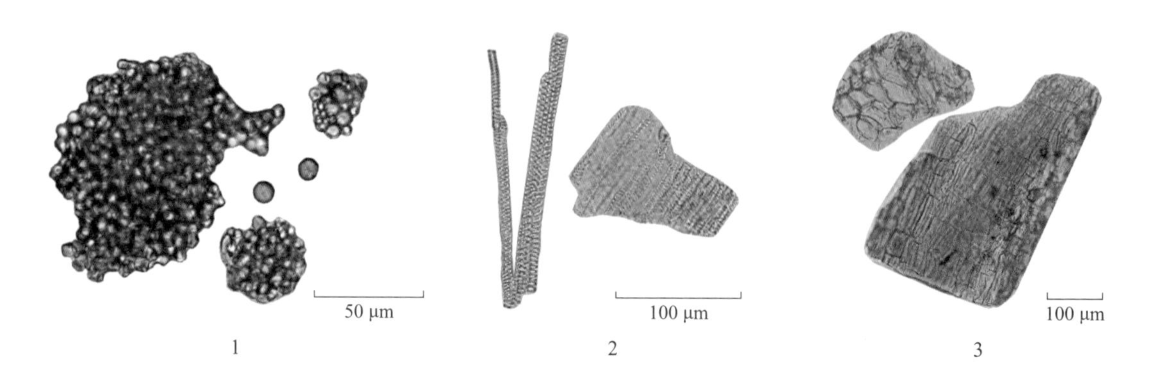

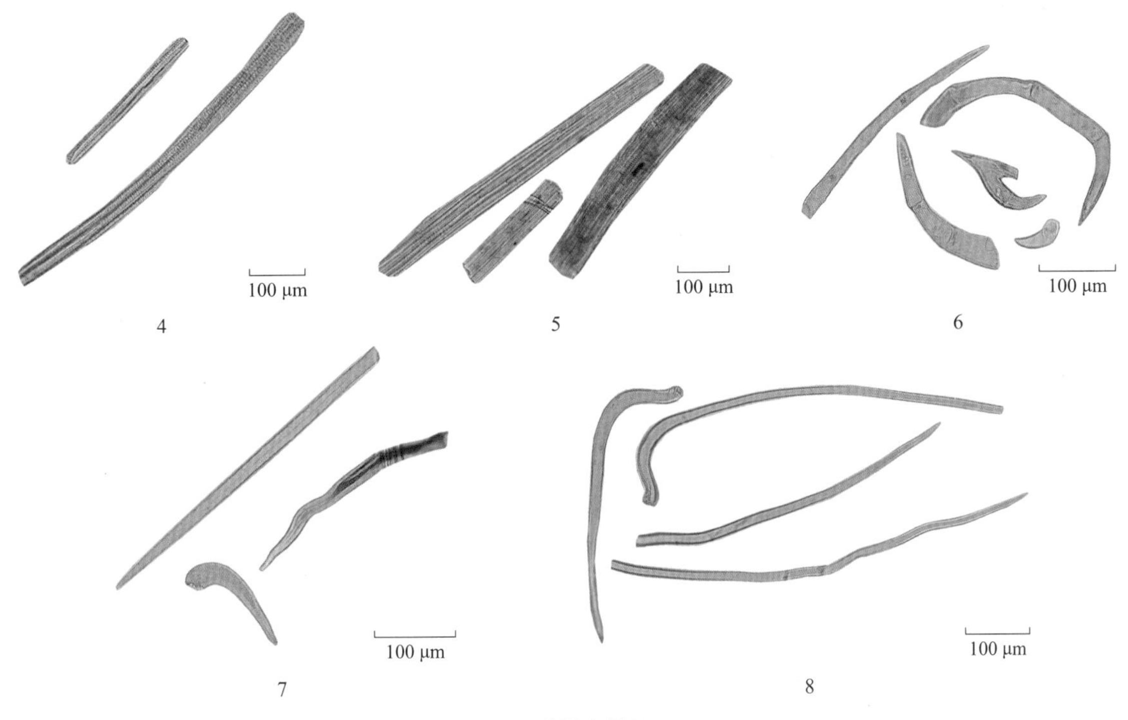

百里香粉末特征

（1. 淀粉粒；2. 导管；3. 木栓细胞；4～5. 木纤维；6～8. 非腺毛）

16. 半夏 Bàn Xià

本品为天南星科植物半夏 *Pinellia ternata* (Thunb.) Breit. 的干燥块茎。燥湿化痰，降逆止呕，消痞散结。

本品粉末类白色。① 淀粉粒甚多。单粒类圆形、半圆形或圆多角形，直径 2～20 μm，脐点裂缝状、人字状或星状；复粒由 2～6 个分粒组成。② 草酸钙针晶成束存在于椭圆形黏液细胞中，或随处散在，长 20～144 μm。③ 螺纹导管直径 10～24 μm。

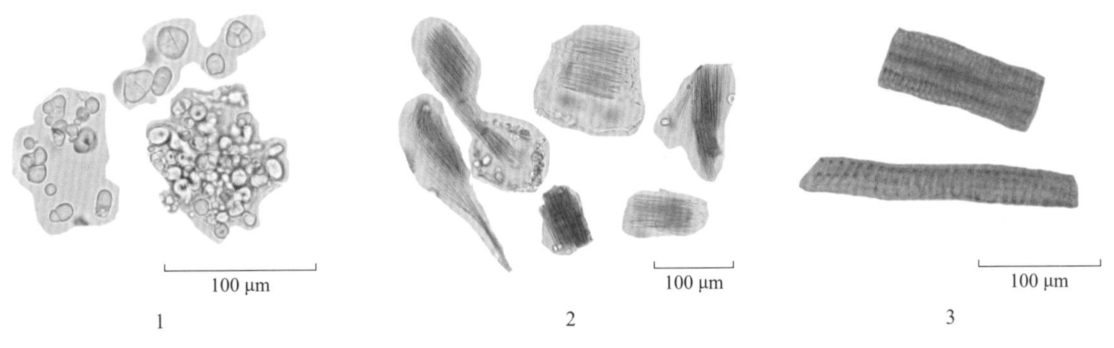

半夏粉末特征

（1. 淀粉粒；2. 草酸钙针晶；3. 螺纹导管）

17. 北豆根 Běi Dòu Gēn

本品为防己科植物蝙蝠葛 *Menispermum dauricum* DC. 的干燥根茎。清热解毒，祛风止痛。

本品粉末淡棕黄色。① 石细胞单个散在，淡黄色，分枝状或不规则形，胞腔较大。② 中柱鞘纤维多成束，淡黄色，常具分隔。③ 木纤维成束，壁具斜纹孔或交叉纹孔。④ 表皮细胞有残存，排列规整、紧密，多角形。⑤ 木栓细胞棕色，类方形。⑥ 导管多为具缘纹孔导管。⑦ 草酸钙结晶细小。⑧ 淀粉粒单粒直径 3～12 μm，复粒由 2～8 个分粒组成。

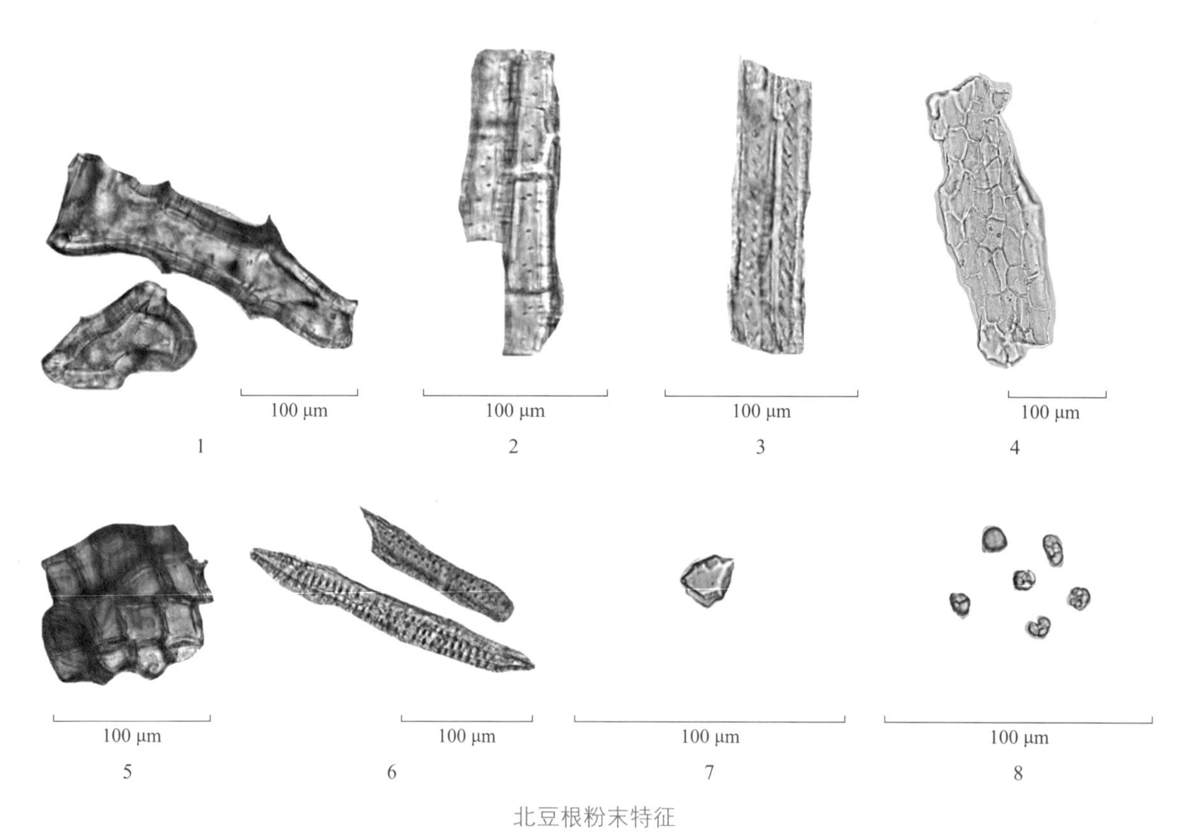

北豆根粉末特征

（1. 石细胞；2. 中柱鞘纤维；3. 木纤维；4. 表皮细胞；5. 木栓细胞；6. 具缘纹孔导管；7. 草酸钙结晶；8. 淀粉粒）

18. 蓖麻子 Bì Má Zǐ

本品为大戟科植物蓖麻 *Ricinus communis* L. 的干燥成熟种子。泻下通滞，消肿拔毒。

本品粉末灰黄色或黄棕色。① 种皮栅状细胞红棕色，细长柱形，排列紧密，孔沟细密，胞腔内含红棕色物质。② 外胚乳组织细胞壁不明显，密布细小圆簇状结晶体，菊花形或圆球形，直径8～20 μm。③ 内胚乳细胞类多角形，胞腔内含糊粉粒和脂肪油滴。④ 螺纹导管直径10～20 μm。

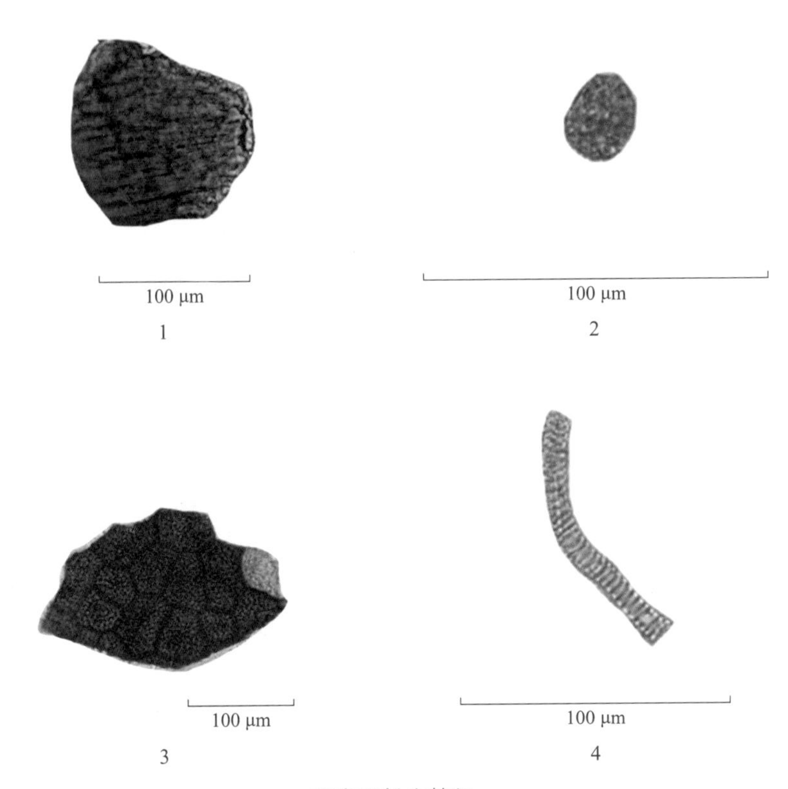

蓖麻子粉末特征

（1. 种皮栅状细胞；2. 外胚乳组织；3. 内胚乳细胞；4. 螺纹导管）

19. 博落回 Bó Luò Húi

本品为罂粟科植物博落回*Macleaya cordata* (Willd.) R. Brown的干燥全草。散瘀，祛风，解毒，止痛，杀虫。

本品粉末浅棕色。① 导管为螺纹导管、网纹导管、梯纹导管和具缘纹导管。② 纤维细长，纹孔不清晰。③ 气孔为不定式，副卫细胞5～6个。④ 非腺毛由1～6个细胞组成，直径5～30 μm，壁具疣状突起。⑤ 薄壁细胞中含糊粉粒及棕色团块。⑥ 黄棕色团块多见。

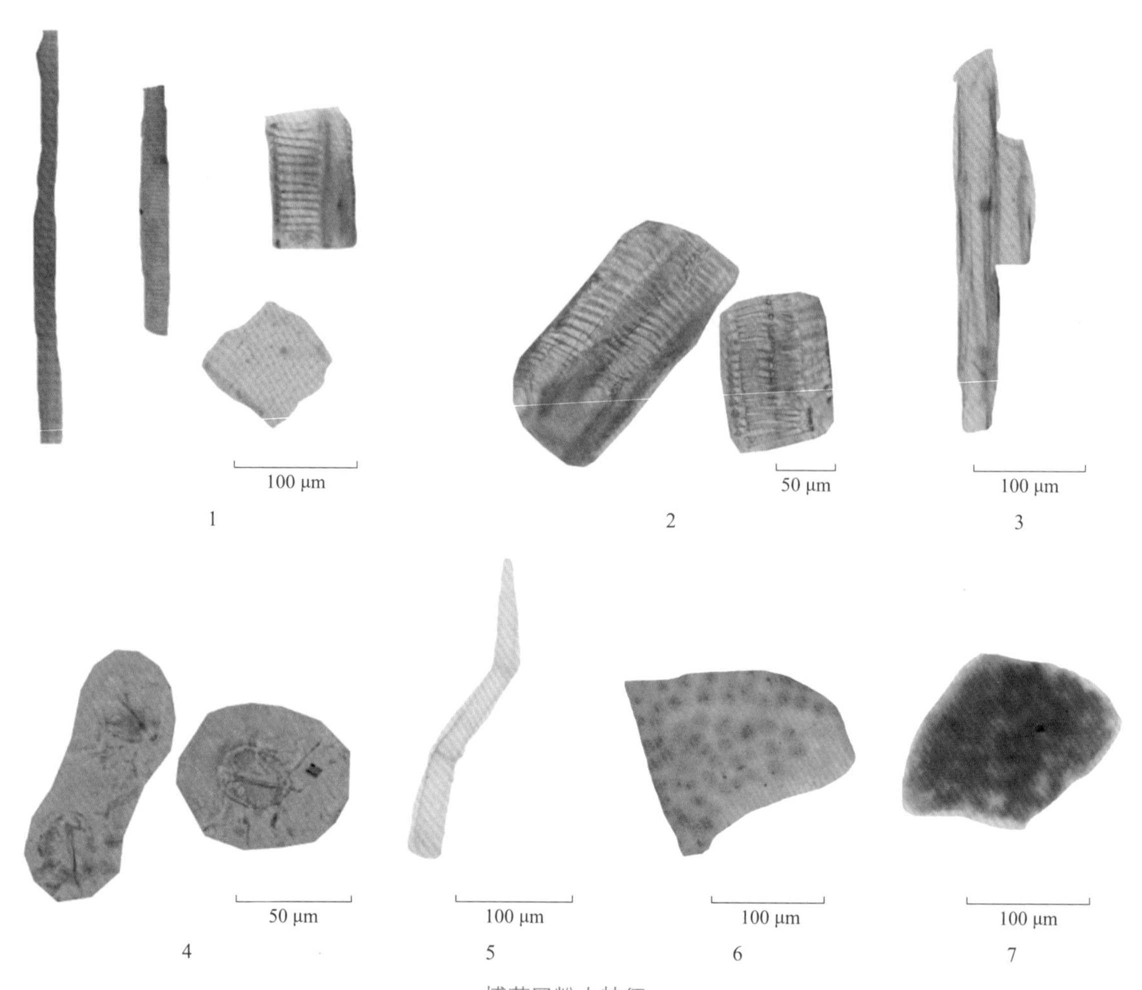

博落回粉末特征

（1～2. 导管；3. 纤维；4. 气孔；5. 非腺毛；6. 薄壁细胞；7. 黄棕色团块）

C

20. 苍耳子 Cāng ěr Zǐ

本品为菊科植物苍耳 *Xanthium sibiricum* Patr. 的干燥成熟带总苞的果实。散风寒，通鼻窍，祛风湿。

本品粉末棕黄色。① 纤维众多，成束或单个散在。多数为细长梭形，壁较薄；少数较短，壁稍厚，有明显的纹孔。② 木薄壁细胞长方形，具单纹孔。③ 导管少见，为网纹导管或螺纹导管。④ 子叶薄壁细胞内含糊粉粒及油滴。⑤ 种皮薄壁细胞类圆形或长方形，淡黄色。

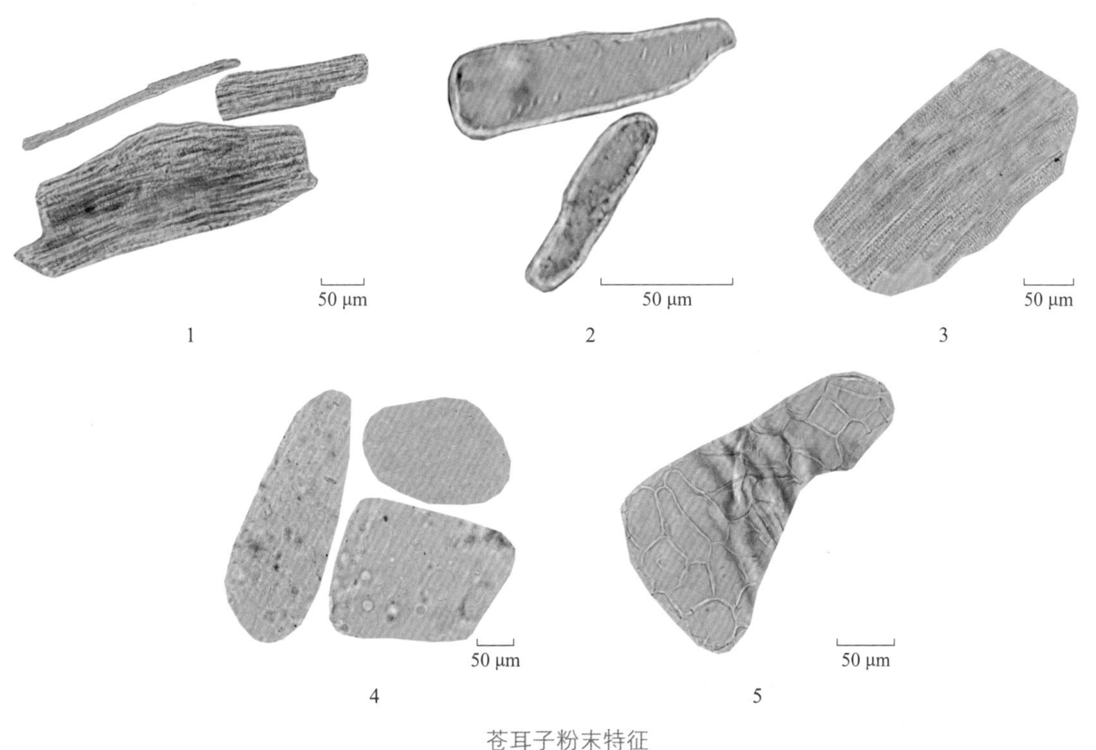

苍耳子粉末特征

（1. 纤维；2. 木薄壁细胞；3. 导管；4. 子叶薄壁细胞；5. 种皮薄壁细胞）

21. 草乌 Cǎo Wū

本品为毛茛科植物北乌头 *Aconitum kusnezoffii* Reichb. 的干燥块根。祛风除湿，温经止痛。

本品粉末灰棕色。① 淀粉粒单粒类圆形，复粒由2～16个分粒组成。② 石细胞无色，与后生皮层细胞连结的显棕色，类方形、类长方形、类圆形、梭形或长条形，壁厚薄不一，壁厚者层纹明显，纹孔细，有的含棕色物。③ 后生皮层细胞棕色，表面观类方形或长多角形，壁不均匀增厚，有的呈瘤状突入细胞腔。④ 导管多为螺纹导管、具缘纹孔导管，较完整。

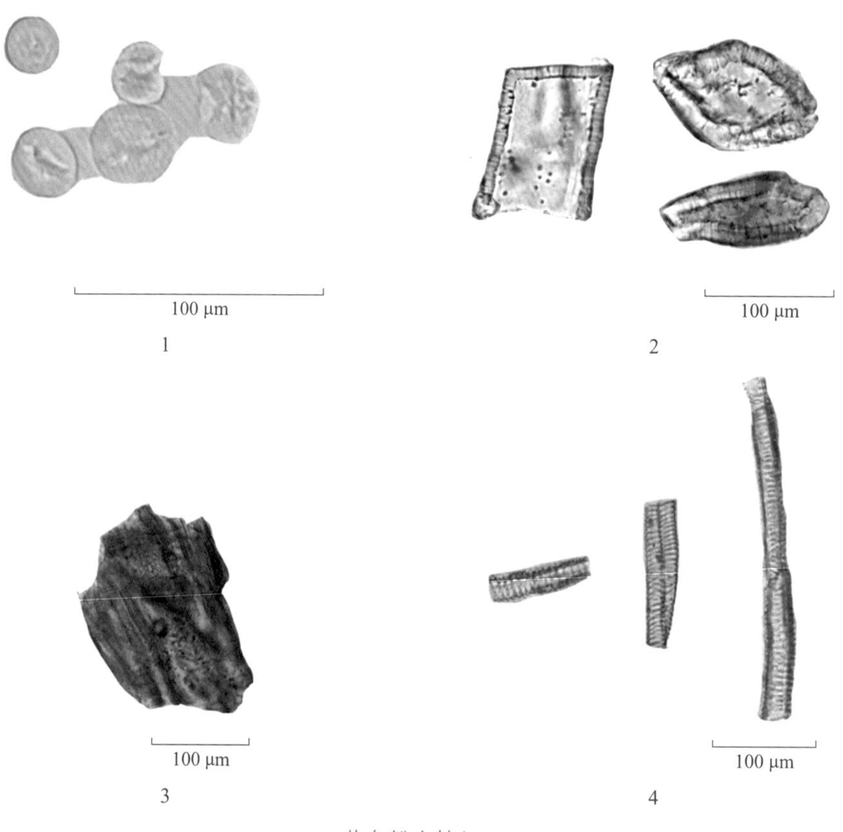

草乌粉末特征

（1. 淀粉粒；2. 石细胞；3. 后生皮层细胞；4. 导管）

22. 柴桂 Chái Guì

本品为樟科植物川桂 *Cinnamomum wilsonii* Gamble 的干燥树皮。散风寒，止呕吐，除湿痹，通经脉。

本品粉末红棕色。① 纤维众多，单个散在或成群，内含红棕色块。② 石细胞成群或单个散在，类方形、类圆形、圆多角形或椭圆形，有的石细胞透明，有的三面增厚，有的胞腔内含红棕色物质。③ 草酸钙方晶较多，有的分布于石细胞内。④ 油细胞和黏液细胞众多。

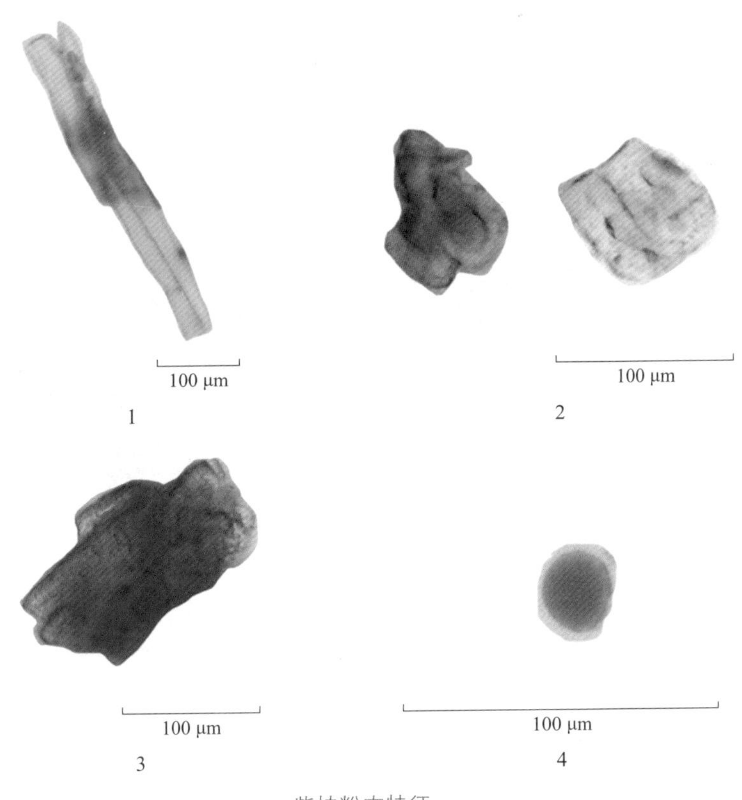

柴桂粉末特征

（1. 纤维；2. 石细胞；3. 草酸钙方晶；4. 油细胞）

23. 长春花 Cháng Chūn Huā

本品为夹竹桃科植物长春花 *Catharanthus roseus* (L.) G. Don 的干燥全草。解毒抗癌，清热平肝。

本品粉末灰绿色。① 气孔常为不等式，副卫细胞 3～5 个。② 晶鞘纤维多见。③ 非腺毛线形，由单细胞或多细胞组成。④ 导管多为环纹导管、螺纹导管、梯纹导管。⑤ 薄壁细胞常为方形、类方形、五边形，常含营养物质。

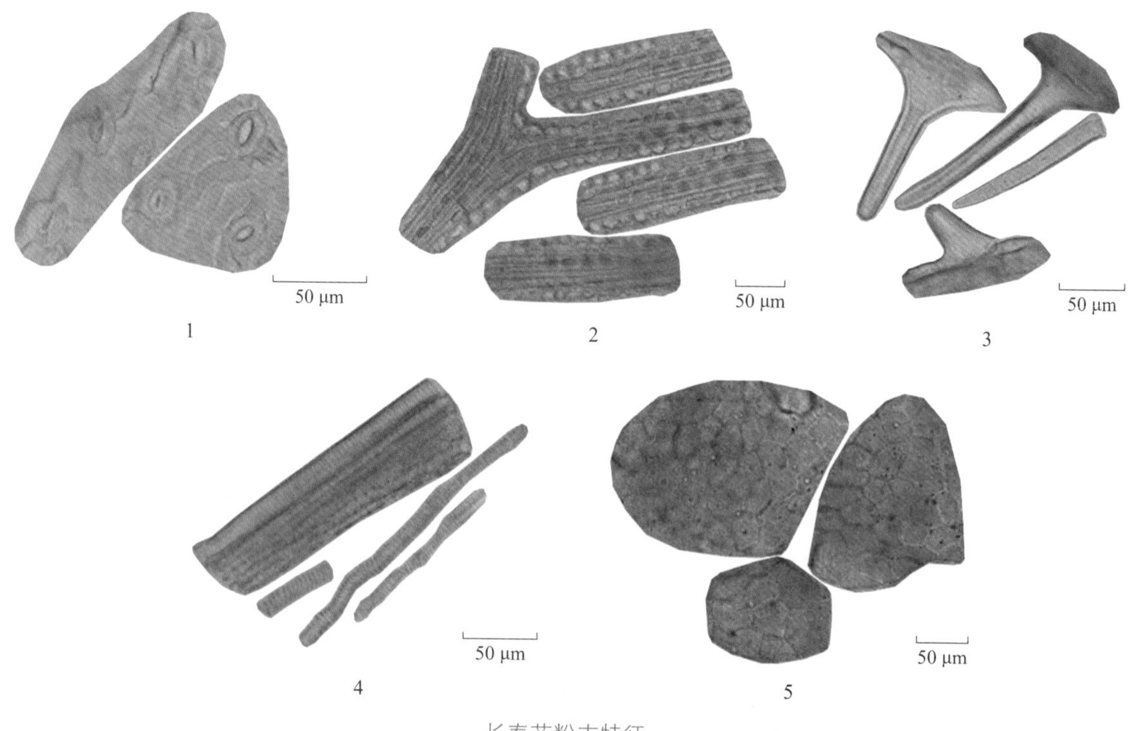

长春花粉末特征

（1. 气孔；2. 晶鞘纤维；3. 非腺毛；4. 导管；5. 薄壁细胞）

24. 长叶冻绿（黎辣根）Cháng Yè Dòng Lǜ

本品为鼠李科植物长叶冻绿*Frangula crenatus* (Sieb. et Zucc.) Miq. 的干燥根或根皮。清热解毒，杀虫利湿。

本品粉末浅棕色。① 非腺毛多见，常为单细胞，壁厚，顶端稍弯曲。② 淀粉粒众多，常为单粒，脐点点状。③ 油细胞类圆形，黄色。④ 导管多见，常为螺纹导管、环纹导管和梯纹导管。

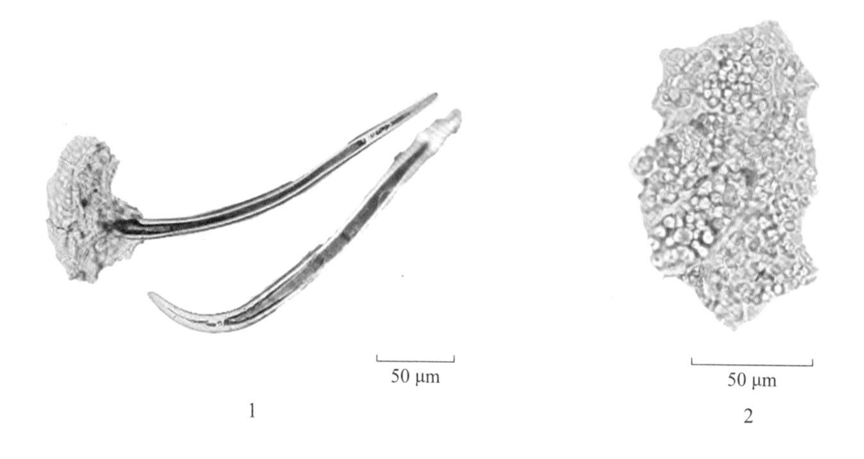

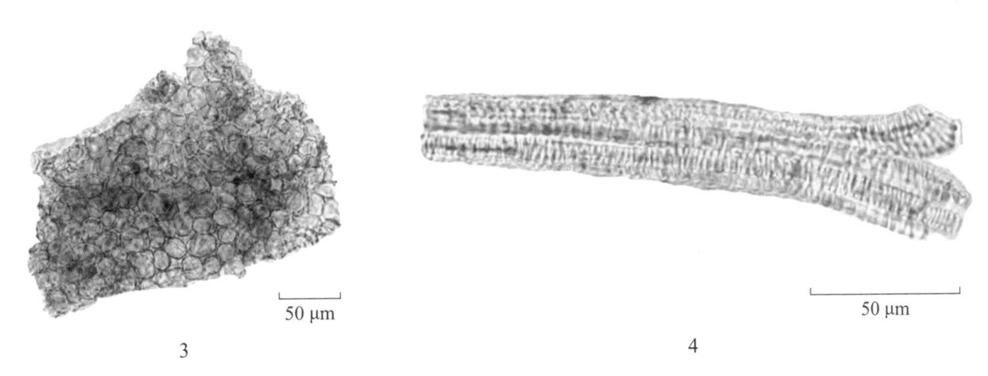

长叶冻绿粉末特征

（1. 非腺毛；2. 淀粉粒；3. 油细胞；4. 导管）

25. 常山 Cháng Shān

本品为虎耳草科植物常山 *Dichroa febrifuga* Lour. 的干燥根。涌吐痰涎，截疟。

本品粉末淡棕黄色。① 淀粉粒较多。单粒类圆形或长椭圆形；复粒少，由2～3个分粒组成。② 草酸钙针晶成束存在于长圆形细胞中。③ 导管多为梯状具缘纹孔导管。④ 木纤维细长，壁稍厚。⑤ 木薄壁细胞淡黄色，类多角形或类长多角形，壁略呈连珠状。

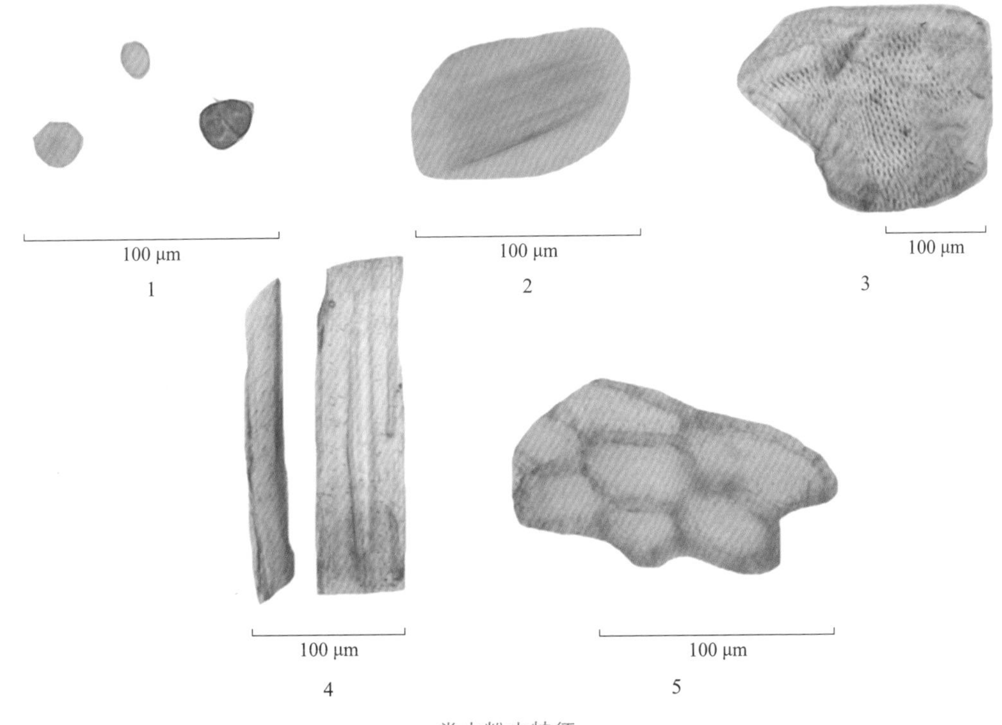

常山粉末特征

（1. 淀粉粒；2. 草酸钙针晶；3. 导管；4. 木纤维；5. 木薄壁细胞）

26. 重楼 Chóng Lóu

本品为百合科植物云南重楼*Paris polyphylla* var. *yunnanensis* (Franch.) Hand.-Mazz.或七叶一枝花*Paris polyphylla* var. *chinensis* (Franch.) Hara的干燥根茎。清热解毒，消肿止痛，凉肝定惊。

本品粉末黄白色。① 淀粉粒甚多，类圆形、长椭圆形或肾形。② 草酸钙针晶成束或单个散在。③ 导管多为梯纹导管、网纹导管。

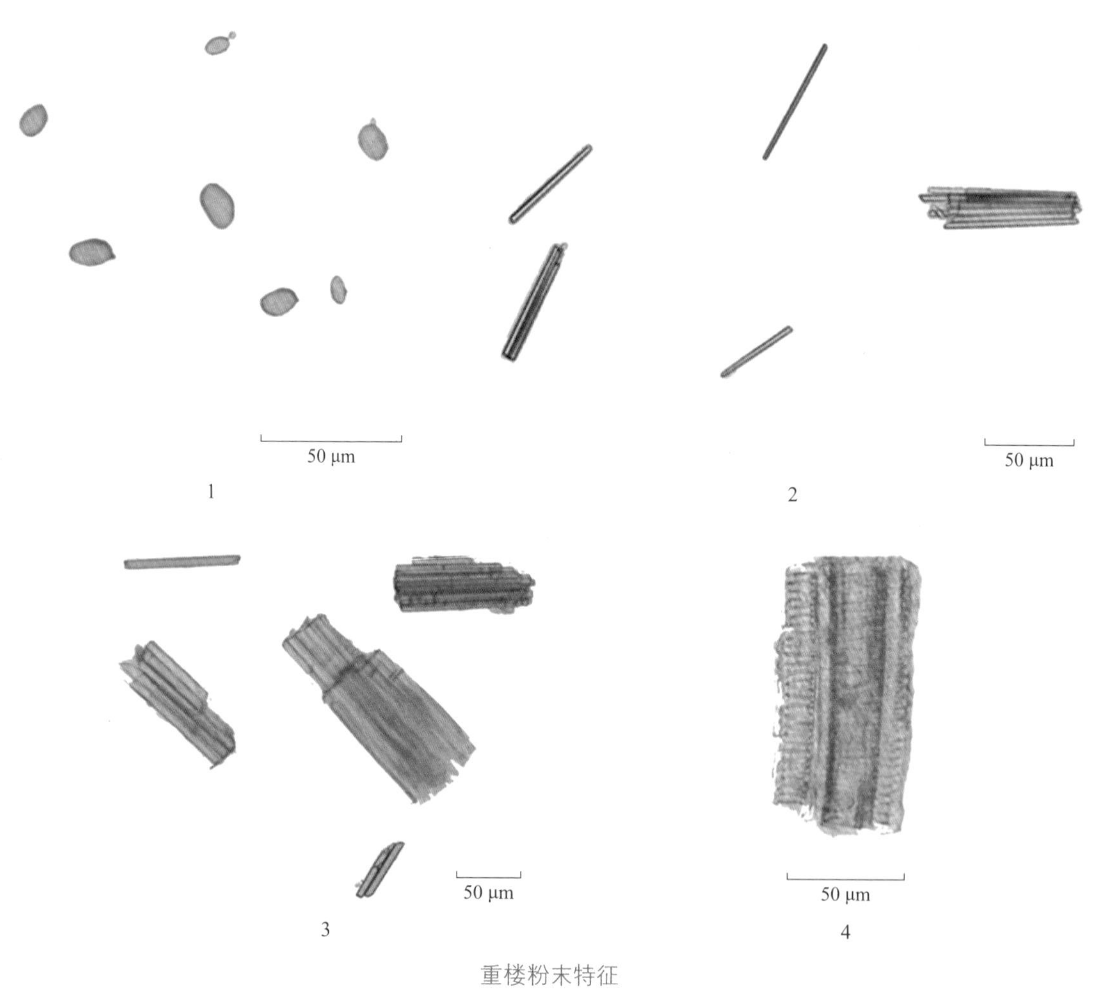

重楼粉末特征

（1. 淀粉粒；2～3. 草酸钙针晶；4. 导管）

27. 臭灵丹草 Chòu Líng Dān Cǎo

本品为菊科植物翼齿六棱菊*Laggera pterodonta* (DC.) Benth.的干燥地上部分。清热解毒，止咳祛痰。

本品粉末灰绿色。① 腺毛较多，腺头由8～12个细胞构成，腺柄由4～6个细胞排成2列。② 非腺毛由1～4个细胞组成，多断碎。③ 气孔为不定式。④ 导管多为环纹导管、梯纹导管。⑤ 叶肉栅栏组织和海绵组织区别不明显。

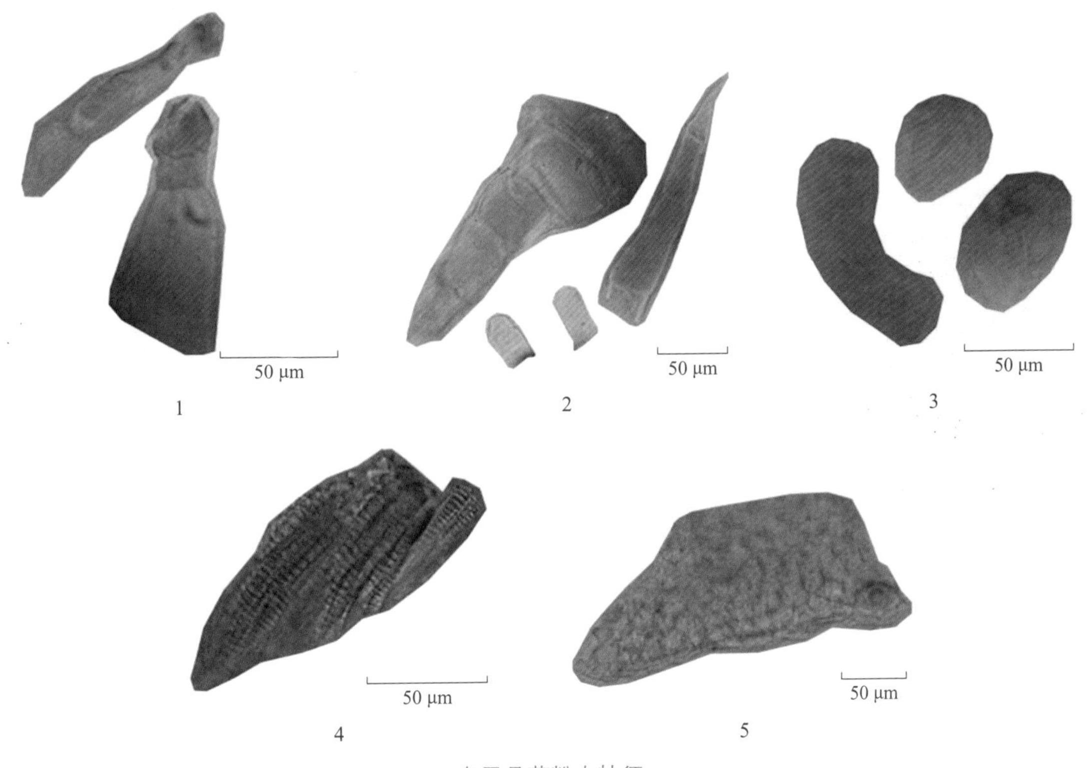

臭灵丹草粉末特征

（1. 腺毛；2. 非腺毛；3. 气孔；4. 导管；5. 叶肉组织碎片）

28. 川楝子 Chuān Liàn Zǐ

本品为楝科植物川楝*Melia toosendan* Sieb.et Zucc.的干燥成熟果实。疏肝泄热，行气止痛，杀虫。

本品粉末黄棕色。① 果皮纤维成束，末端钝圆，纤维周围的薄壁细胞中含草酸钙方晶，形成晶纤维。② 果皮石细胞类圆形、不规则长条形或长多角形，有的有瘤状突起或钝圆短分枝。③ 种皮细胞鲜黄色或橙黄色，壁厚薄不一，厚者形成石细胞，胞腔内充满淡黄色、黄棕色或红棕色物，并含细小草酸钙方晶。④ 表皮细胞表面观多角形，有较密的颗粒状纹理。⑤ 草酸钙簇晶直径5～27 μm。

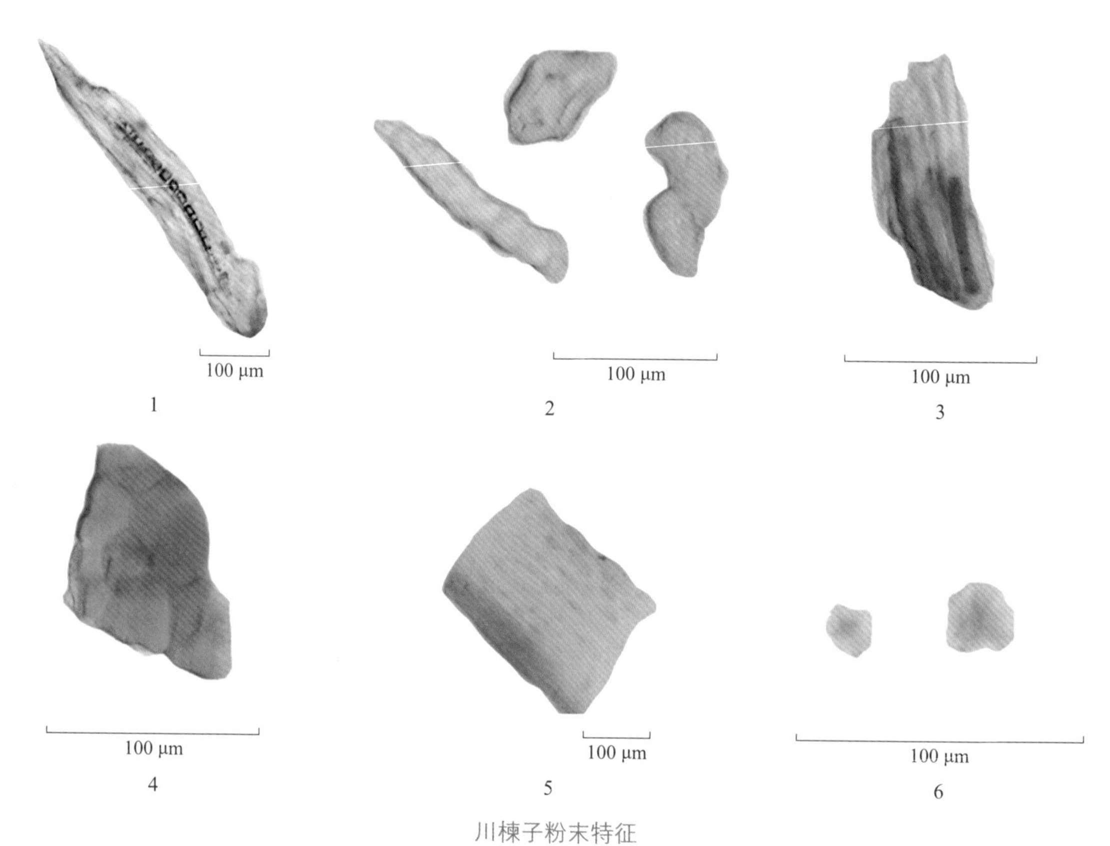

川楝子粉末特征

（1. 晶纤维；2. 果皮石细胞；3～4. 种皮细胞；5. 表皮细胞；6. 草酸钙簇晶）

29. 川乌 Chuān Wū

本品为毛茛科植物乌头 *Aconitum carmichaelii* Debx. 的干燥母根。祛风除湿，温经，止痛。

本品粉末灰黄色。① 淀粉粒单粒球形、长圆形或肾形，复粒由2～15个分粒组成。② 石细胞近无色或淡黄绿色，类长方形、类方形、多角形或一边斜尖，壁厚者层纹明显，纹孔较稀疏。③ 后生皮层细胞棕色，有的壁呈瘤状增厚突入细胞腔。④ 导管淡黄色，主要为具缘纹孔导管，末端平截或短尖，穿孔位于端壁或侧壁，有的导管分子粗短拐曲或纵横连接。

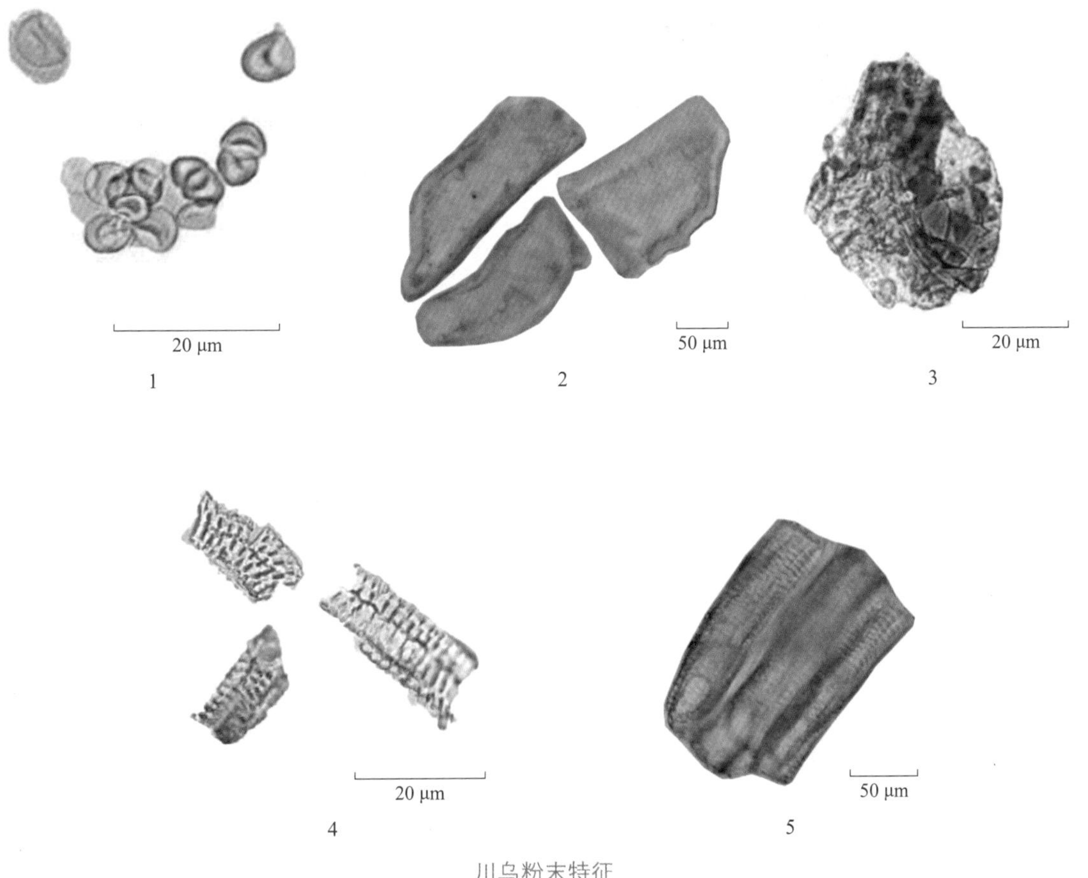

川乌粉末特征

（1. 淀粉粒；2. 石细胞；3. 后生皮层；4～5. 具缘纹孔导管）

30. 刺花椒 Cì Huā Jiāo

本品为芸香科植物刺花椒 *Zanthoxylum acanthopodium* DC. 的干燥根或果实。温中散寒，止痛，杀虫，避孕。

本品粉末暗红棕色。① 外果皮细胞红棕色，类圆形，边缘清晰，排列紧密。② 导管为螺纹导管，细长。③ 内果皮细胞较多，无色透明，短纤维状，长短不一，镶嵌排列或上、下层垂直相交，排列整齐，少见类长方形或类多角形，木化，孔沟不明显。④ 石细胞长条形，壁较厚，孔沟明显，有时细胞腔内有横隔。

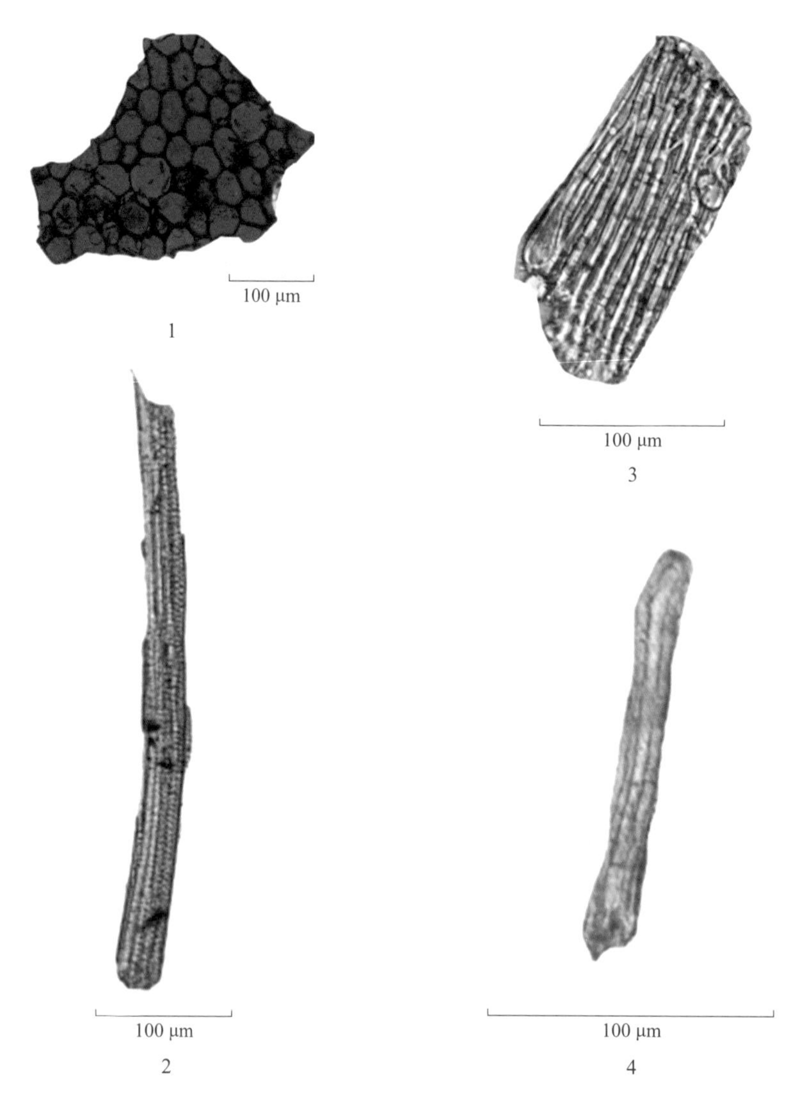

刺花椒粉末特征

（1. 外果皮；2. 导管；3. 内果皮；4. 石细胞）

31. 刺壳花椒（单面针）Cì Ké Huā Jiāo

本品为芸香科植物刺壳花椒*Zanthoxylum echinocarpum* Hemsl.的根、根皮或茎、叶。消食助运，行气止痛。

茎　粉末棕黄色。① 草酸钙方晶多见，散在，直径15～64 μm。② 晶纤维较少见，纤维周围的薄壁细胞中含草酸钙方晶。③ 木栓细胞排列整齐，黄色，壁增厚。④ 导管多为具缘纹孔导管与网纹导管，直径17～50 μm。⑤ 纤维壁厚，单个散在或成束。⑥ 石细胞形态多样，成群或单个散在，孔道、层纹明显。

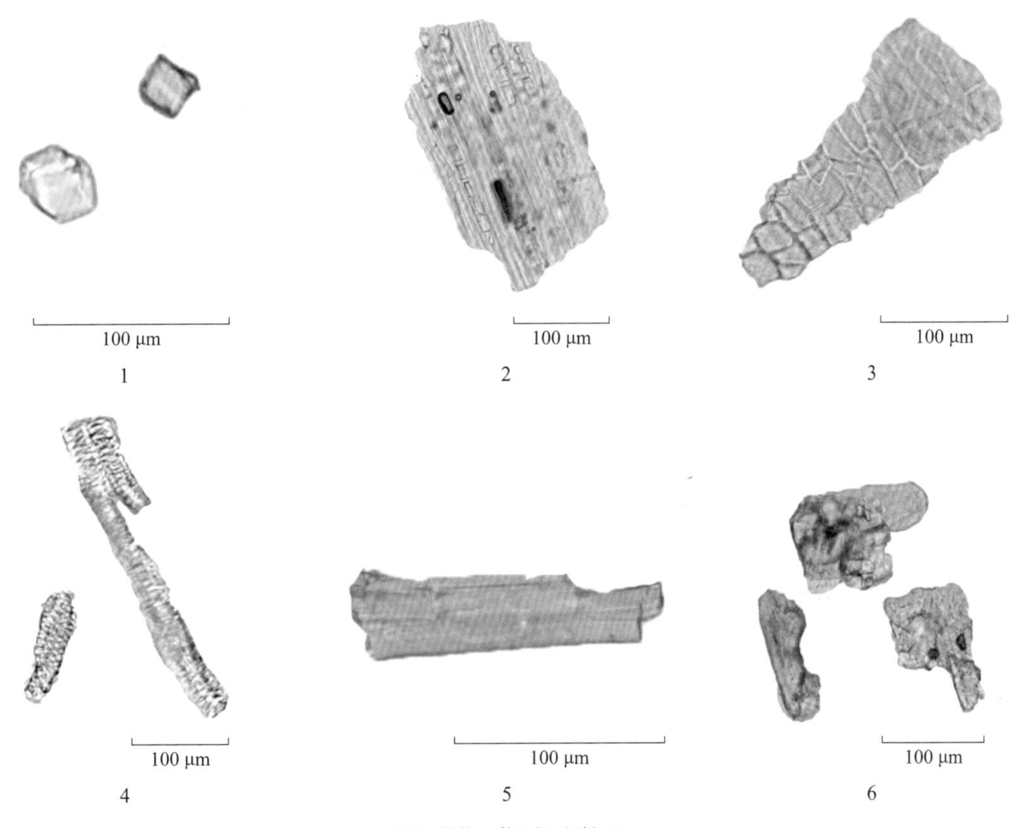

刺壳花椒(茎)粉末特征

(1. 草酸钙方晶; 2. 晶纤维; 3. 木栓细胞; 4. 导管; 5. 纤维; 6. 石细胞)

叶　粉末浅灰绿色。① 草酸钙簇晶多见,散在,棱角较钝。② 草酸钙方晶少见,散在。③ 下表皮细胞中常见气孔,气孔为不定式。

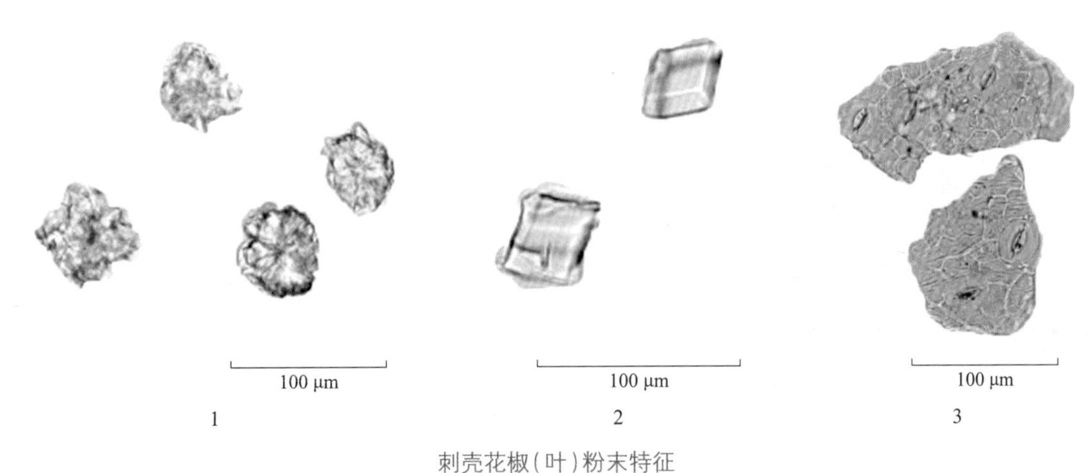

刺壳花椒(叶)粉末特征

(1. 草酸钙簇晶; 2. 草酸钙方晶; 3. 气孔)

根　粉末浅棕黄色。① 纤维分枝状，壁厚，细胞腔室常呈一条缝线，孔道稀疏。② 木栓细胞方形、类方形或多边形，细胞壁较厚，多见。③ 晶纤维多见，草酸钙方晶明显可见。

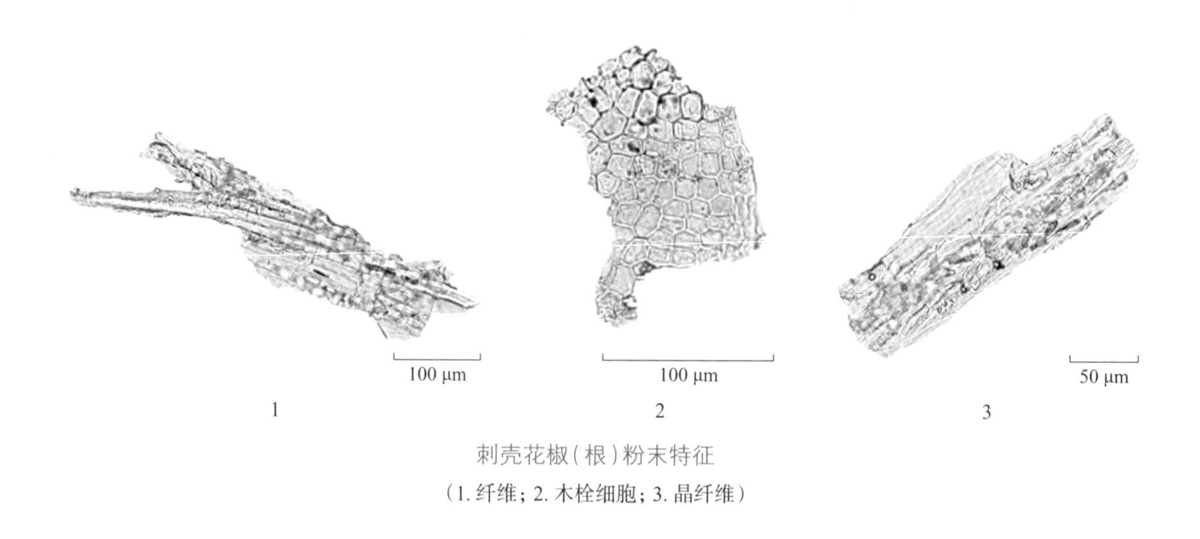

刺壳花椒（根）粉末特征
（1. 纤维；2. 木栓细胞；3. 晶纤维）

32. 刺楸树皮 Cì Qiū Shù Pí

本品为五加科植物刺楸 *Kalopanax septemlobus* (Thunb.) Koidz. 的干燥树皮。祛风利湿，活血止痛。

本品粉末淡黄棕色。① 石细胞众多，类圆形或长圆形，常多个相连，壁厚，纹孔明显。② 草酸钙簇晶众多且较大，散在，棱角尖锐或较方。③ 有的簇晶与草酸钙方晶形成簇方晶，直径 12～40 μm。④ 筛管分子较多，筛域10数个，梯状排列。

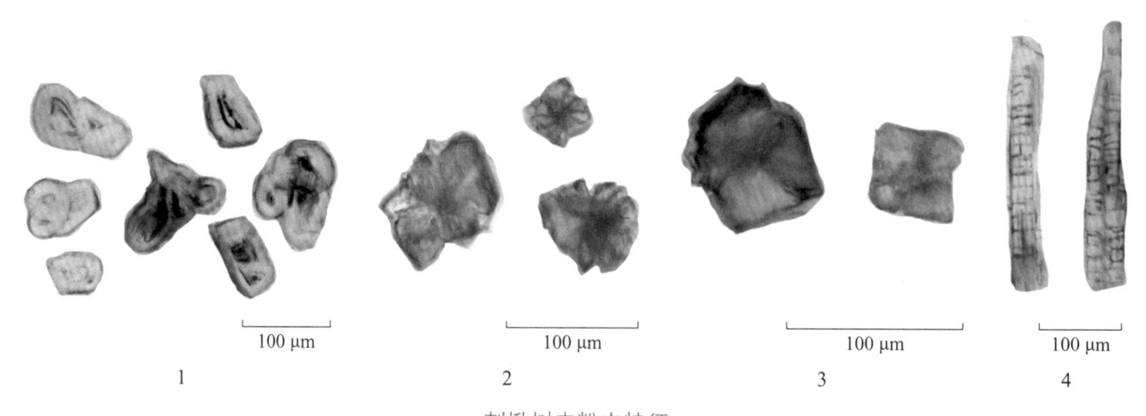

刺楸树皮粉末特征
（1. 石细胞；2. 草酸钙簇晶；3. 簇方晶；4. 筛管分子）

D

33. 打破碗花花 Dǎ Pò Wǎn Huā Huā

本品为毛茛科植物打破碗花花*Anemone hupehensis* Lem.的干燥根或全草。清热利湿，解毒杀虫，消肿散瘀。

根　粉末浅棕色。① 导管多见，常为孔纹导管。② 棕色块多见。③ 淀粉粒常成群出现，多为单粒，也见复粒，脐点常为人字形、线形。

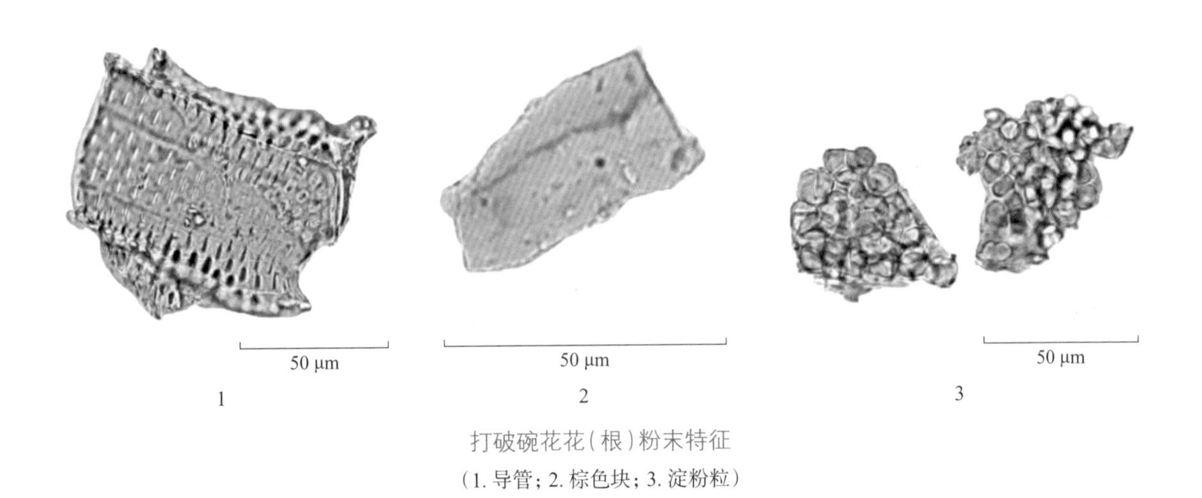

打破碗花花（根）粉末特征
（1. 导管；2. 棕色块；3. 淀粉粒）

34. 大蝎子草 Dà Xiē Zi Cǎo

本品为荨麻科植物大蝎子草*Girardinia diversifolia* (Link) Friis的干燥全草。祛痰，除湿，解毒。

本品粉末绿黄色。① 非腺毛壁厚，壁上有刺状突起，线状、星状或头部偏向一端。② 圆形分泌腔内有黄色分泌物，分泌腔周围的上皮细胞多角形，较小。③ 导管多为环纹导管、螺纹导管、梯纹导管。④ 纤维成束，壁较厚，纹孔可见。⑤ 草酸钙针晶成束，偶见。

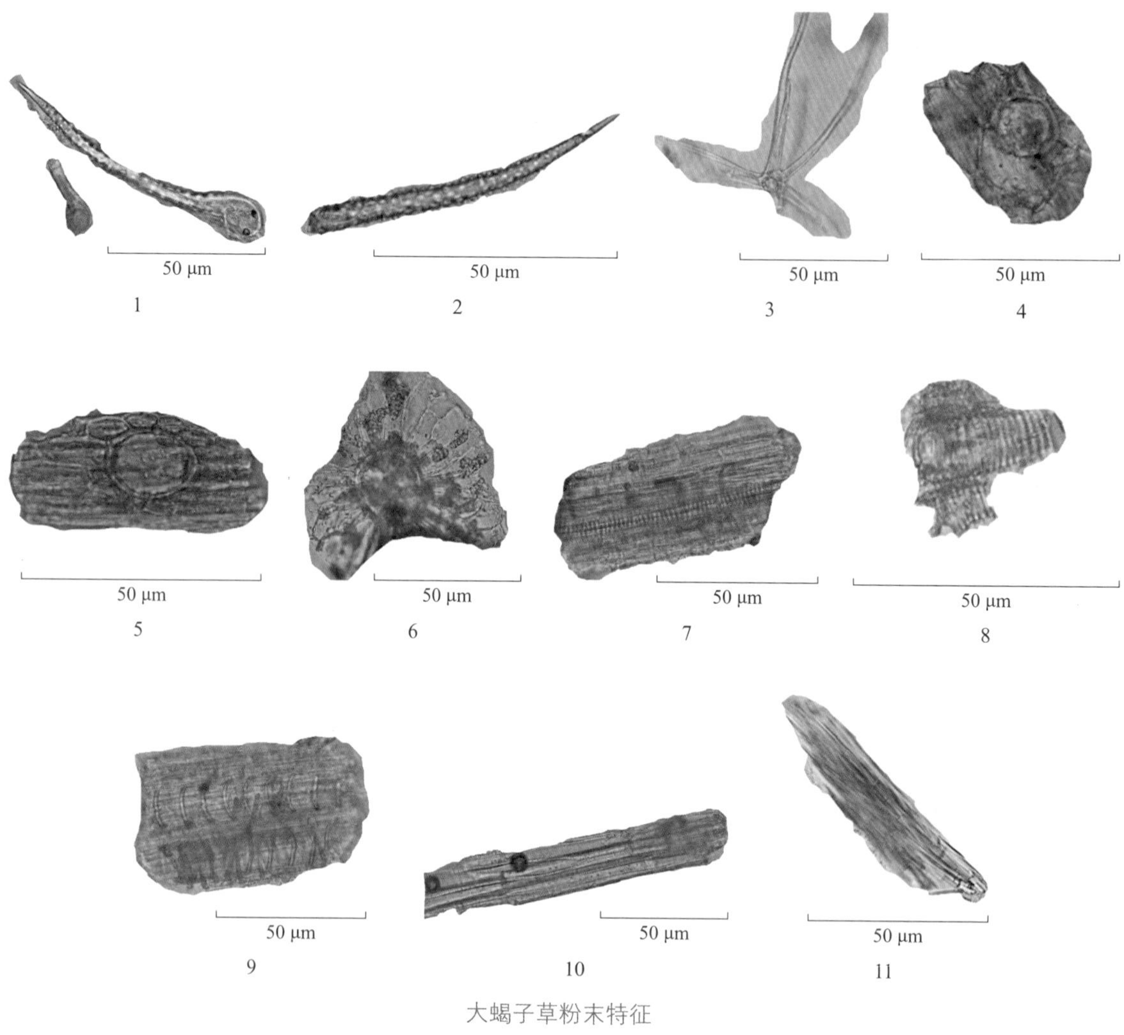

大蝎子草粉末特征

（1～3. 非腺毛；4～6. 分泌腔；7～9. 导管；10. 纤维；11. 草酸钙针晶）

35. 单花红丝线（佛葵）Dān Huā Hóng Sī Xiàn

本品为茄科植物单花红丝线*Lycianthes lysimachioides* (Wall.) Bitt.的干燥地上部分。解毒消肿，杀虫。

本品粉末浅灰绿色。① 草酸钙簇晶散在。② 导管多为环纹导管、螺纹导管。③ 气孔可见，多为不定式。④ 叶上表皮细胞常见，波状不规则形。⑤ 纤维成束，透明状。⑥ 淀粉粒多见，椭圆形，多为单粒，脐点线状、分枝状。⑦ 非腺毛常由多个细胞组成，碎片多见。

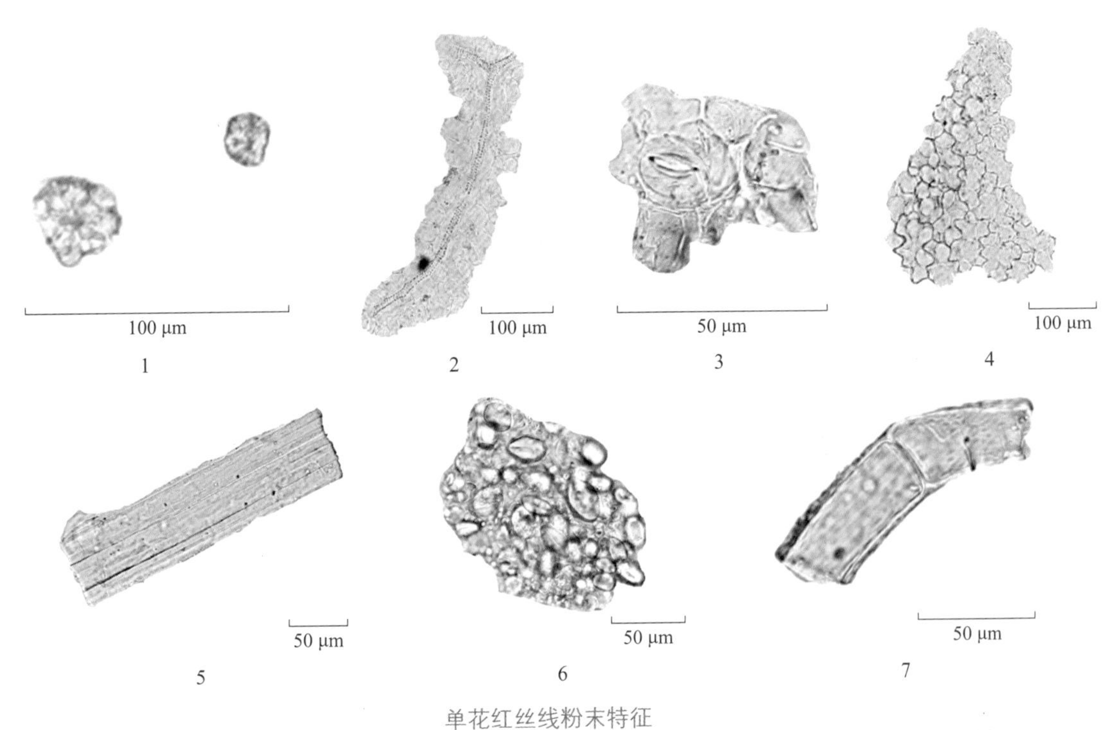

单花红丝线粉末特征

（1. 草酸钙簇晶；2. 导管；3. 气孔；4. 上表皮细胞；5. 纤维；6. 淀粉粒；7. 非腺毛）

36. 地不容 Dì Bù Róng

本品为防己科植物地不容 *Stephania epigaea* H. S. Lo的干燥块根。涌吐痰食，截疟，解疮毒。

本品粉末棕黄色。① 淀粉粒多为球形、椭圆形、卵圆形或不规则形，直径3～26 μm，脐点裂缝状、点状、人字状或星状，层纹不明显，多为单粒，复粒少见。② 石细胞椭圆形、类长方形、卵圆形、三角形或不规则形，层纹隐约可见。③ 木栓组织碎片多见，细胞多角形，黄棕色。④ 导管以网纹导管为主，螺纹导管偶见。

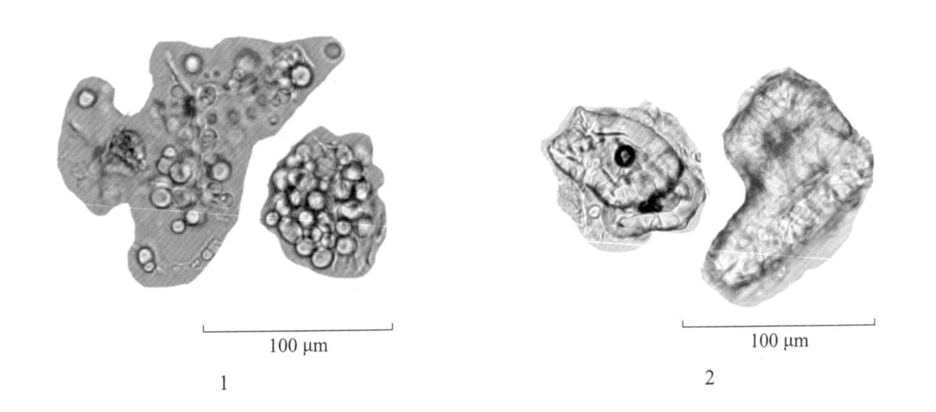

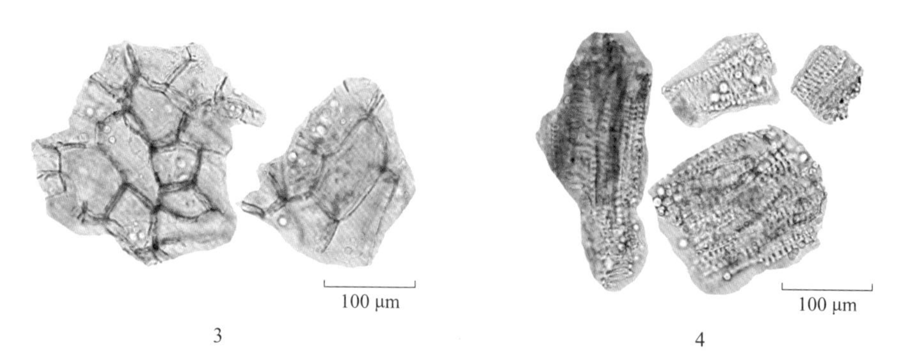

地不容粉末显微特征

（1. 淀粉粒；2. 石细胞；3. 木栓组织；4. 导管）

37. 地锦草 Dì Jǐn Cǎo

本品为大戟科植物地锦（地锦草）*Euphorbia humifusa* Willd.或斑地锦（斑地锦草）*Euphorbia maculata* L.的干燥全草。清热解毒，凉血止血，利湿退黄。

本品粉末绿褐色。① 叶表皮细胞外壁乳头状突起。② 叶肉组织中，细脉末端周围的细胞放射状排列成圆形。③ 非腺毛由3～8个细胞组成，多碎断。④ 无节乳管中可见细小片状淀粉粒。

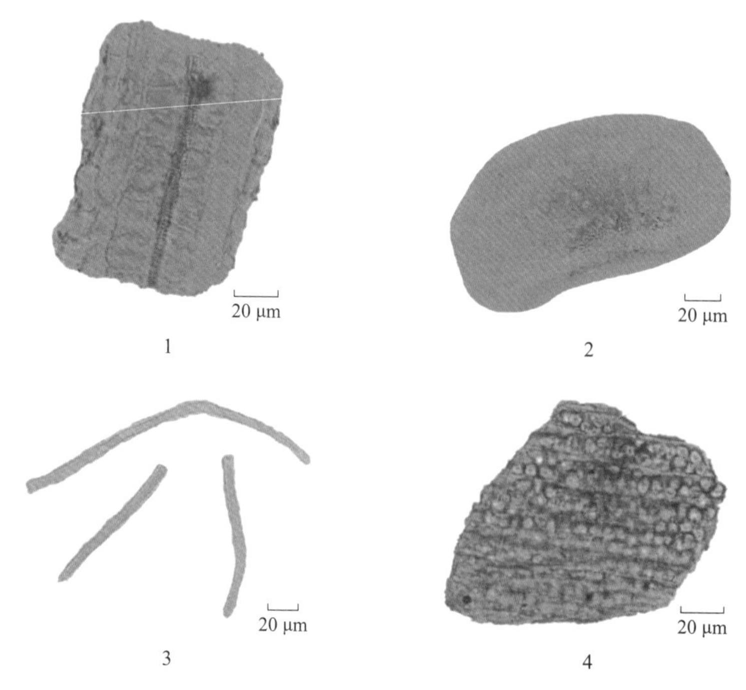

地锦草粉末特征

（1. 表皮细胞；2. 叶肉组织；3. 非腺毛；4. 乳管及淀粉粒）

38. 吊干麻 Diào Gān Má

本品为卫矛科植物苦皮藤 *Celastrus angulatus* Maxim. 的干燥根及根皮。祛风除湿，活血通经，解毒杀虫。

根皮 粉末棕褐色。① 木栓细胞多边形，排列紧密，细胞壁较厚。② 草酸钙方晶多见。③ 淀粉粒圆形、椭圆形，单粒或复粒。④ 纤维常单个散在，壁厚，孔道明显。⑤ 石细胞单个散在或成群，方形、类方形、类多边形，壁极厚，层纹、孔道明显。

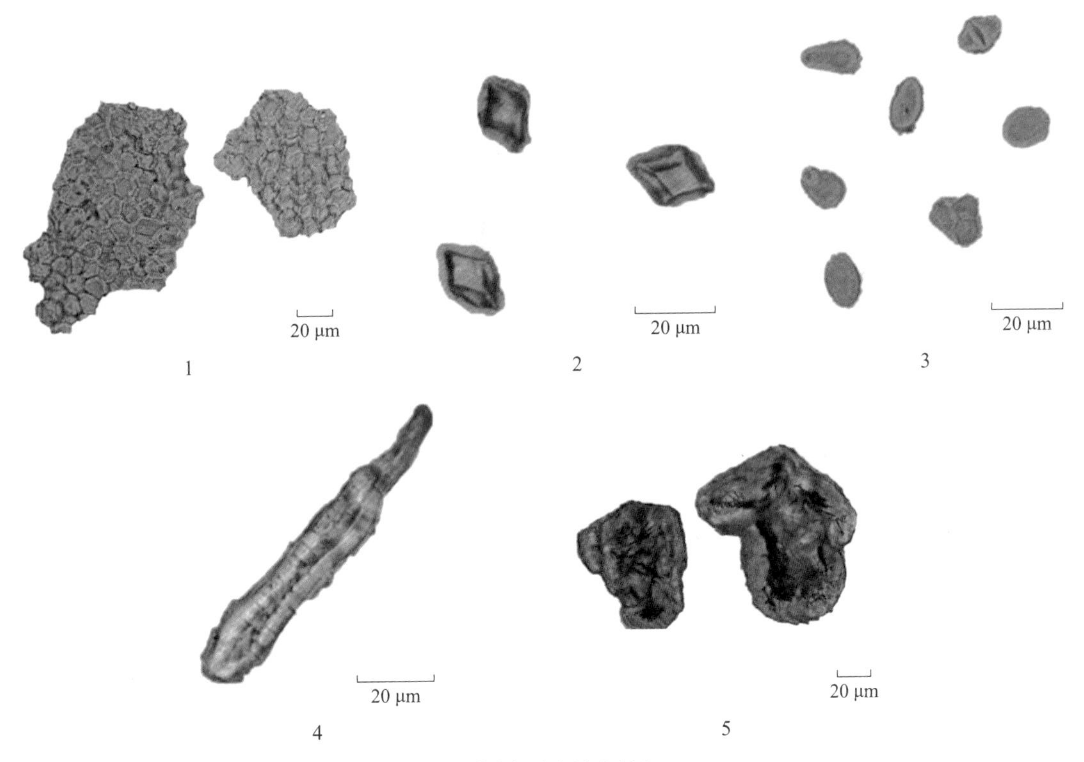

吊干麻（根皮）粉末特征

（1. 木栓细胞；2. 草酸钙方晶；3. 淀粉粒；4. 纤维；5. 石细胞）

39. 丁公藤 Dīng Gōng Téng

本品为旋花科植物丁公藤 *Erycibe obtusfolia* Benth. 或光叶丁公藤 *Erycibe schmidtii* Craib 的干燥藤茎。祛风除湿，消肿止痛。

本品粉末黄绿色。① 木栓细胞多角形，红棕色，壁增厚。② 纤维成束或单个散在，长梭形，壁孔斜裂隙状。③ 石细胞类圆形、类卵形或有分枝，壁厚，木化，层纹及孔沟明显；髓部石细胞长柱形，两端平截或一端斜尖。④ 导管为网纹导管或具缘纹孔导管。

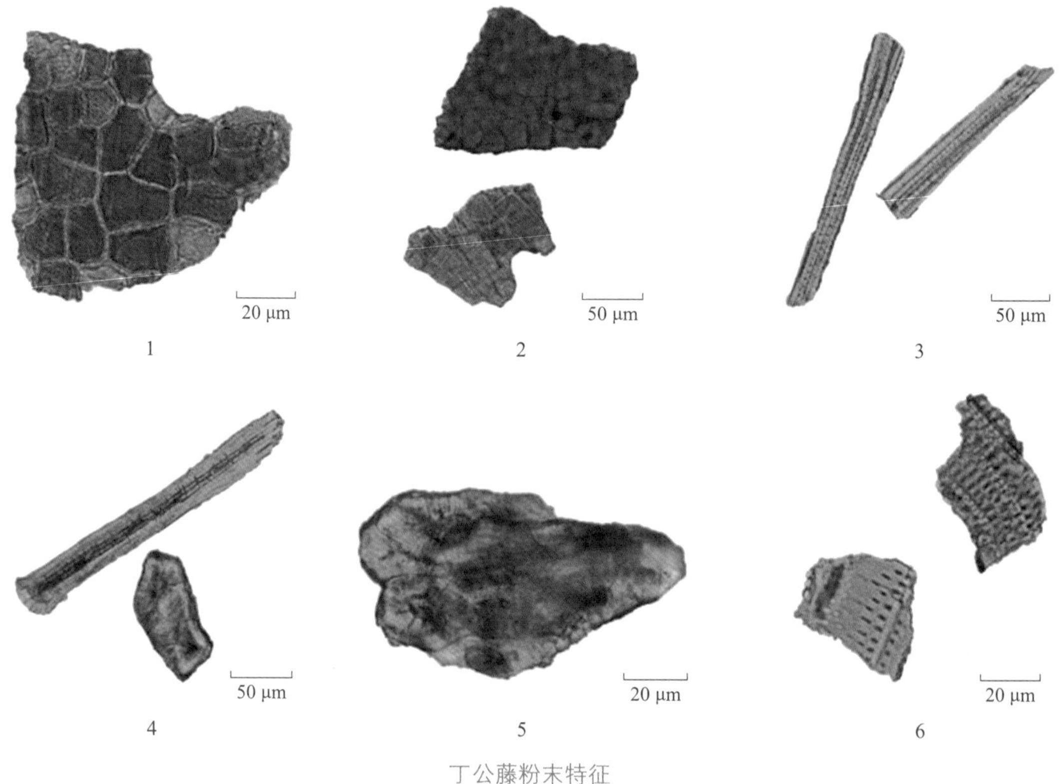

丁公藤粉末特征

（1～2. 木栓细胞；3. 纤维；4～5. 石细胞；6. 导管）

40. 丢了棒 Diū Le Bàng

本品为大戟科植物白桐树 *Claoxylon indicum* (Reinew. ex Bl.) Hassk.的干燥根或叶。祛风除湿，消肿止痛。

根　粉末黄白色。① 淀粉粒类圆形，单粒或复粒，脐点点状或十字形。② 石细胞单个散在或成群，长方形、类长方形、多边形，壁厚，层纹、孔道明显。③ 具缘纹孔导管和网纹导管常见。④ 纤维单个散在或成束，两端多破裂，类长方形。

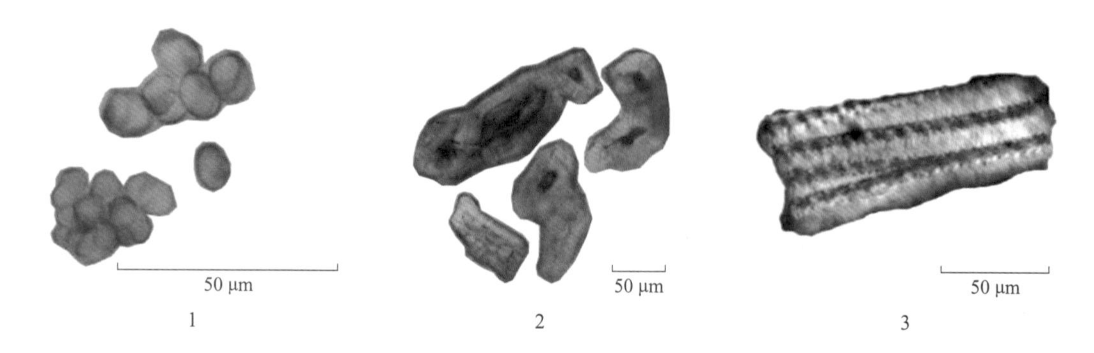

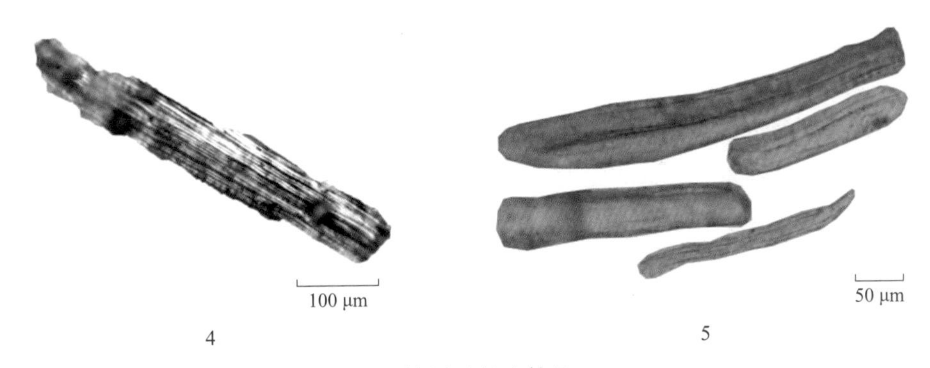

丢了棒（根）粉末特征

（1. 淀粉粒；2. 石细胞；3. 导管；4～5. 纤维）

41. 独行千里 Dú Xíng Qiān Lǐ

本品为白花菜科植物独行千里 *Capparis acutifolia* Sweet的干燥根及叶。活血散瘀，祛风止痛。

根　粉末淡黄棕色。① 具缘纹孔导管多见。② 木纤维梭形，单个散在或成束。③ 射线细胞类方形，细胞壁木化增厚。④ 淀粉粒众多，卵圆形或类圆形，脐点裂缝状或星状。⑤ 石细胞壁稍厚，胞腔小。⑥ 木栓细胞棕黄色，壁厚。

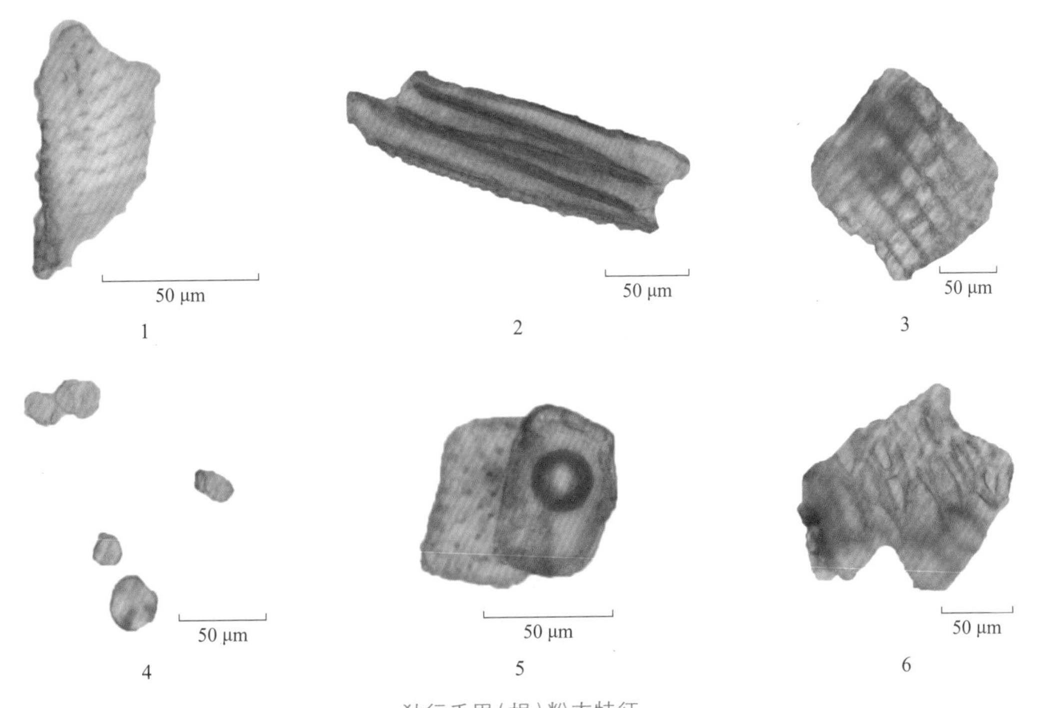

独行千里（根）粉末特征

（1. 导管；2. 木纤维；3. 射线细胞；4. 淀粉粒；5. 石细胞；6. 木栓细胞）

42. 多刺绿绒蒿 Duō Cì Lǜ Róng Hāo

本品为罂粟科植物多刺绿绒蒿*Meconopsis horridula* Hook. f. & Thoms. 的干燥全草。活血化瘀，清热解毒。

本品粉末褐绿色。① 硬刺碎片极多，硬刺由多细胞组成，壁厚且木化。② 外果皮碎片细胞类圆形或长方形，壁厚、不木化，内含较多淡黄色圆球形色素体。③ 内果皮细胞弯曲不规则形，孔沟明显。④ 导管主为螺纹导管及网纹导管。⑤ 髓薄壁细胞碎片随处可见，细胞长方形、类圆形壁孔明显。

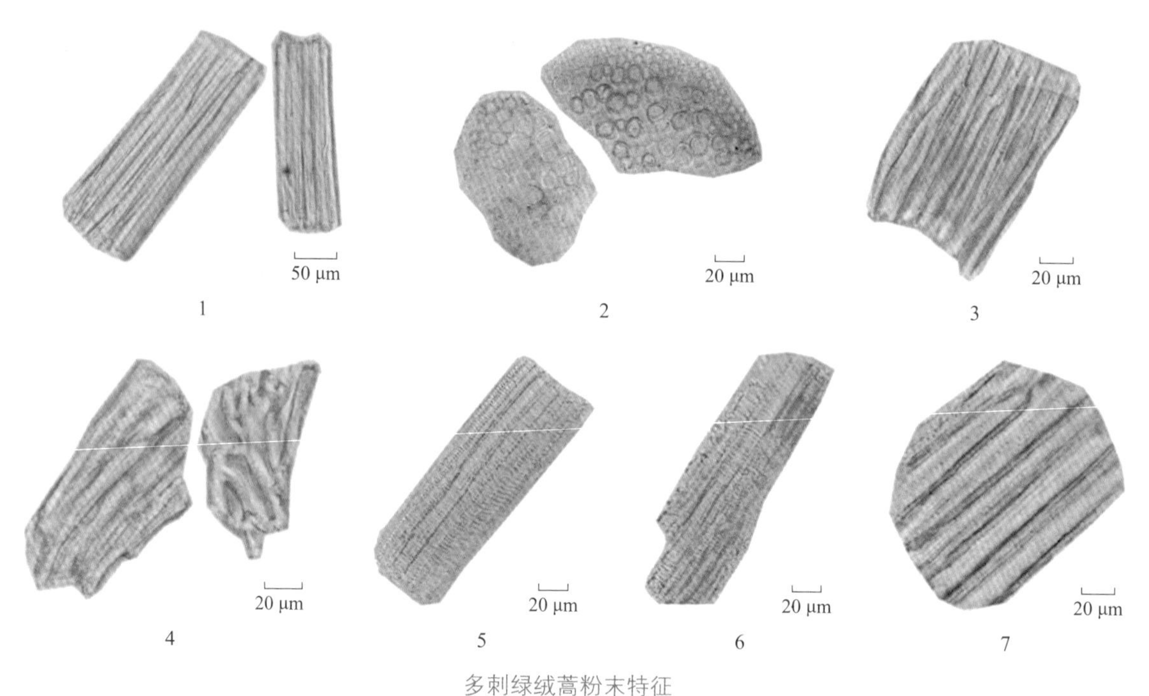

多刺绿绒蒿粉末特征

（1. 硬刺碎片；2. 外果皮碎片；3～4. 内果皮细胞；5～6. 导管；7. 薄壁细胞）

F

43. 飞燕草(小草乌) Fēi Yàn Cǎo

本品为毛茛科植物翠雀*Delphinium grandiflorum* L.的干燥根或全草。祛风湿,止痛,杀虫止痒。

全草　粉末黄棕色。① 非腺毛多,一端尖,一端钝圆。② 导管多为具缘纹孔导管,多破裂。③ 木纤维近长方形,黄棕色。④ 韧皮纤维近长方形,两端多破碎。⑤ 叶表皮细胞近椭圆形,壁薄。⑥ 气孔多,副卫细胞常为3个。

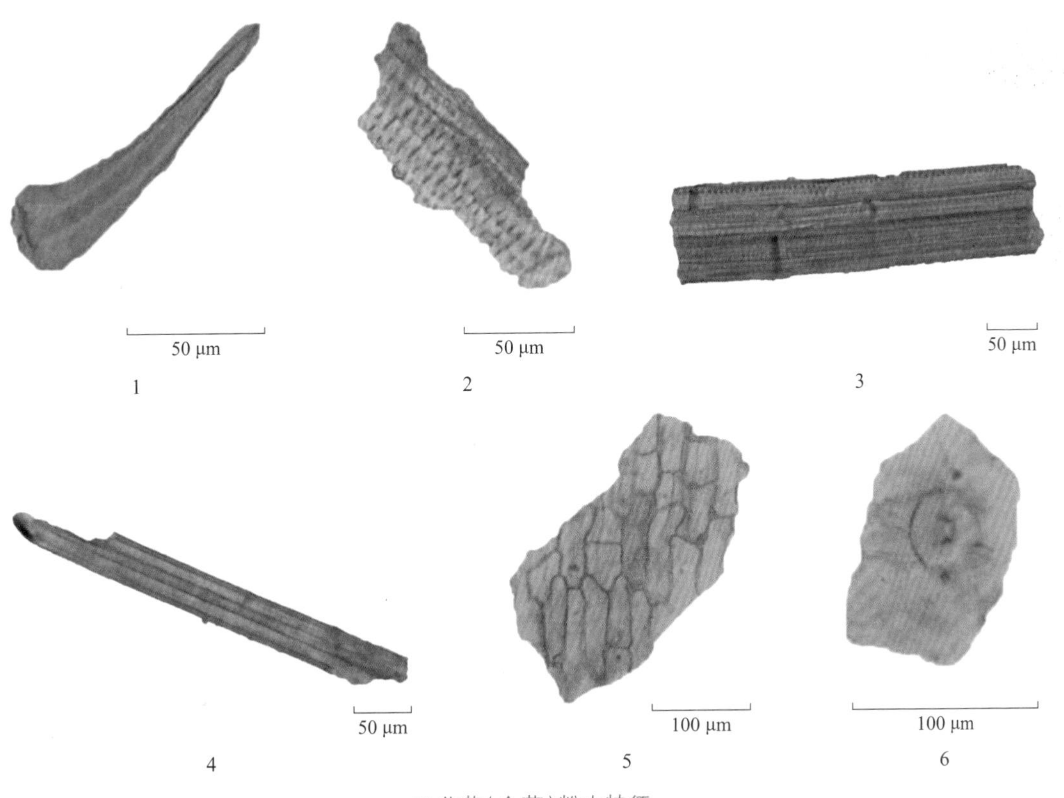

飞燕草(全草)粉末特征

(1. 非腺毛; 2. 导管; 3. 木纤维; 4. 韧皮纤维; 5. 叶表皮细胞; 6. 气孔)

44. 蜂斗菜 Fēng Dòu Cài

本品为菊科植物蜂斗菜*Petasites japonicus* (Sieb. et Zucc.) Mayim. 的干燥全草或根茎。消肿，解毒，散瘀。

全草　粉末浅灰绿色。① 非腺毛由1～9个细胞组成，直径6～28 μm，长22～380 μm。② 气孔多为不定式，副卫细胞4～6个。③ 纤维单个散在或成束，壁较厚，纹孔及孔沟不明显，直径8～15 μm，长61～196 μm。④ 导管主要为网纹导管和螺纹导管，直径16～51 μm。

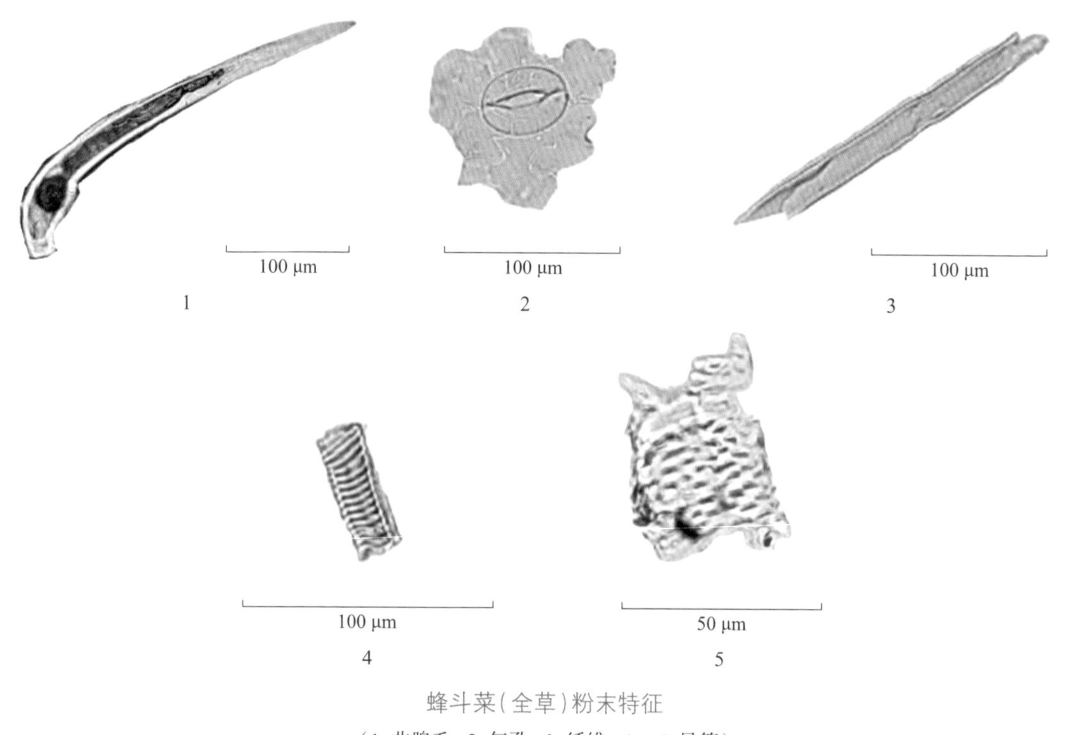

蜂斗菜（全草）粉末特征

（1. 非腺毛；2. 气孔；3. 纤维；4～5. 导管）

G

45. 甘青乌头 Gān Qīng Wū Tóu

本品为毛茛科植物甘青乌头*Aconitum tanguticum* (Maxim.) Stapf的干燥带根全草。清热解毒利湿。

本品粉末绿褐色。① 导管多为螺纹导管。② 纤维常碎断，端壁尖，厚壁稍弯曲，有少数倾斜单纹孔。③ 薄壁细胞长方形或类长方形，上表皮细胞垂周壁垂直或稍弯曲，下表皮细胞垂周壁波状弯曲。④ 气孔不定式，副卫细胞3～5个。⑤ 栅栏组织由1或2列细胞组成，2列细胞的多见。⑥ 单细胞非腺毛多见，线形。

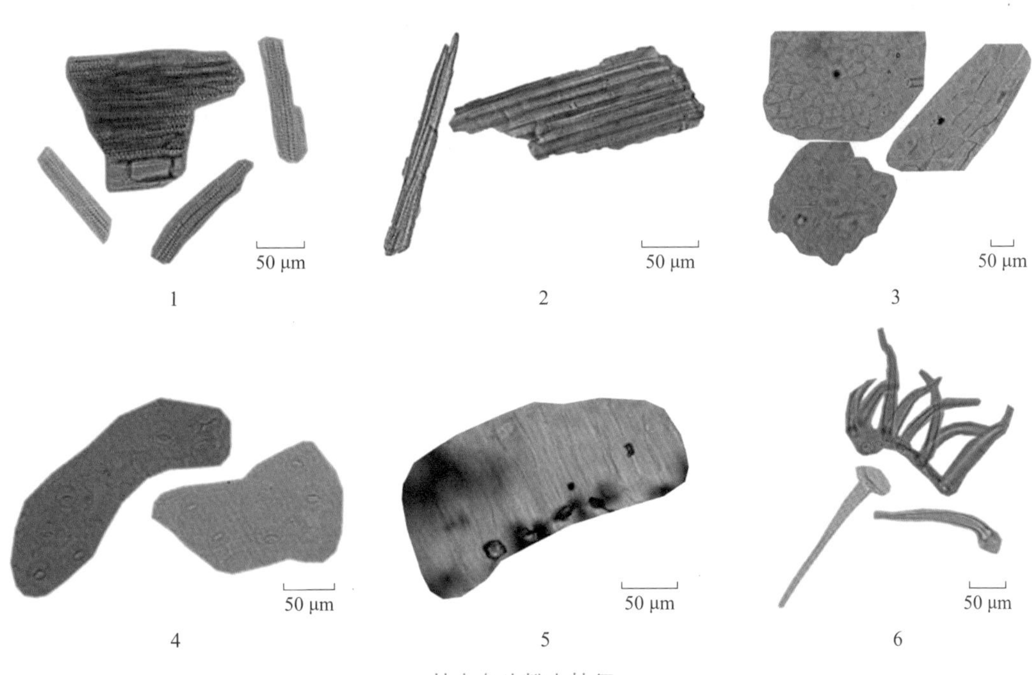

甘青乌头粉末特征

（1. 导管；2. 纤维；3. 薄壁细胞；4. 气孔；5. 栅栏组织；6. 非腺毛）

46. 甘遂 Gān Suí

本品为大戟科植物甘遂*Euphorbia kansui* T. N. Liou ex S. B. Ho的干燥块根。泻水逐饮，消肿散结。

本品粉末类白色。① 淀粉粒甚多。单粒球形或半球形，直径5～34 μm，脐点点状、裂缝状或星状；复粒由2～8个分粒组成。② 无节乳管含淡黄色微细颗粒物。③ 木栓细胞类长方形。④ 具缘纹孔导管多见，常伴有纤维束。

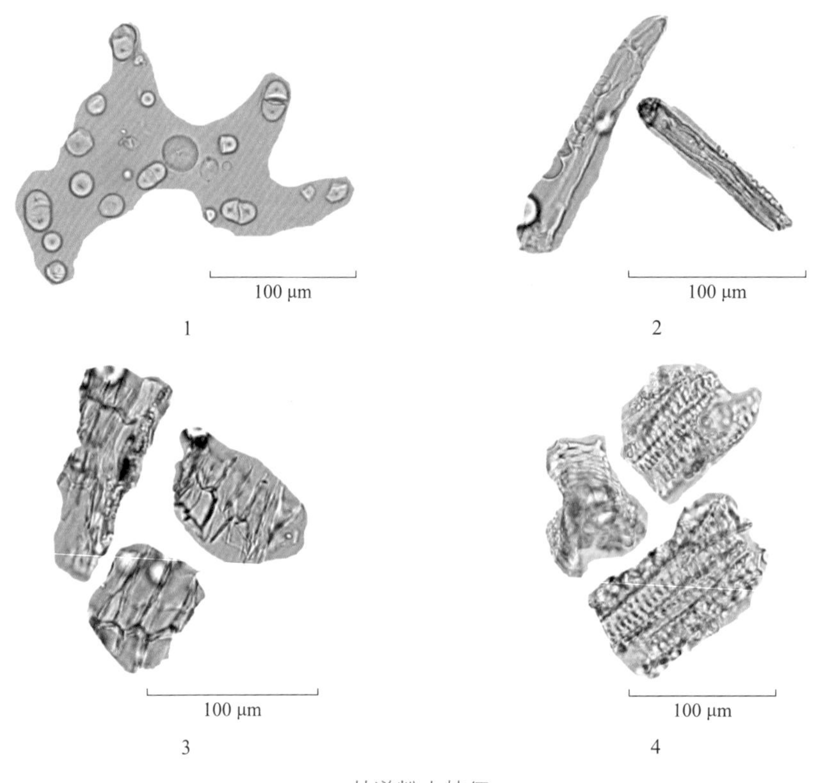

甘遂粉末特征

（1. 淀粉粒；2. 乳管；3. 木栓细胞；4. 导管）

47. 钩吻 Gōu Wěn

本品为钩吻科植物钩吻*Gelsemium elegans* (Gardn. et Champ.) Benth.的干燥全株。祛风攻毒，散结消肿，止痛。

本品粉末黄棕色。① 木纤维成束或单个散在，稍弯曲，具多数人字形壁孔。② 石细胞淡黄色，单个散在。短径的石细胞长方形、椭圆形或不规则分枝状；纤维状石细胞长梭形，一端或两端钝尖或具短分叉，孔沟明显。③ 韧皮纤维单个散在或成束，多断碎，壁厚，胞腔狭小。④ 导管多为网纹导管及螺纹导管，常破碎。⑤ 单粒淀粉粒椭圆形、圆形、半圆形或类方形，脐点点状或裂缝状；复粒由2～4个分粒组成。⑥ 草酸钙簇晶和方晶可见。

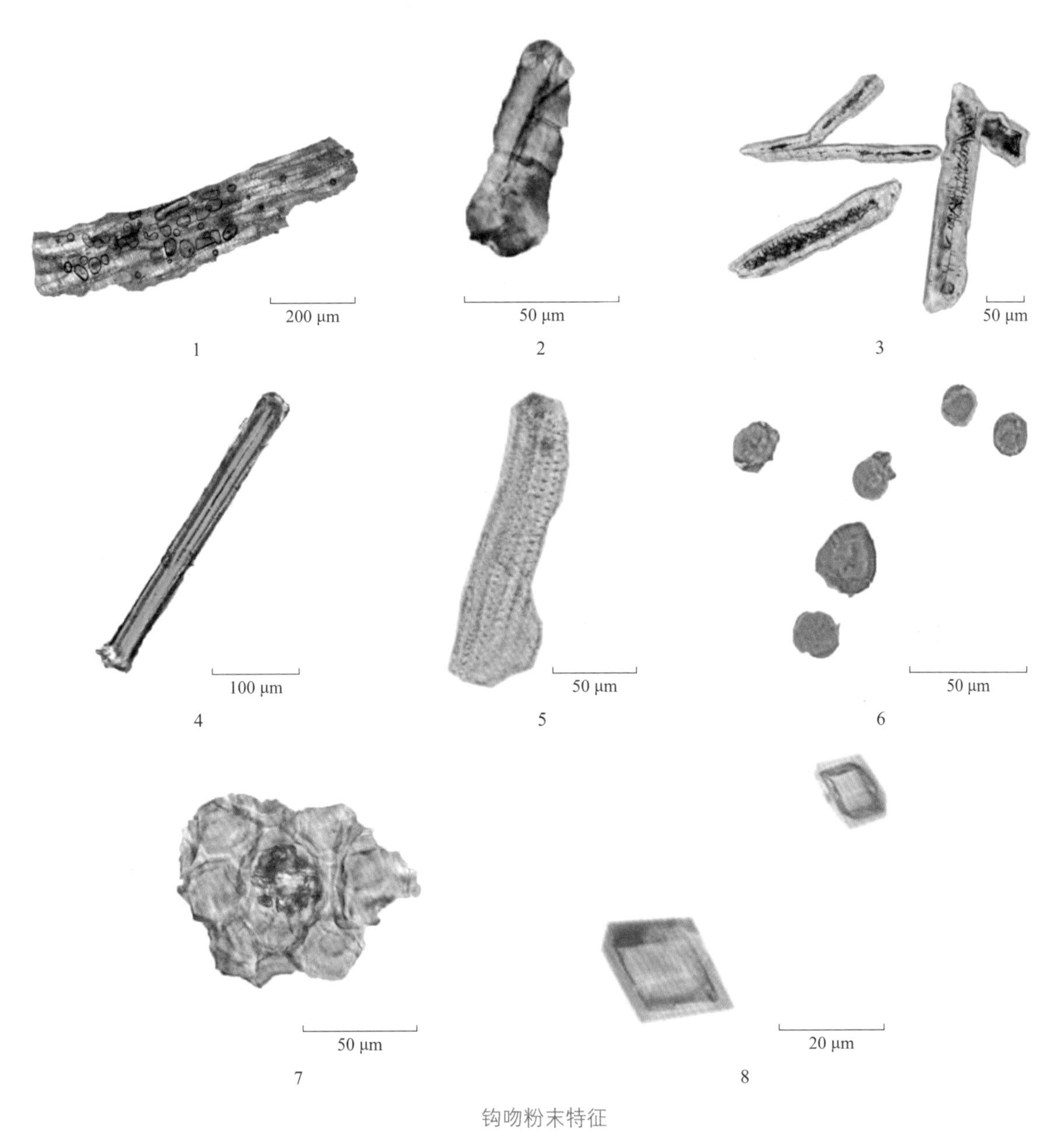

钩吻粉末特征

（1. 木纤维；2～3. 石细胞；4. 韧皮纤维；5. 导管；6. 淀粉粒；7～8. 草酸钙簇晶、草酸钙方晶）

48. 古钩藤 Gǔ Gōu Téng

本品为萝藦科植物古钩藤 *Cryptolepis buchananii* Roem. et Schult. 的干燥茎叶或根。舒筋活络,消肿止痛,解毒。

本品粉末黄绿色。① 木纤维较小,两端较钝。② 韧皮纤维有2种,一种壁薄,细长;另一种粗短,壁较厚,外壁波浪状。③ 草酸钙方晶众多。④ 木栓细胞长方形或方形,脱落的木栓细胞黄棕色,未脱落的木栓细胞黄色。⑤ 导管较多,多为具缘纹孔导管。⑥ 管胞的管腔可见单纹孔,管壁较厚。⑦ 乳汁管可见。

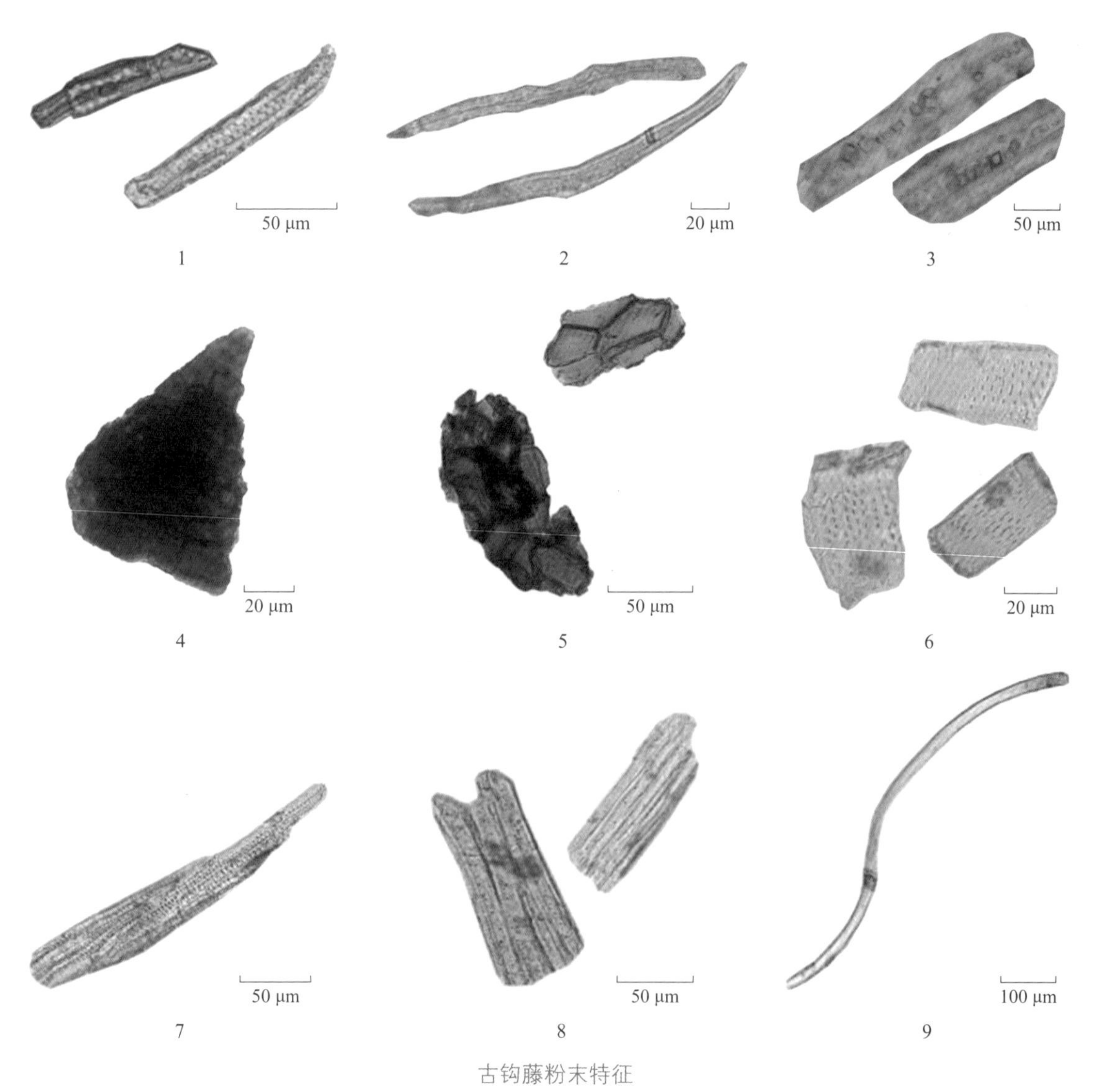

古钩藤粉末特征

(1. 木纤维;2. 韧皮纤维;3. 草酸钙方晶;4～5. 木栓细胞;6～7. 导管;8. 管胞;9. 乳汁管)

49. 古山龙 Gǔ Shān Lóng

本品为防己科植物古山龙*Arcangelisia gusanlung* H. S. Lo的干燥藤茎或根。清热利湿，解毒止痛。

本品粉末浅灰绿色。① 石细胞多见，类方形、类长方形，成群或单个散在，壁厚，层纹、孔道明显。② 薄壁细胞类方形、类圆形，多有内含物。③ 木栓细胞壁较薄，细胞常为多边形，排列紧密。

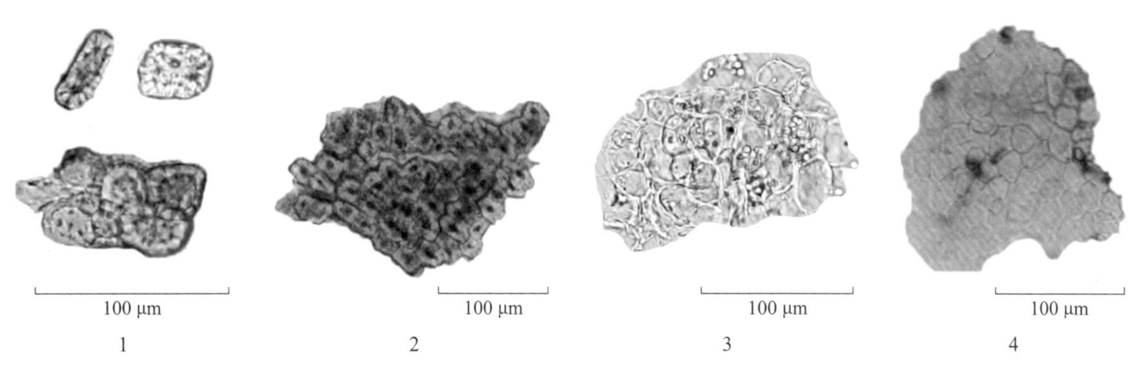

古山龙粉末特征

（1～2. 石细胞；3. 薄壁细胞；4. 木栓细胞）

50. 关白附 Guān Bái Fù

本品为毛茛科植物黄花乌头*Aconitum coreanum* (H. Lévl.) Rapaics的干燥块根。祛风痰，逐寒湿。

本品粉末灰白色。① 淀粉粒多为单粒，类圆形，脐点十字形或条形。② 导管多为梯纹导管。

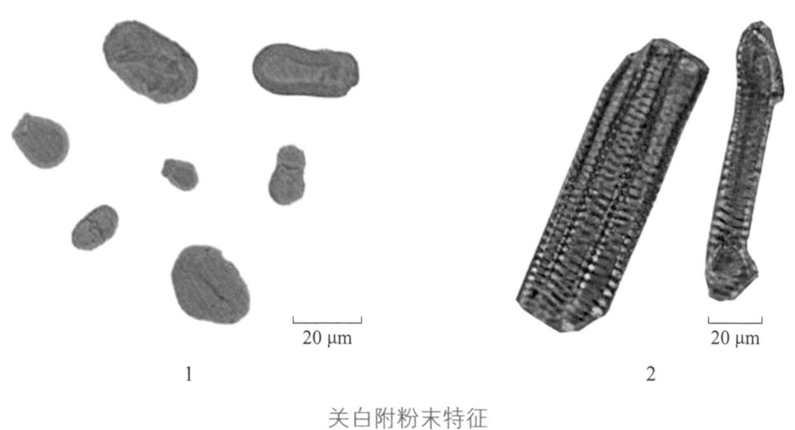

关白附粉末特征

（1. 淀粉粒；2. 导管）

51. 光慈菇 Guāng Cí Gū

本品为百合科植物老鸦瓣*Amana edulis* (Miq.) Baker的干燥鳞茎。清热解毒，散结消肿。

本品粉末类白色。① 淀粉粒多为单粒，灯泡形、椭圆形或不规则形，少数类圆形，长15～75 μm，直径5～70 μm，脐点点状、裂缝状或人字形，位于较小端，层纹不明显。② 导管多为网状导管，直径9～15 μm。

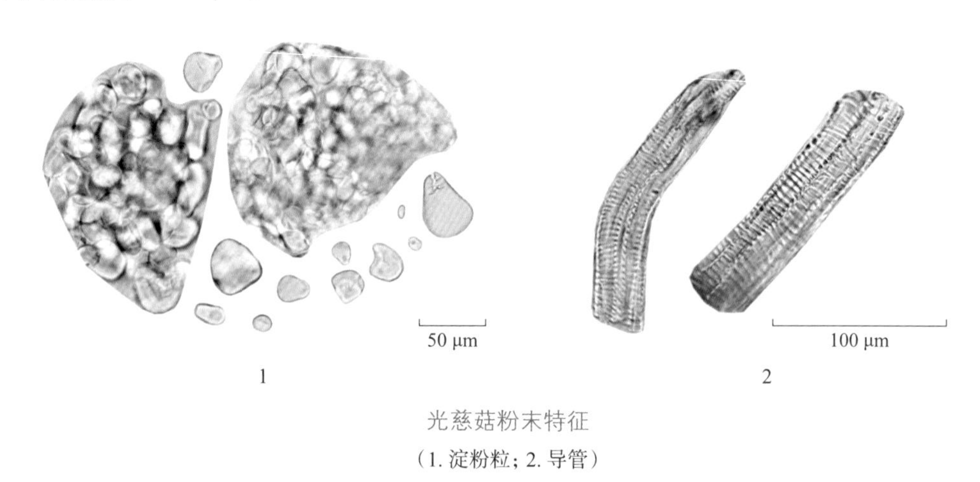

光慈菇粉末特征
（1. 淀粉粒；2. 导管）

52. 广东土牛膝 Guǎng Dōng Tǔ Niú Xī

本品为菊科植物多须公*Eupatorium chinense* L.的干燥根及叶。清热解毒，利咽化痰。

本品粉末棕黄色。① 导管多为具缘纹孔导管，端壁平截或斜置，网纹导管、梯纹导管少见，螺纹导管多见于嫩根。② 木纤维长梭形，壁木化，具斜纹及少数单纹孔。

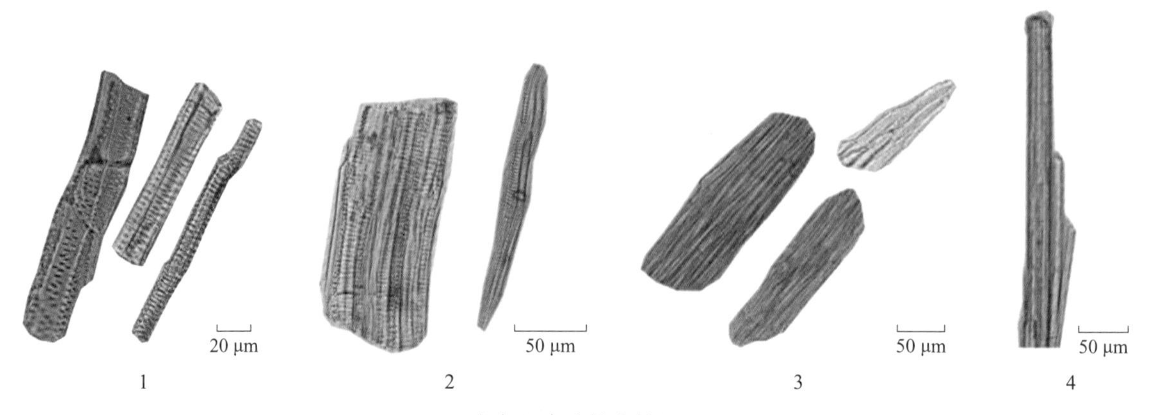

广东土牛膝粉末特征
（1～2. 导管；3～4. 木纤维）

H

53. 海芋 Hǎi Yù

本品为天南星科植物海芋*Alocasia odora* (Roxburgh) K. Koch的干燥根茎或茎。清热解毒，消肿。

本品粉末灰白色。① 淀粉粒甚多，常为单粒，类圆形或长圆形，脐点点状、裂缝状或星状，层纹不明显；复粒由2～4个分粒组成。② 草酸钙针晶成束或单个散在于黏液细胞中。③ 草酸钙簇晶多角形，棱角较尖锐。④ 导管为环纹导管和螺纹导管。⑤ 纤维成束或单个散在，纹孔斜缝状排列。⑥ 木栓细胞类方形，壁厚，木栓化。

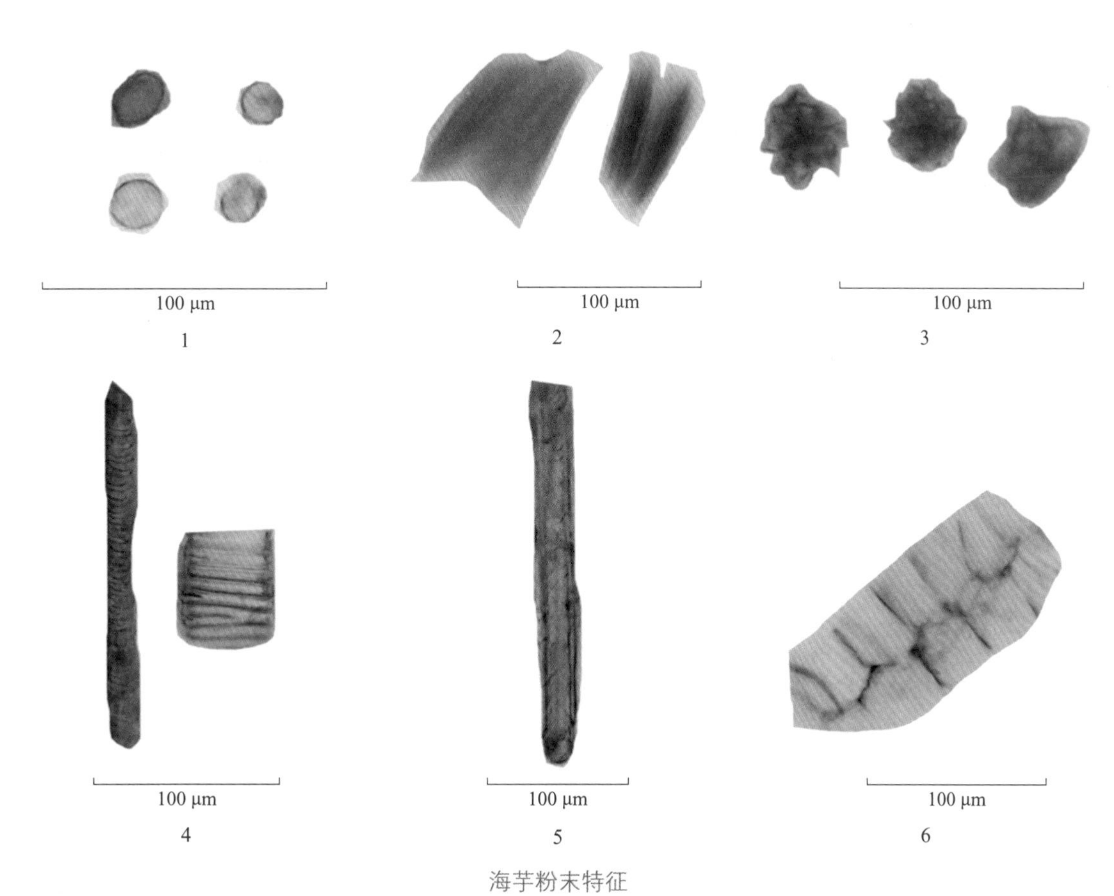

海芋粉末特征

（1. 淀粉粒；2. 草酸钙针晶；3. 草酸钙簇晶；4. 导管；5. 纤维；6. 木栓细胞）

54. 含羞草 Hán Xiū Cǎo

本品为豆科植物含羞草 *Mimosa pudica* L.的干燥全草。清热利尿,化痰止咳,安神止痛。

本品粉末浅黄棕色。① 纤维较长,类长方形,大多成束存在,有时可见晶鞘纤维。② 导管多为具缘纹孔导管和网纹导管。③ 分泌腔椭圆形,内含棕黄色内容物。④ 色素块多为棕黄色,形状不规则,大小不一。⑤ 淀粉粒多,主要为卵圆形或类椭圆形的单粒淀粉粒,脐点点状、星状或裂缝状。⑥ 射线细胞类方形,壁微增厚。

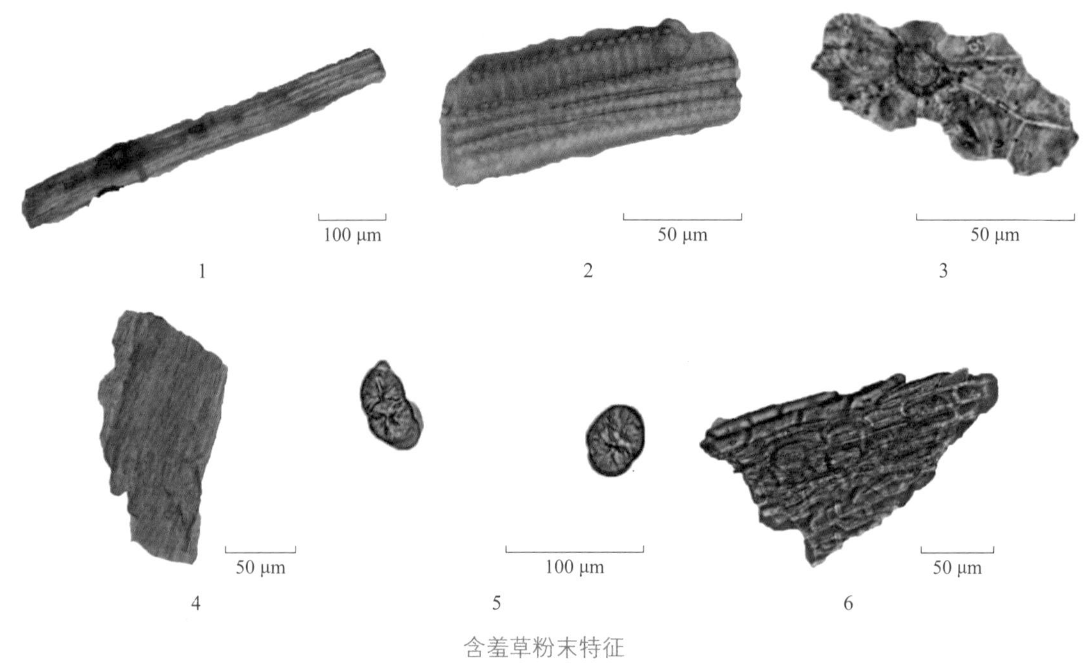

含羞草粉末特征

(1. 纤维; 2. 导管; 3. 分泌腔; 4. 色素块; 5. 淀粉粒; 6. 射线细胞)

55. 黑面叶 Hēi Miàn Yè

本品为叶下珠科植物黑面神 *Breynia fruticosa* (L.) Hook. f.的干燥嫩枝叶。清热祛湿,活血解毒。

本品粉末灰绿色。① 淀粉粒大量散在,大小不一,多为类圆形。复粒多见,常由2～6个分粒组成;单粒少见,多存在于薄壁细胞中。② 草酸钙簇晶极多,常数列排列成紧密的条状,有时单个散在。③ 导管多见,常为网纹导管,也可见螺纹导管、梯纹导管。④ 木纤维常成束存在,壁较厚,孔道明显。⑤ 韧皮纤维壁较薄。⑥ 木薄壁细胞类方形、类长方形、多边形,壁较厚,纹孔明显。⑦ 石细胞单个散在或聚集成群,类圆形、类方形,壁厚层纹明显。⑧ 木栓细胞浅棕黄色,多边形、方形,排列紧密。

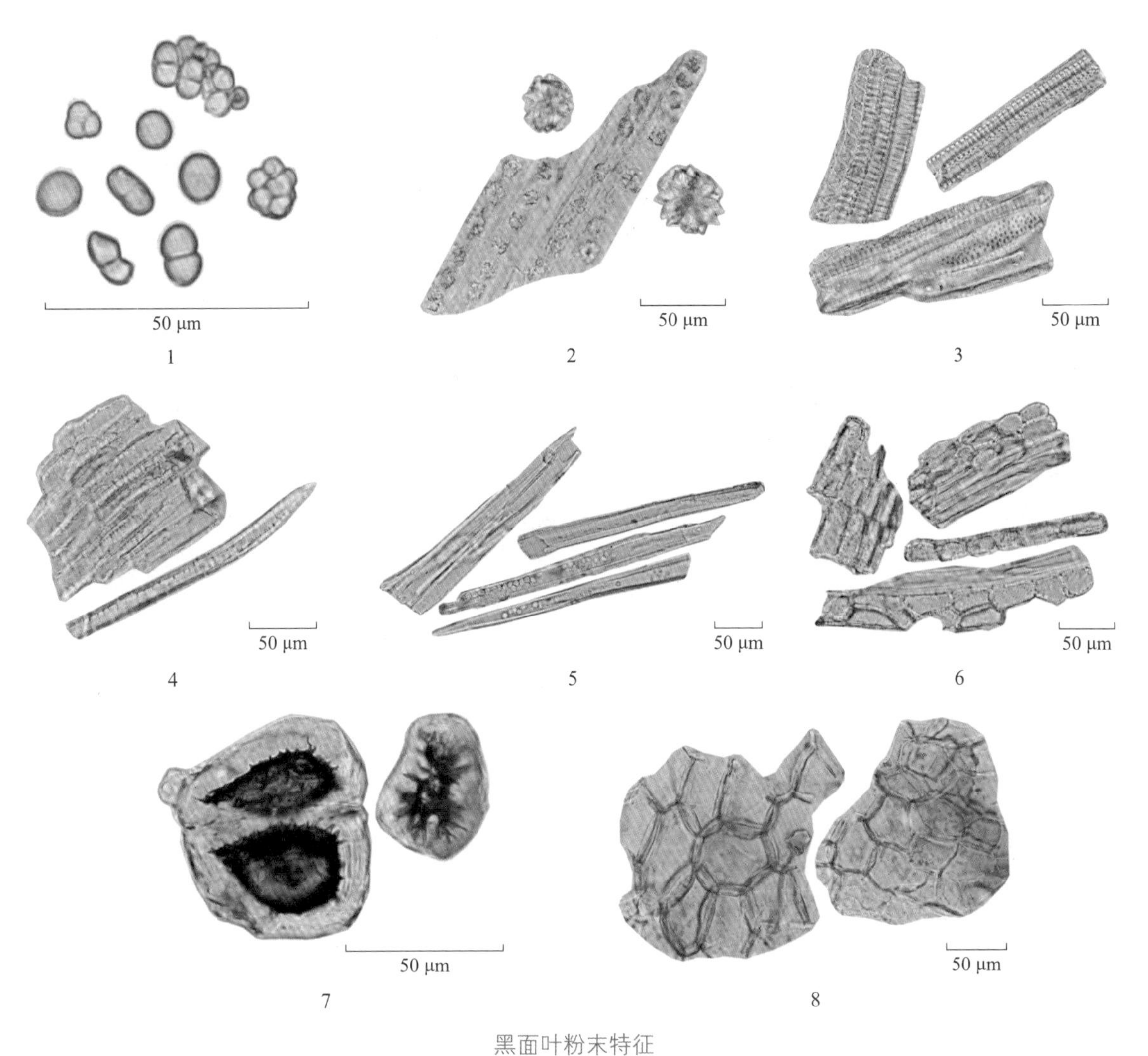

黑面叶粉末特征

（1. 淀粉粒；2. 草酸钙簇晶；3. 导管；4. 木纤维；5. 韧皮纤维；6. 木薄壁细胞；7. 石细胞；8. 木栓细胞）

56. 红茴香根 Hóng Huí Xiāng Gēn

本品为五味子科植物红毒茴 *Illicium lanceolatum* A. C. Smith. 的干燥根或根皮。祛风通络，散瘀止痛。

本品粉末灰棕色。① 皮层纤维少，有两种：一种较粗，先端钝，表面具多数瘤状突起，孔沟明显；另一种细长，先端尖，表面平滑，层纹不明显，孔沟稀少。② 石细胞不规则分枝状、类长方形或多角形，相聚成团或单个散在，层纹及孔沟可见，有的壁呈深波状弯曲，胞腔含红棕色物。③ 油细胞类圆形。④ 淀粉粒散在。单粒类球形、长圆形，脐点点状、短缝状或人字形，层纹不明显；复粒由2～9个分粒组成。⑤ 木栓组织碎片棕红色至棕褐色，壁略不均匀增厚。⑥ 梯纹导管居多。⑦ 木纤维狭长，边缘较平直或不甚平整，有的略呈分枝状，孔沟不明显，纹孔短斜缝状或呈八字形排列。⑧ 木射线细胞类方形、类长方形，具多数类圆形或扁圆形纹孔。⑨ 木薄壁细胞长条形，纹孔较大。

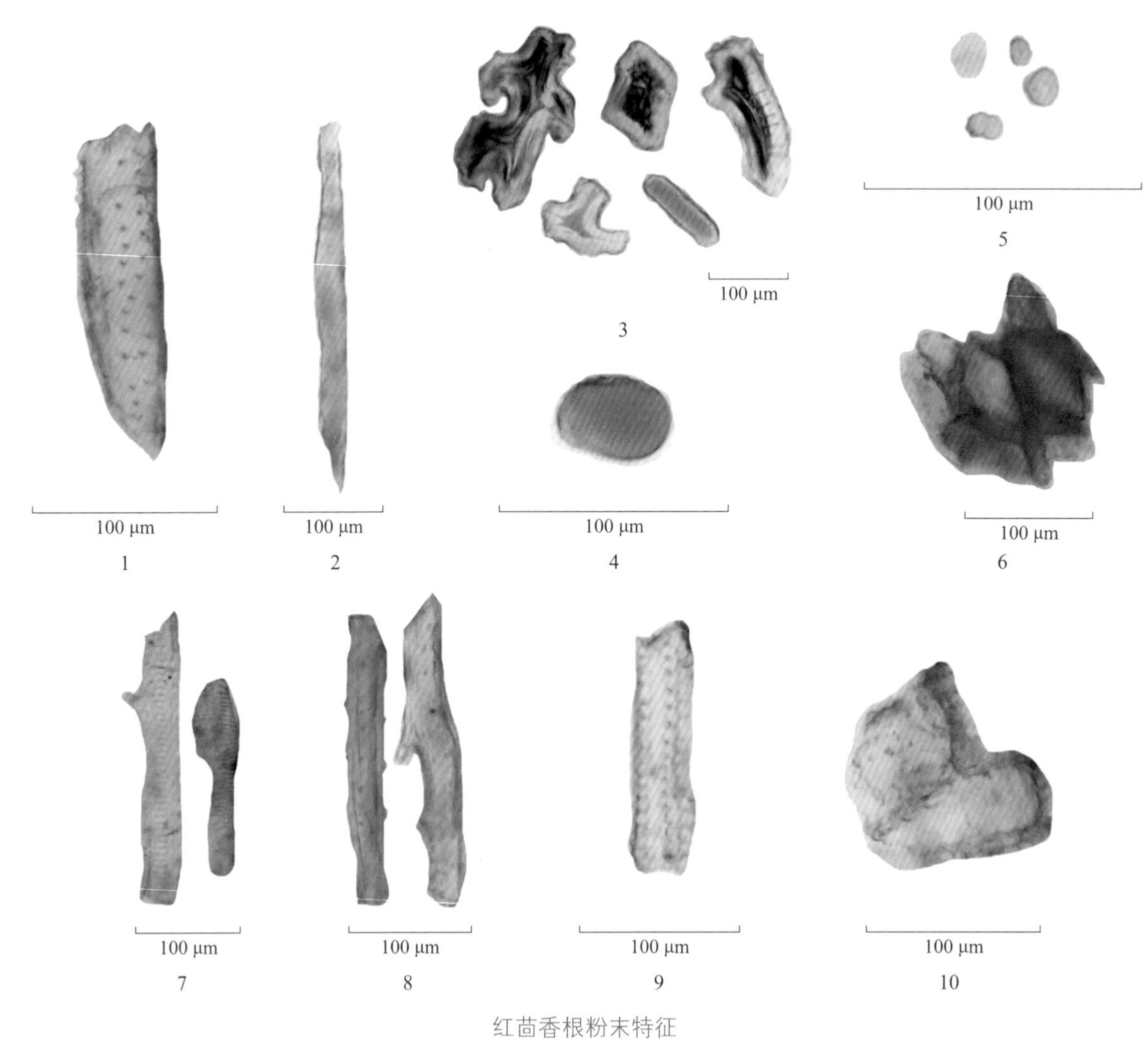

红茴香根粉末特征

（1～2. 纤维；3. 石细胞；4. 油细胞；5. 淀粉粒；6. 木栓组织碎片；7. 导管；8. 木纤维；9. 木射线细胞；10. 木薄壁细胞）

57. 虎耳草 Hǔ ěr Cǎo

本品为虎耳草科植物虎耳草 *Saxifraga stolonifera* Curt. 的干燥全草。清热解毒。

本品粉末棕褐色。① 腺毛较多见，多已断裂，腺头扁球形或球形，含1～8个细胞，有黄棕色分泌物，腺柄细胞排列成1～7列，亦可见腺鳞。② 表皮细胞多角形、梭形或长椭圆形，气孔不定式，副卫细胞4～8个。③ 草酸钙簇晶较多见，方晶少见。④ 导管多为梯纹导管，网纹导管少见。⑤ 花粉粒少数，类球形，外壁厚，光滑或呈微波状弯曲。

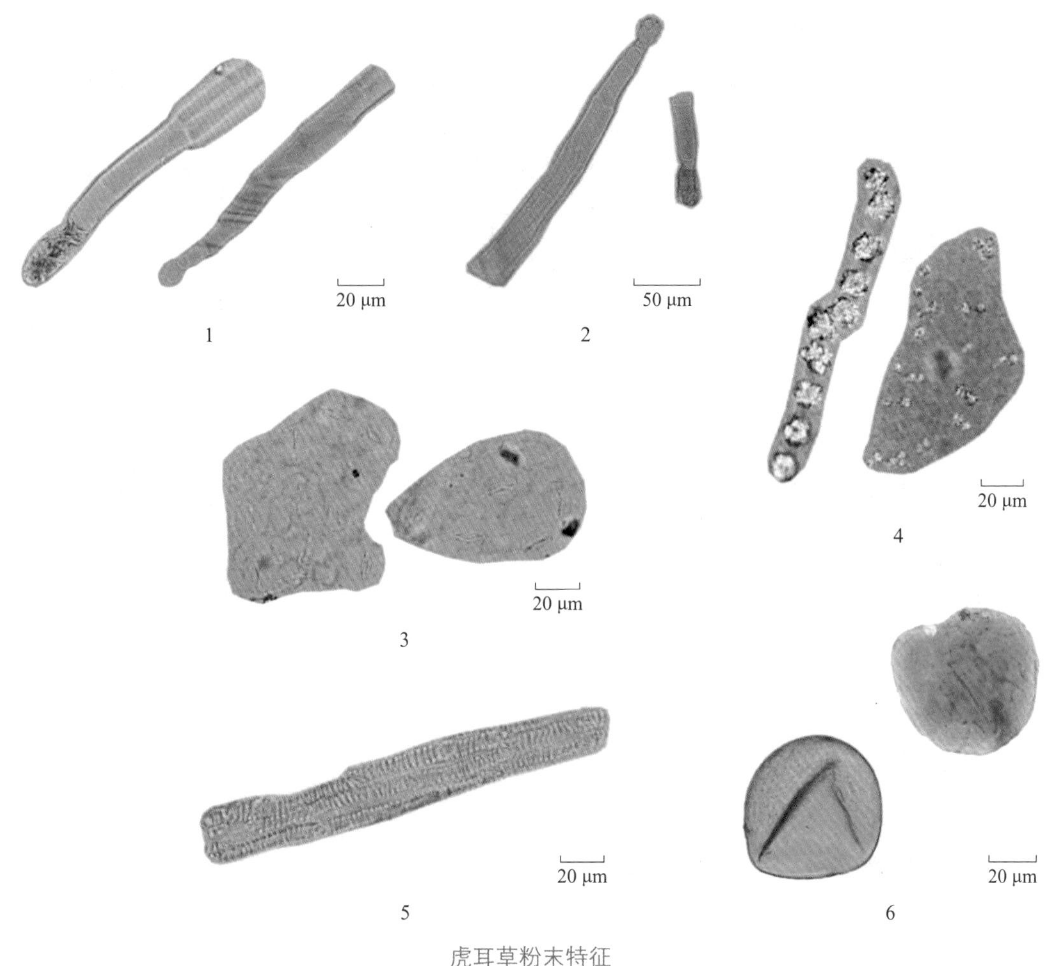

虎耳草粉末特征

（1～2. 腺毛；3. 表皮细胞及气孔；4. 草酸钙簇晶；5. 导管；6. 花粉粒）

58. 虎掌草 Hǔ Zhǎng Cǎo

本品为毛茛科植物草玉梅*Anemone rivularis* Buch.-Ham.和小花草玉梅*Anemone rivularis* var. *flore-minore* Mayim.的干燥根。清热利湿，消肿止痛，疏肝利胆。

本品粉末浅棕褐色。① 纤维常成束，壁较薄，孔道明显。② 木栓细胞壁厚，棕黄色，方形、类方形。③ 木薄壁细胞多边形，大小不等，细胞壁上有较稀疏的纹孔。④ 导管多见，常为环纹导管、网纹导管、具缘纹孔导管。⑤ 非腺毛常为单细胞，线形，常破碎。⑥ 薄壁细胞长方形，其内常含大量淀粉粒。⑦ 淀粉粒单粒、复粒均有，常呈类圆形，脐点常呈点状。

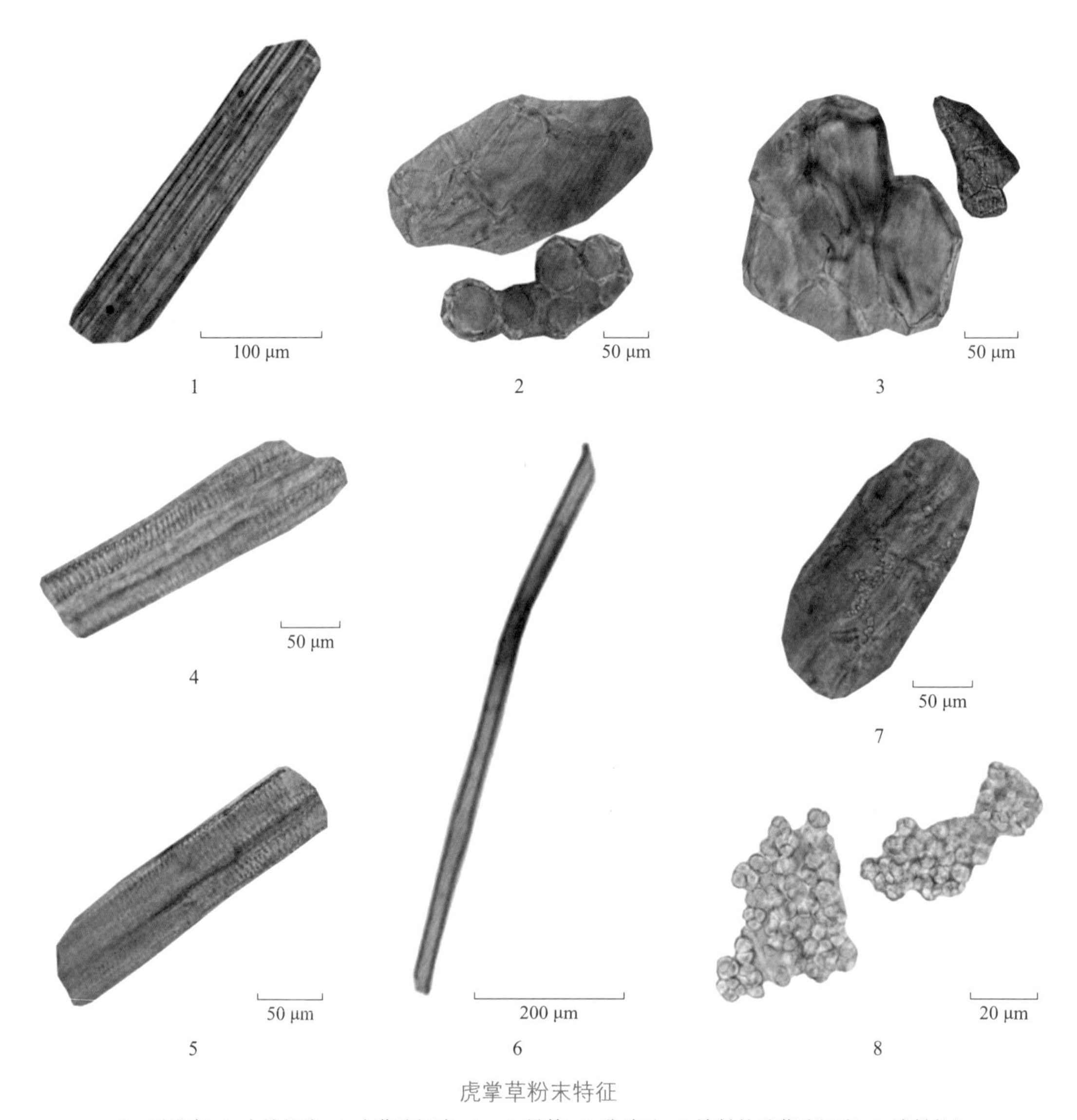

虎掌草粉末特征

（1. 纤维束；2. 木栓细胞；3. 木薄壁细胞；4～5. 导管；6. 非腺毛；7. 淀粉粒及薄壁细胞；8. 淀粉粒）

59. 化香树果 Huà Xiāng Shù Guǒ

本品为胡桃科植物化香树 *Platycarya strobilacea* Sieb. et Zucc. 的干燥果序。活血行气，止痛，杀虫止痒。

本品粉末棕褐色。① 草酸钙簇晶众多，存在于薄壁细胞中。② 非腺毛细长、弯曲，壁薄。③ 导管多为螺纹导管。④ 石细胞有各种形状，细胞壁次生加厚。⑤ 薄壁细胞中可见草酸钙砂晶。⑥ 花粉粒多见，类球形，具3条萌发沟。

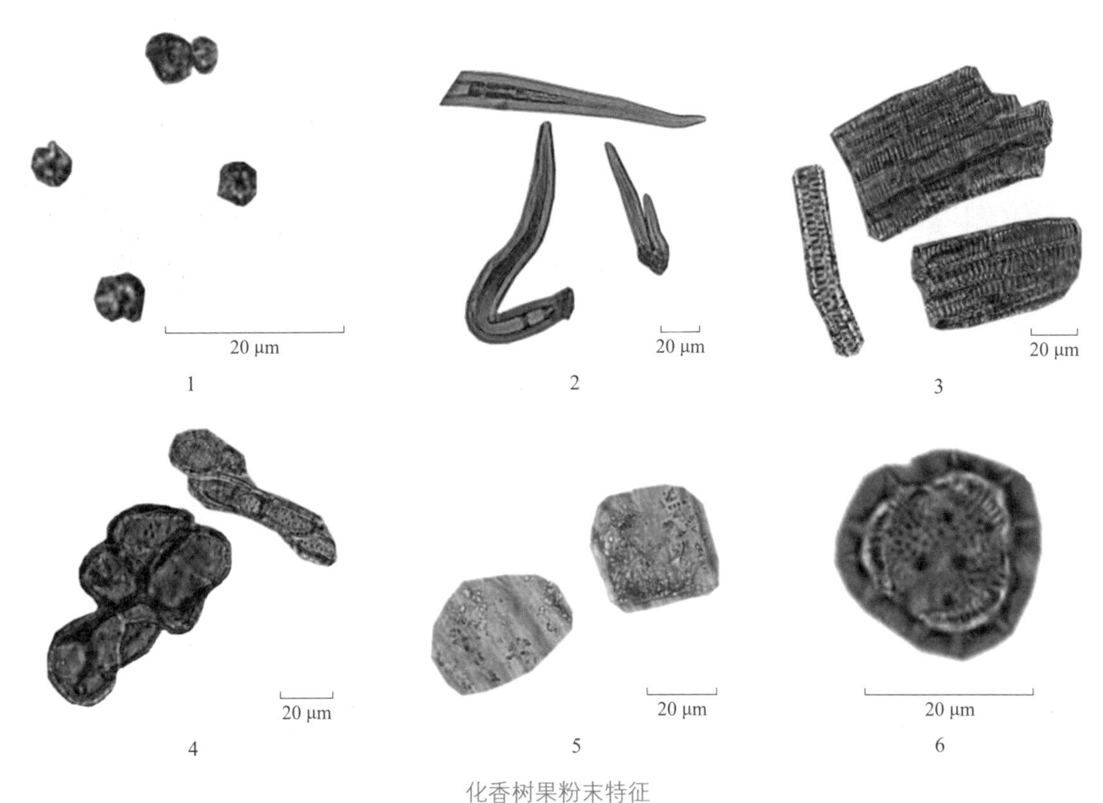

化香树果粉末特征

（1. 草酸钙簇晶；2. 非腺毛；3. 导管；4. 石细胞；5. 草酸钙砂晶；6. 花粉粒）

60. 黄药子 Huáng Yào Zǐ

本品为薯蓣科植物黄独 *Dioscorea bulbifera* L. 的干燥块茎。解毒消肿，化痰散结，凉血止血。

本品粉末棕黄色或灰黄色。① 石细胞长菱形而两端钝圆，或不规则椭圆形、卵状三角形，孔沟密集。② 淀粉粒长圆形、卵形、贝壳形或不规则条形，脐点点状。③ 黏液细胞类圆形。④ 草酸钙针晶成束存在。⑤ 分泌道含树脂状物。⑥ 梯纹导管多见。

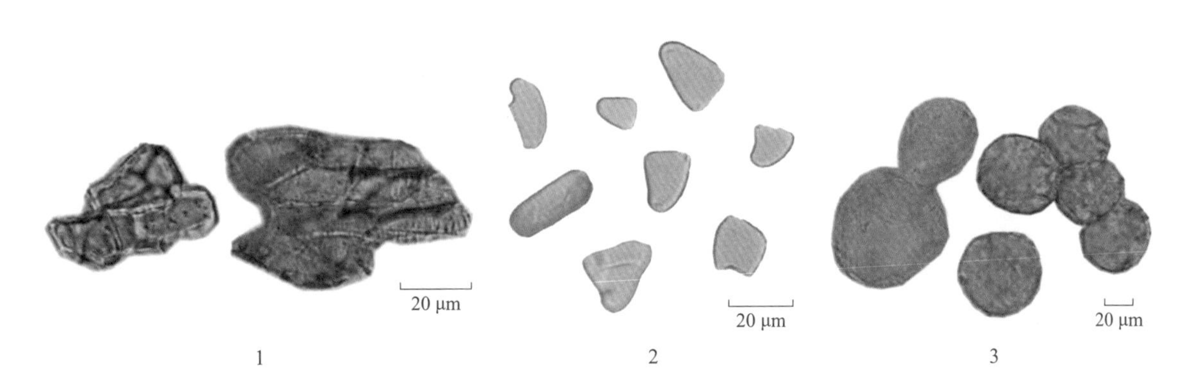

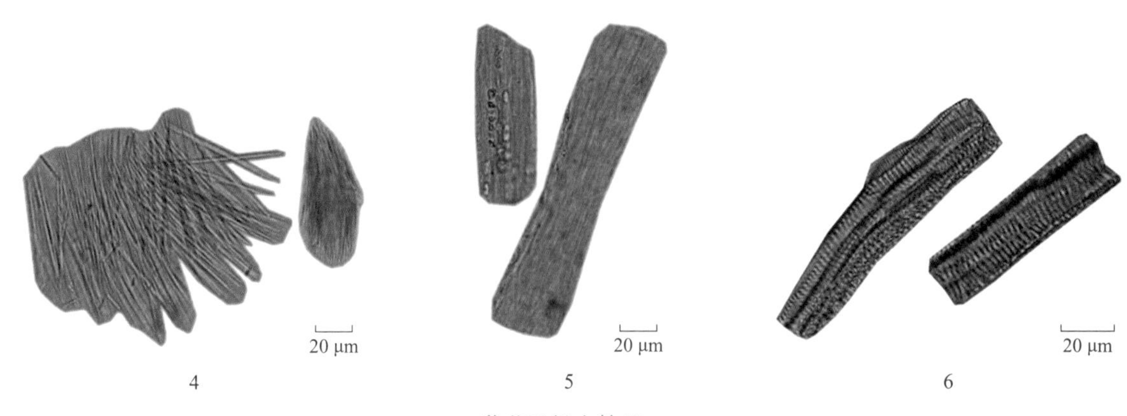

黄药子粉末特征

（1. 石细胞；2. 淀粉粒；3. 黏液细胞；4. 草酸钙针晶；5. 分泌道；6. 导管）

61. 回回蒜 Huí Huí Suàn

本品为毛茛科植物茴茴蒜*Ranunculus chinensis* Bunge的干燥全草。解毒退黄，截疟，定喘，镇痛。

本品粉末黄棕色。① 草酸钙簇晶多角形，棱角清晰可见。② 淀粉粒单个散在或聚集成团，以单粒为主，脐点点状或十字形。③ 非腺毛多，一端尖，另一端钝圆。

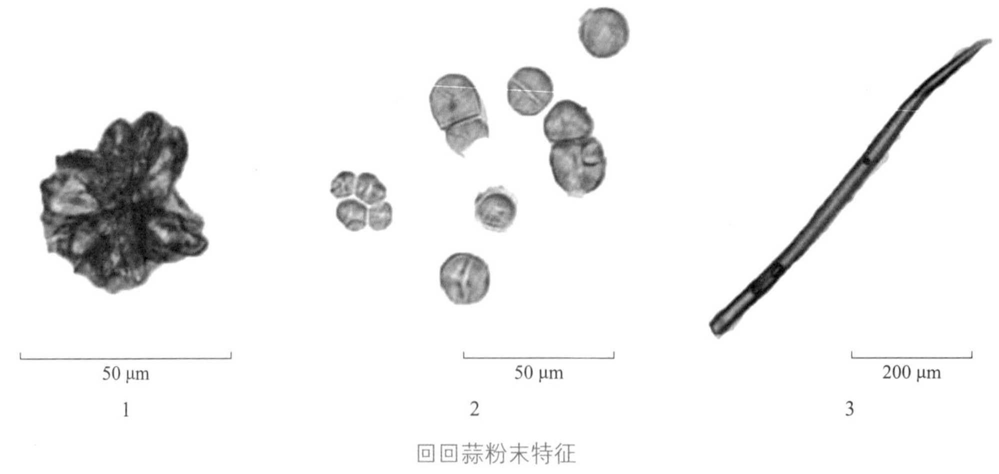

回回蒜粉末特征

（1. 草酸钙簇晶；2. 淀粉粒；3. 非腺毛）

62. 火头根 Huǒ Tóu Gēn

本品为薯蓣科植物盾叶薯蓣*Dioscorea zingiberensis* C. H. Wright的干燥根茎。解毒消肿。

本品粉末灰黄色。① 淀粉粒甚多，以单粒为主，椭圆形、类圆形或扁卵形，脐点点状、人字状、长缝状或短缝状，层纹不明显。② 草酸钙针晶成束存在，也有少数针晶散在。③ 导管为具缘纹孔导管或螺纹导管。④ 木栓细胞方形、类方形或多边形。石细胞少数单个散在，类长方形、类圆形、类方形、多角形等，细胞壁厚者层纹明显。

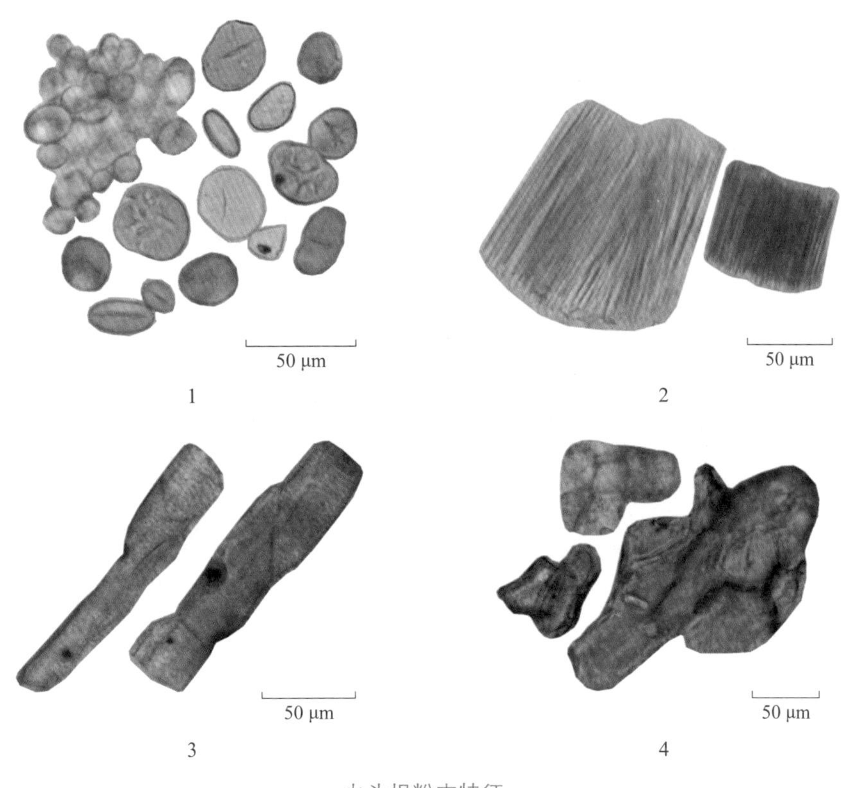

火头根粉末特征

（1. 淀粉粒；2. 草酸钙针晶；3. 导管；4. 石细胞和木栓细胞）

J

63. 鸡骨常山 Jī Gǔ Cháng Shān

本品为夹竹桃科植物鸡骨常山*Alstonia yunnanensis* Diels的干燥根、枝、叶。截疟,清热解毒,止血消肿。

本品粉末淡棕黄色。① 淀粉粒较多。单粒类圆形或椭圆形,脐点点状、裂缝状,层纹不明显;复粒少,由2～4个分粒组成。② 导管多为具缘纹孔导管,直径15～45 μm。③ 木纤维细长,壁稍厚,纹孔短缝状或八字状。④ 木薄壁细胞淡棕黄色,类多角形,壁略呈连珠状,排列规则。

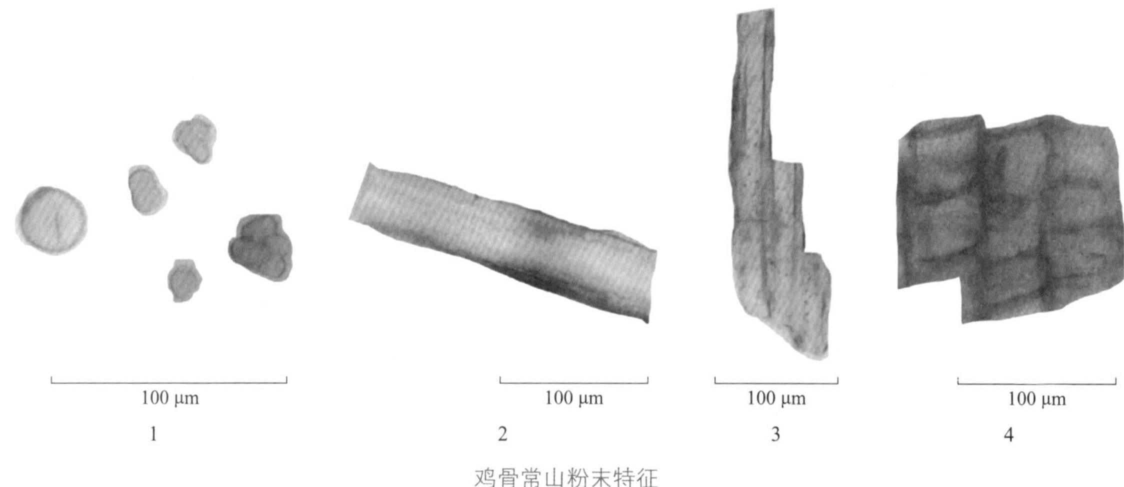

鸡骨常山粉末特征

(1. 淀粉粒; 2. 导管; 3. 木纤维; 4. 木薄壁细胞)

64. 急性子 Jí Xìng Zi

本品为凤仙花科植物凤仙花*Impatiens balsamina* L.的干燥成熟种子。破血,软坚,消积。

本品粉末浅棕色。① 外种皮细胞垂周壁波状弯曲,有腺毛或非腺毛。腺毛头部为单细胞或由2～8个细胞组成,柄为单细胞。非腺毛为单细胞,与腺毛同含黄棕色物质。② 草酸钙针晶可见。③ 内种皮细胞长方形或多角形,壁稍增厚。

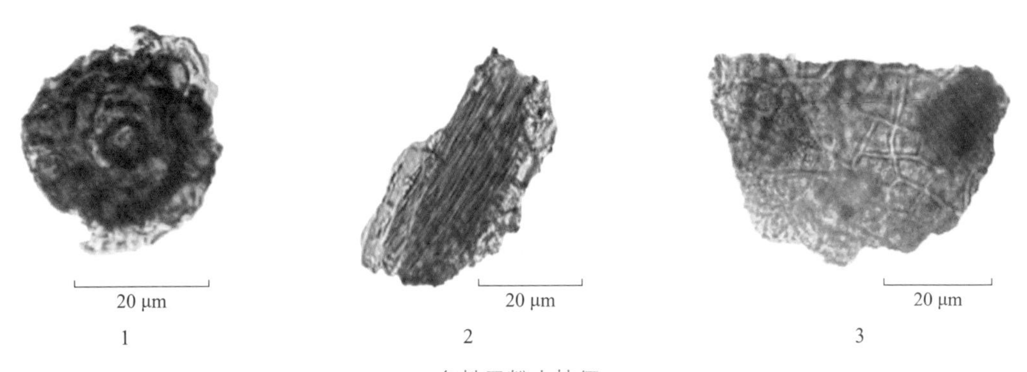

急性子粉末特征
（1. 外种皮细胞及腺毛；2. 草酸钙针晶；3. 内种皮细胞）

65. 蒺藜 Jí Lí

本品为蒺藜科植物蒺藜 *Tribulus terrestris* L.的干燥成熟果实。平肝解郁，活血祛风，明目，止痒。

本品粉末黄绿色。① 纤维木化，上、下层纵横交错排列，少数单个散在，有时纤维束与石细胞群相联结。② 石细胞长椭圆形或类圆形，成群存在。③ 种皮细胞多角形或类方形，壁呈网状增厚，木化。④ 草酸钙方晶直径 8～20 μm。

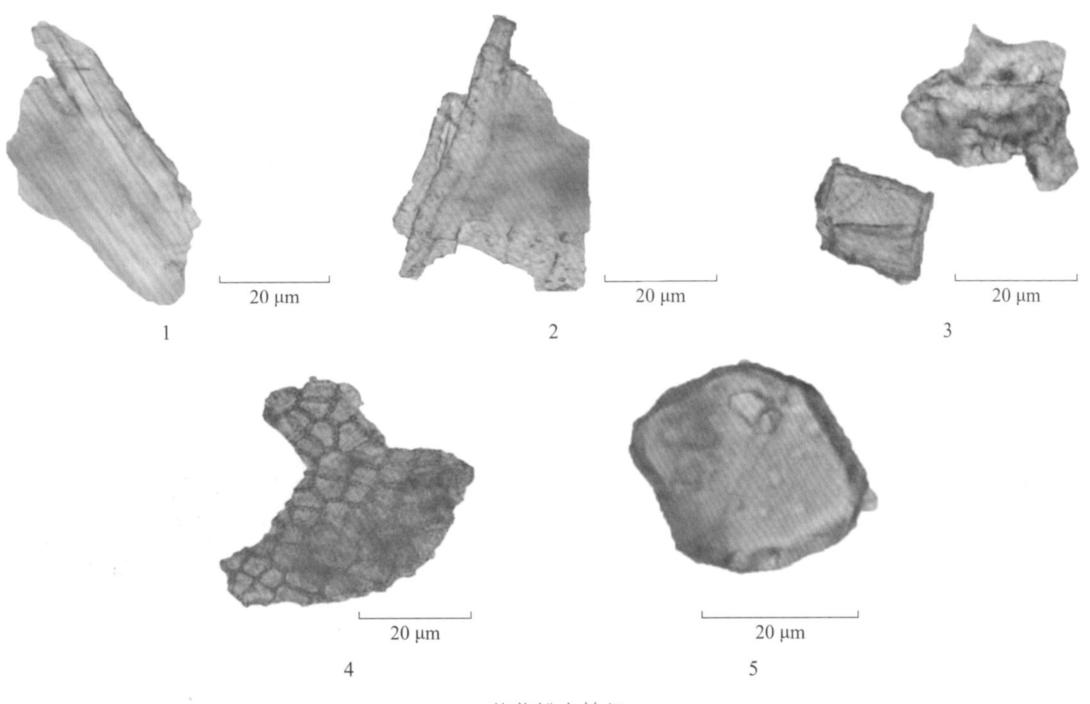

蒺藜粉末特征
（1～2. 纤维；3. 石细胞；4. 种皮细胞；5. 草酸钙方晶）

66. 夹竹桃叶 Jiá Zhú Táo Yè

本品为夹竹桃科植物夹竹桃*Nerium oleander* L.的干燥叶。强心利尿，祛痰定喘，镇痛，散瘀止痛。

本品粉末绿色。① 上表皮细胞表面观多角形，排列紧密，垂周壁平直或略弯曲，侧面可见外壁覆盖有厚的角质层，且常粘连有表皮下细胞。② 下表皮细胞形同上表皮，但稀疏散生非腺毛。③ 非腺毛为单细胞，长68～122 μm。④ 韧皮纤维较多，单个散在或多个成束，长710～1 624 μm，壁厚，木化，胞腔狭窄，先端尖。⑤ 导管直径15～28 μm，常见螺纹导管、环纹导管、梯纹导管。⑥ 叶肉组织碎片极易察见，有圆柱状的栅栏组织细胞及不规则的海绵组织，均含叶绿体。⑦ 草酸钙簇晶棱角不尖锐，直径10～35 μm；草酸钙方晶直径8～30 μm。

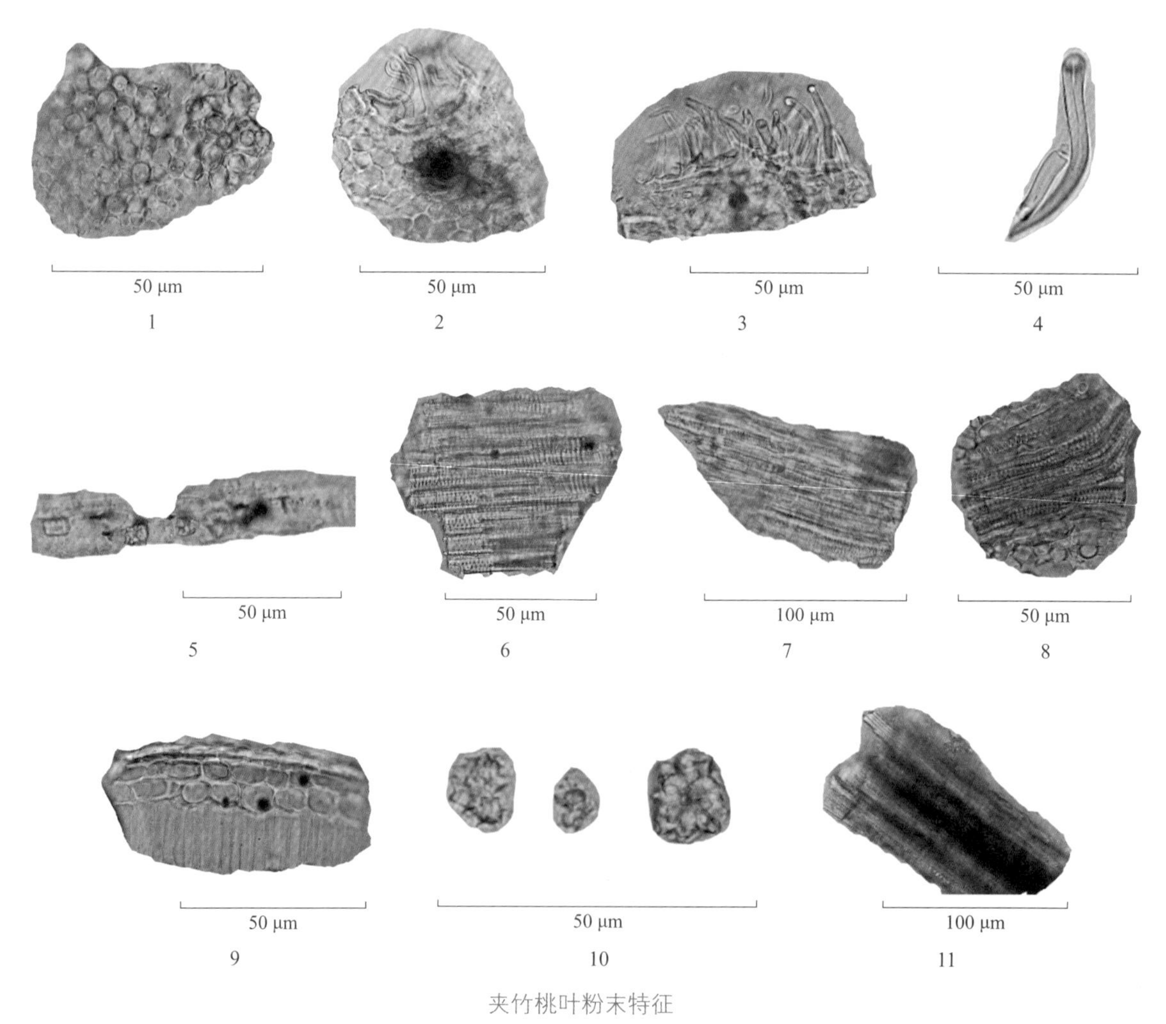

夹竹桃叶粉末特征

（1. 上表皮细胞；2～3. 下表皮细胞；4. 非腺毛；5. 纤维；6～8. 导管；9. 栅栏组织细胞、海绵组织；10～11. 簇晶）

67. 浆包藤 Jiāng Bāo Téng

本品为夹竹桃科植物勐龙链珠藤*Alyxia menglungensis* Tsiang et P. T. Li的干燥根和茎。清热，截疟。

本品粉末浅棕色。① 淀粉粒常成群存在于薄壁细胞中，常为单粒，脐点可见，点状、线状、分枝状。② 晶纤维少见。③ 导管多见，常为网纹导管、具缘纹孔导管。④ 薄壁细胞中有草酸钙方晶存在。

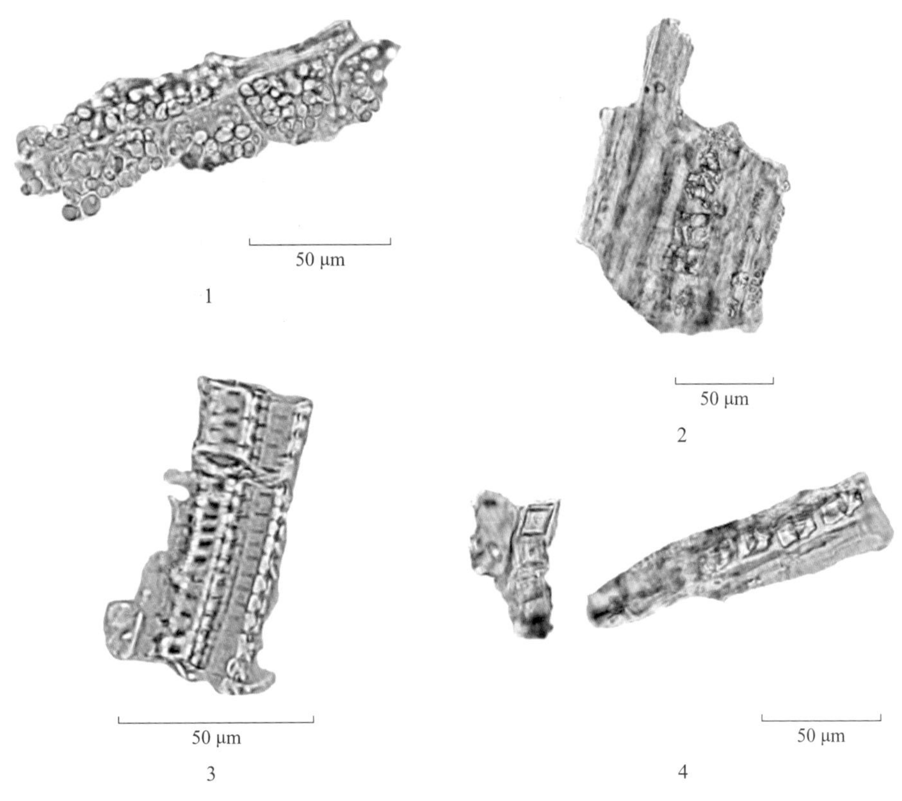

浆包藤粉末特征

（1. 淀粉粒；2. 晶纤维；3. 导管；4. 草酸钙方晶）

68. 金不换 Jīn Bú Huàn

本品为防己科植物汝兰*Stephania sinica* Diels的干燥块根。清热解毒，散瘀止痛。

本品粉末棕黄色。① 木栓细胞淡黄棕色，近长方形或多边形，外壁略微增厚，大的胞腔内可见脂肪油滴。② 韧皮薄壁细胞近四边形，壁微呈现波状弯曲。③ 草酸钙针晶较多，有的聚集成束，有的散在于薄壁细胞中。④ 导管多为网纹导管，网孔大，螺纹导管偶见。⑤ 石细胞类长方形。

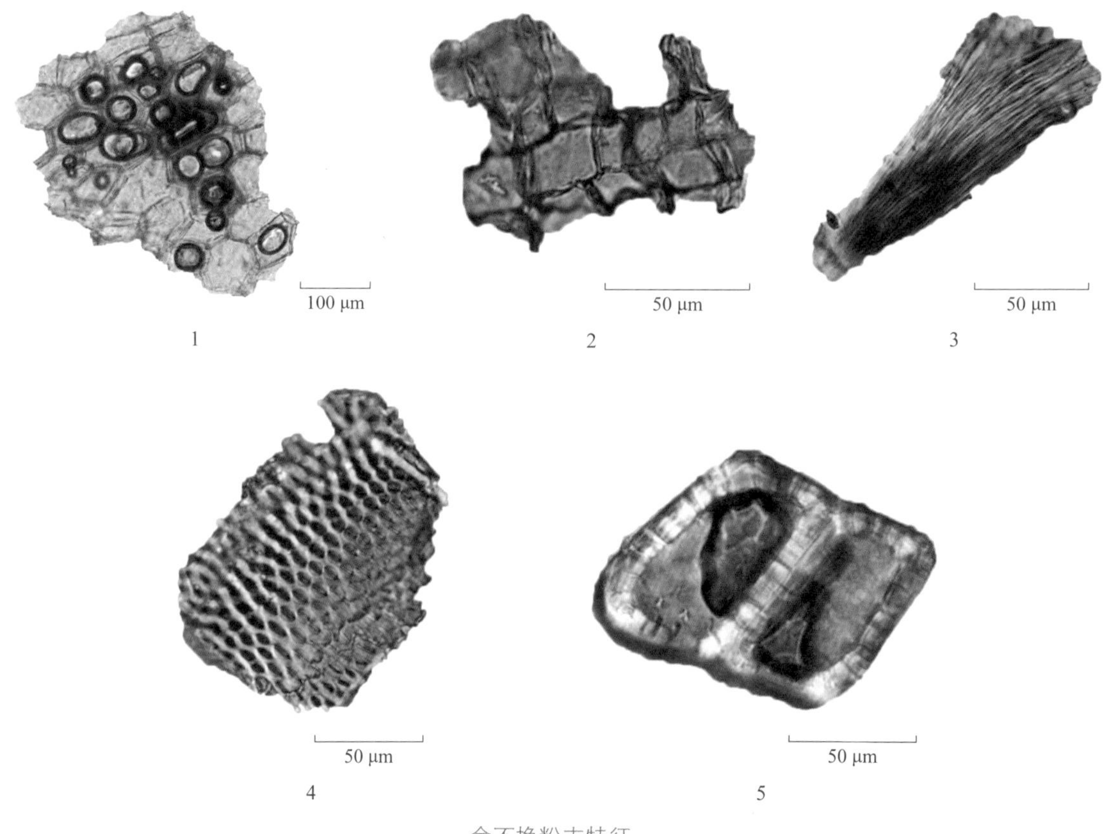

金不换粉末特征

（1. 木栓细胞；2. 韧皮薄壁细胞；3. 草酸钙针晶；4. 导管；5. 石细胞）

69. 金沸草 Jīn Fèi Cǎo

本品为菊科植物条叶旋覆花（线叶旋覆花）*Inula linariifolia* Turcz. 或旋覆花 *Inula japonica* Thunb. 的干燥地上部分。降气，消痰，行水。

本品粉末黄绿色。① 木栓细胞棕黄色，类方形、多边形，排列紧密。② 非腺毛线状，为单细胞或由多细胞组成。③ 腺毛红棕色，头部为单细胞，直径约25 μm；柄为单细胞，偶为2个细胞。④ 螺纹导管直径12～38 μm。⑤ 草酸钙簇晶可见，常聚集成束，有的分布于薄壁细胞中。⑥ 表皮细胞垂周壁波状，具角质层。⑦ 淀粉粒众多，单粒类圆形、半圆形或盔帽状，层纹与脐点均不明显，偶有复粒。⑧ 纤维多成束存在，单个纤维细胞纺锤状，腔狭窄。⑨ 中柱鞘纤维长120～200 μm，腔大，壁木化。

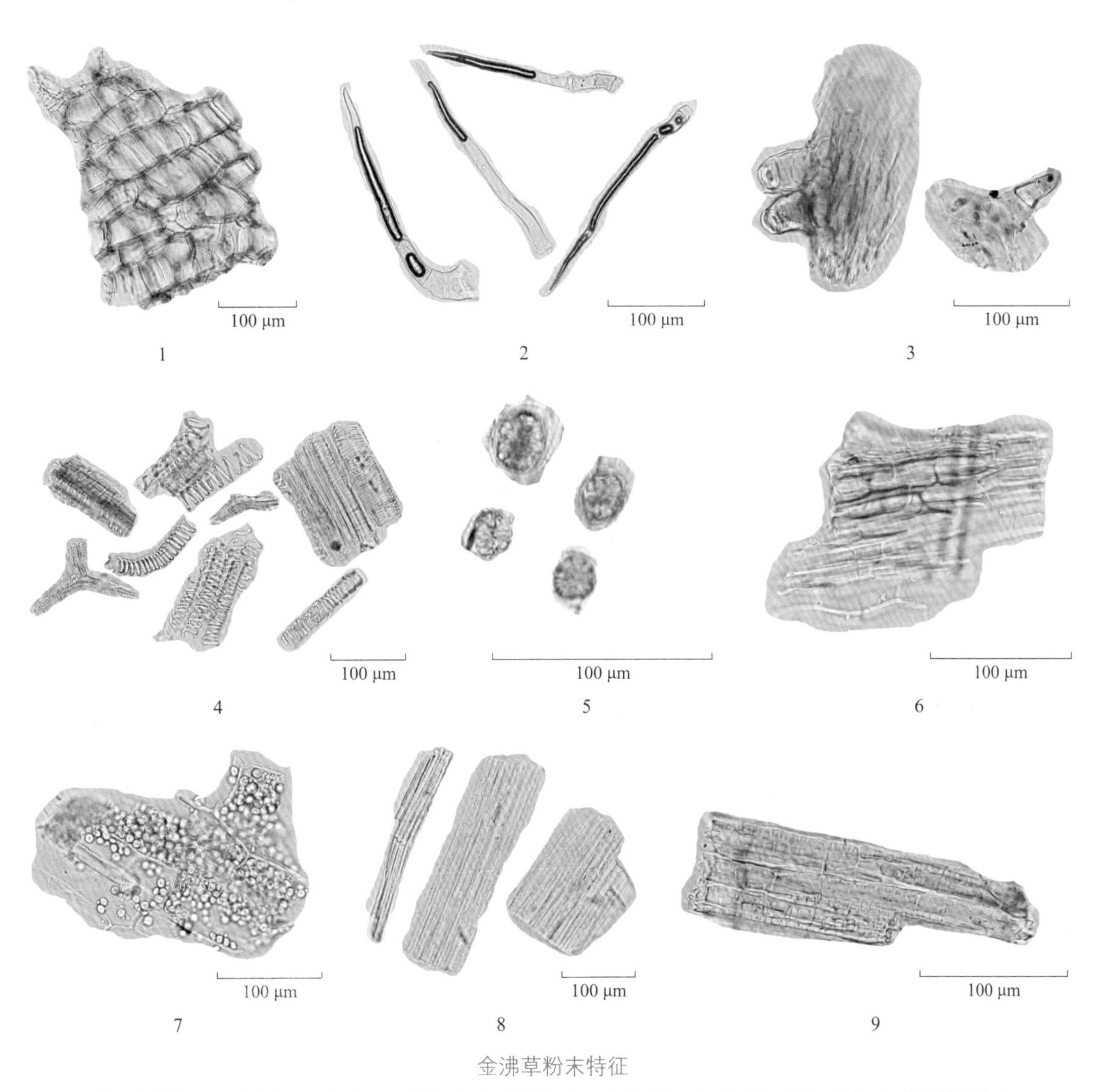

金沸草粉末特征

（1. 木栓细胞；2. 非腺毛；3. 腺毛；4. 导管；5. 草酸钙簇晶；6. 表皮细胞；7. 淀粉粒；8. 纤维束；9. 中柱鞘纤维）

70. 金钮扣 Jīn Niǔ Kòu

本品为茄科植物刺天茄*Solanum violaceum* Ortega的干燥全草或果实。解毒消肿，散瘀止痛。

本品粉末黄绿色。① 花粉粒众多，球形，具细刺状雕纹，直径18～26 μm。② 花瓣顶端表皮细胞分化成乳头状。③ 油滴椭圆或圆形，直径26～30 μm。④ 非腺毛易见，常由3～5个细胞组成，或为单细胞，壁上具纹理或疣状突起。⑤ 纤维成束，细胞壁极厚，纹孔较稀疏、明显，有时伴生有类长方形、多边形或不规则形的石细胞。石细胞壁较薄，孔道明显，细胞腔室大。⑥ 导管多为环纹导管、网纹导管和梯纹导管。⑦ 气孔不等式，副卫细胞3个。

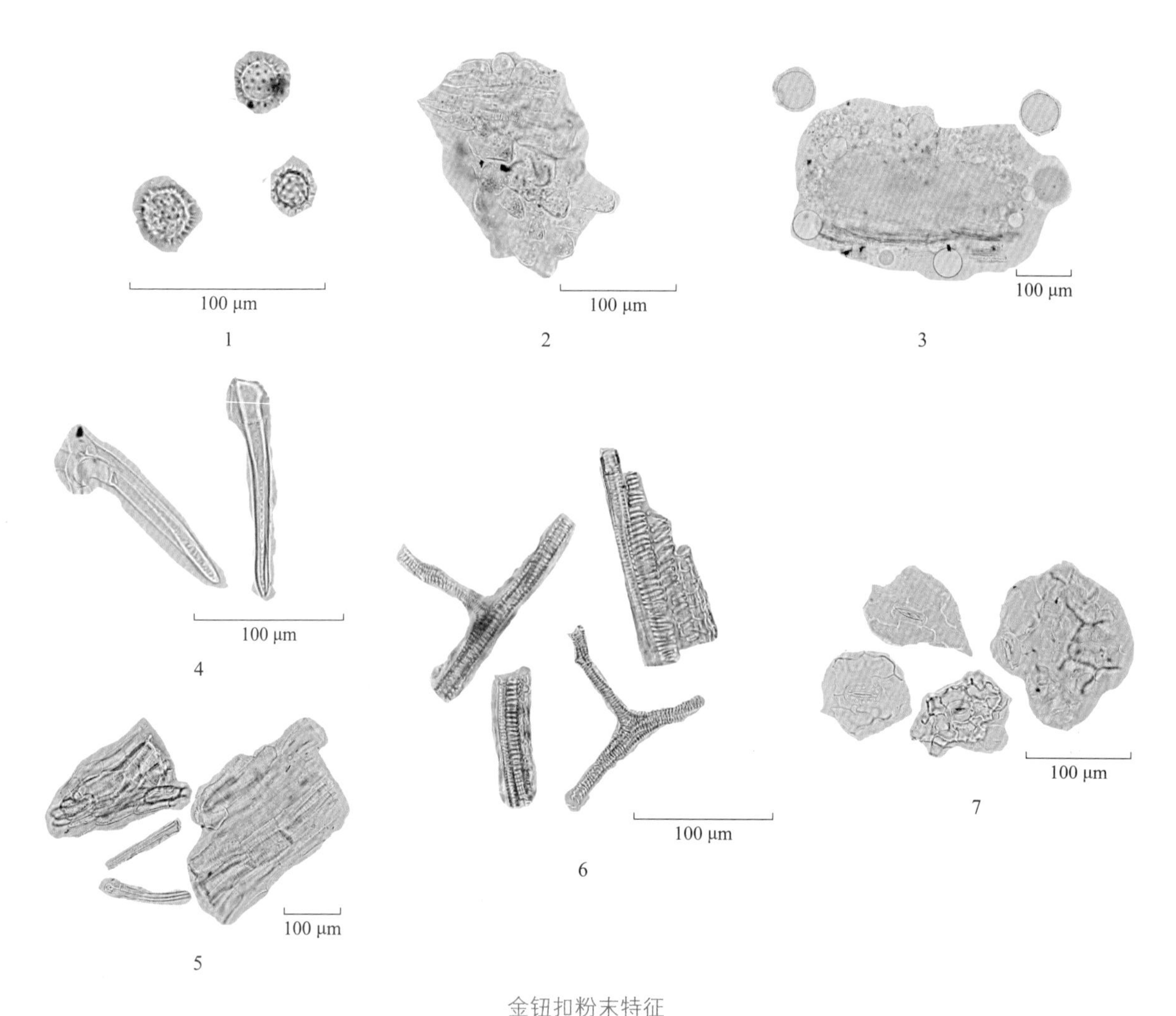

金钮扣粉末特征

（1. 花粉粒；2. 花瓣顶端表皮细胞；3. 油滴；4. 非腺毛；5. 纤维束及石细胞；6. 导管；7. 气孔）

71. 金钱草 Jīn Qián Cǎo

本品为报春花科植物过路黄*Lysimachia christinae* Hance的干燥全草。利湿退黄，利尿通淋，解毒消肿。

本品粉末棕黄色。① 色素块众多，圆形、不规则块状。② 气孔不等式或不定式，副卫细胞3～5个。③ 淀粉粒可见，单粒圆球形，复粒由2～4个分粒组成。④ 网纹导管、梯纹导管及螺纹导管可见，直径15～18 μm。

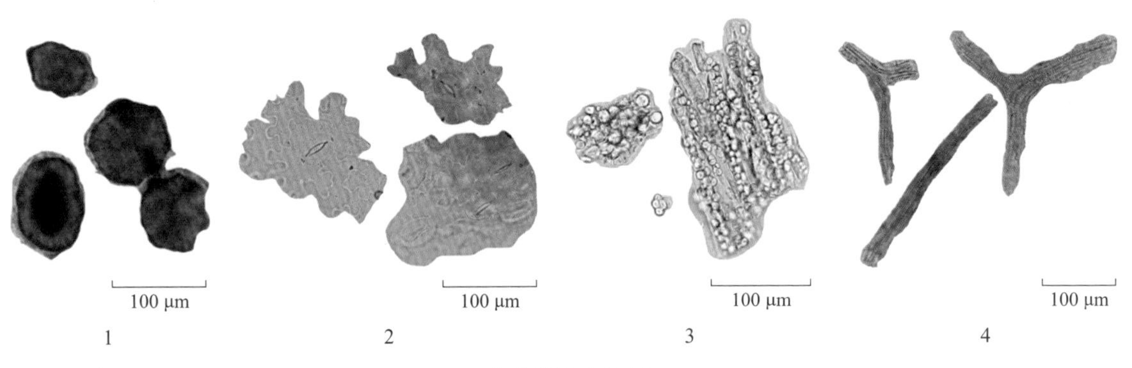

金钱草粉末特征

（1. 色素块；2. 气孔；3. 淀粉粒；4. 导管）

72. 金丝矮陀陀 Jīn Sī ǎi Tuó Tuó

本品为黄杨科植物板凳果*Pachysandra axillaris* Franch.的干燥全株。祛风除湿，活血止痛。

本品粉末灰绿色。① 导管多为梯纹导管。② 非腺毛线状，常为单细胞。③ 石细胞成群或单独存在，类方形或类长方形。④ 花粉粒圆球形，表面有网状修饰物。⑤ 纤维成束。

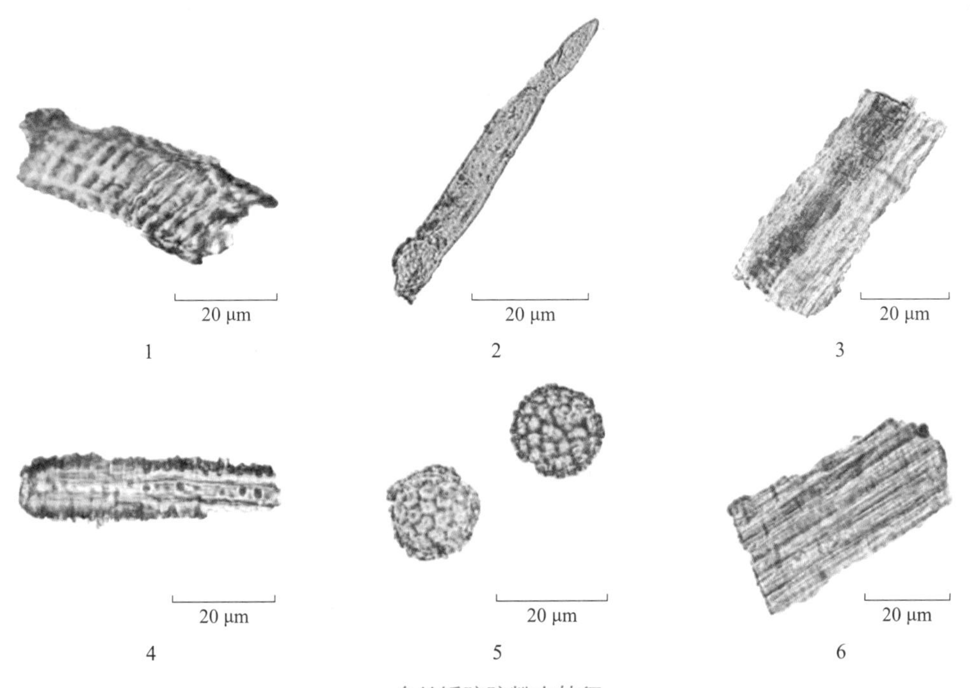

金丝矮陀陀粉末特征

（1. 导管；2. 非腺毛；3～4. 石细胞；5. 花粉粒；6. 纤维束）

73. 金铁锁 Jīn Tiě Suǒ

本品为石竹科植物金铁锁*Psammosilene tunicoides* W. C. Wu et C. Y. Wu的干燥根。祛风除湿，散瘀止痛，解毒消肿。

本品粉末黄棕色。① 导管多为网纹导管，亦可见螺纹导管或孔纹导管，直径15～40 μm，其内有时可见黄棕色块状物。② 淀粉粒扁卵形，单粒或复粒，单粒直径6～12 μm。③ 油滴可见，无草酸钙簇晶。④ 木栓细胞较长，多边形。

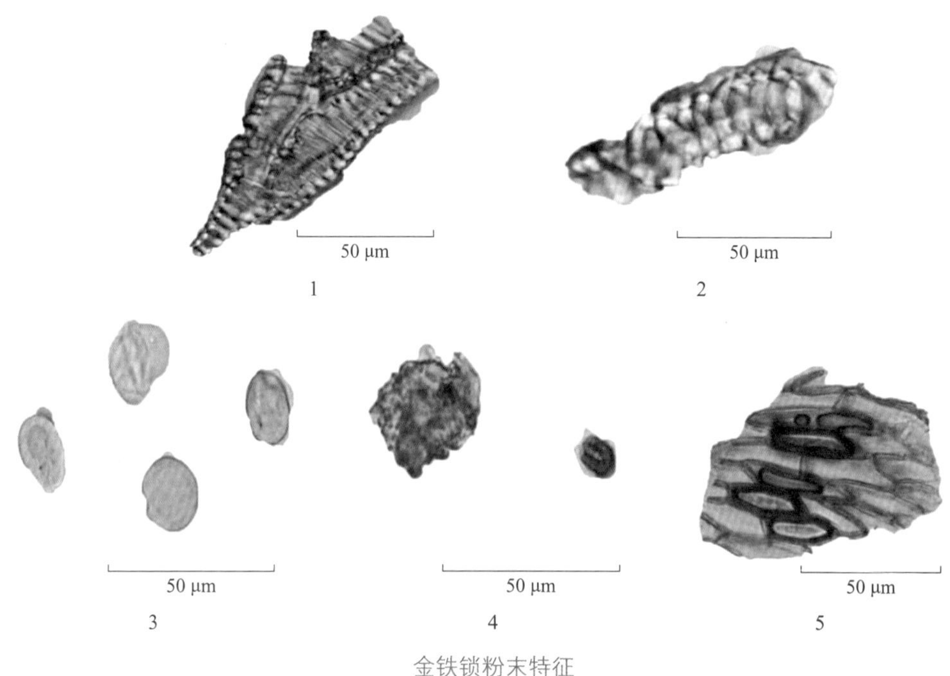

金铁锁粉末特征

（1～2. 导管；3. 淀粉粒；4. 油状物；5. 木栓细胞）

74. 金线草 Jīn Xiàn Cǎo

本品为蓼科植物金线草*Persicaria filiformis* (Thunb.) Nakai和短毛金线草*Persicaria neofiliformis* (Nakai) Ohki的干燥全草。凉血止血，祛瘀止痛。

本品粉末浅灰绿色。① 叶表皮细胞波形，不定式气孔散在其中。② 导管多为环纹导管，螺纹导管和网纹导管可见。③ 非腺毛线形。④ 草酸钙簇晶多见，直径32～40 μm。

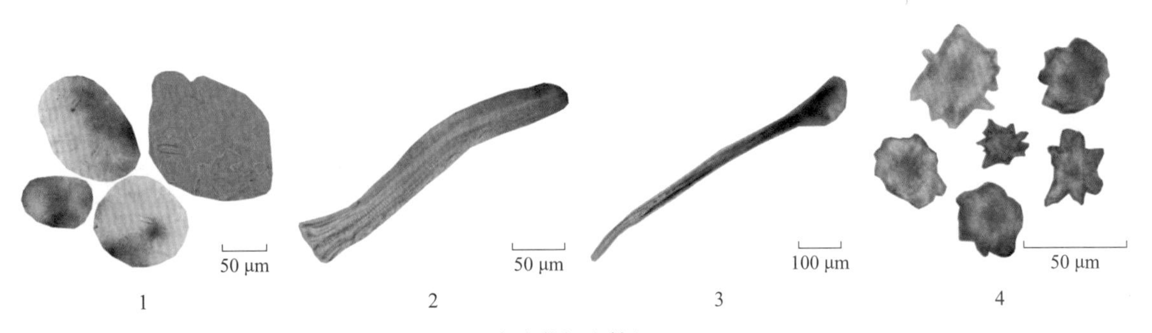

金线草粉末特征
（1. 气孔及表皮细胞；2. 环纹导管；3. 非腺毛；4. 草酸钙簇晶）

75. 金腰带（滇瑞香）Jīn Yāo Dài

本品为瑞香科植物尖瓣瑞香 *Daphne acutiloba* Rehd. 的干燥全株。祛风除湿，活络行气止痛。

本品粉末灰棕色。① 韧皮纤维成束或单个散在，多碎断，末端渐尖或斜尖。② 中柱鞘纤维多成束，少数单个散在，末端渐尖或斜尖，外壁较平直，非木化。③ 木栓细胞黄棕色，表面观类长方形或类多角形。④ 石细胞黄绿色，类长方形、类多角形，长 51～90 μm，宽 25～75 μm，壁厚 6～14 μm。⑤ 淀粉粒多见，圆形、类圆形，单粒多见，也有复粒，脐点人字形或不明显。⑥ 梯纹导管、网纹导管多见。

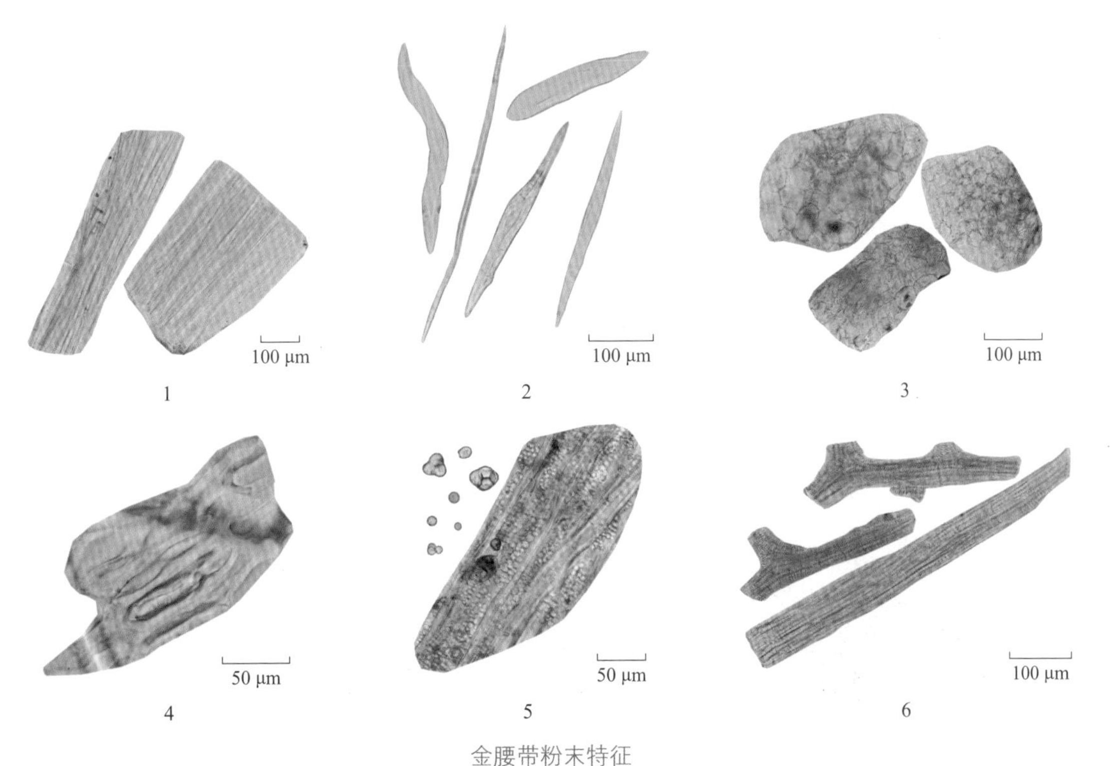

金腰带粉末特征
（1. 韧皮纤维；2. 中柱鞘纤维；3. 木栓细胞；4. 石细胞；5. 淀粉粒；6. 导管）

76. 京大戟 Jīng Dà Jǐ

本品为大戟科植物大戟 *Euphorbia pekinensis* Rupr. 的干燥根。泻水逐饮，消肿散结。

本品粉末淡黄色。① 具缘纹孔导管及网纹导管较多见。② 纤维有两种：一种纤维单个散在或成束，壁厚，纹孔较密且明显；另一种纤维常成束，壁较薄，细胞腔较大，纹孔可见。③ 无节乳管多见，常碎断，内含黄色微细颗粒状乳汁。

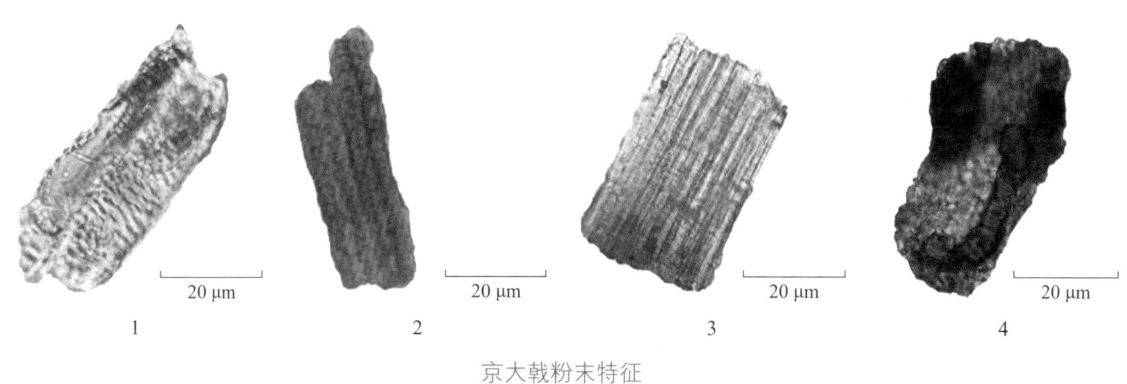

京大戟粉末特征

（1. 导管；2～3. 纤维；3. 乳汁管）

77. 九里香 Jiǔ Lǐ Xiāng

本品为芸香科植物九里香 *Murraya exotica* L. 和千里香 *Murraya paniculata* (L.) Jack 的干燥叶和带叶嫩枝。行气止痛，活血散瘀。

本品粉末绿黄色或绿褐色。① 表皮细胞多角形或不规则形，有的垂周壁略呈波状弯曲。② 气孔多为不定式。③ 非腺毛为单细胞，壁厚。④ 叶肉组织由圆形薄壁细胞组成，内含众多草酸钙簇晶。⑤ 纤维成束，周围薄壁细胞内含草酸钙方晶，形成晶纤维。⑥ 油室圆形，有的内含黄色油滴。⑦ 梯纹导管常见。

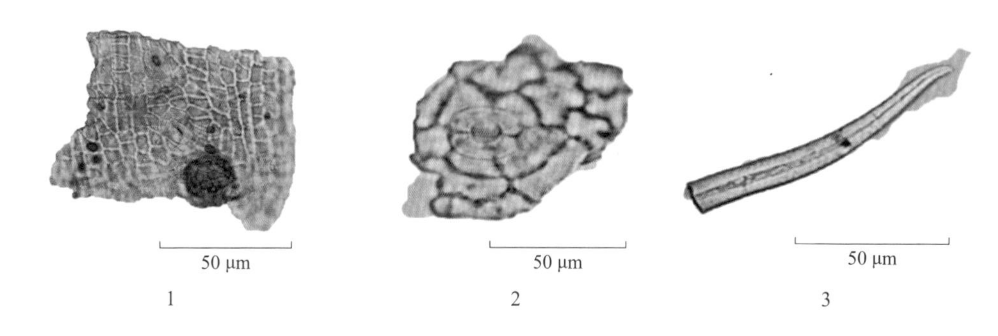

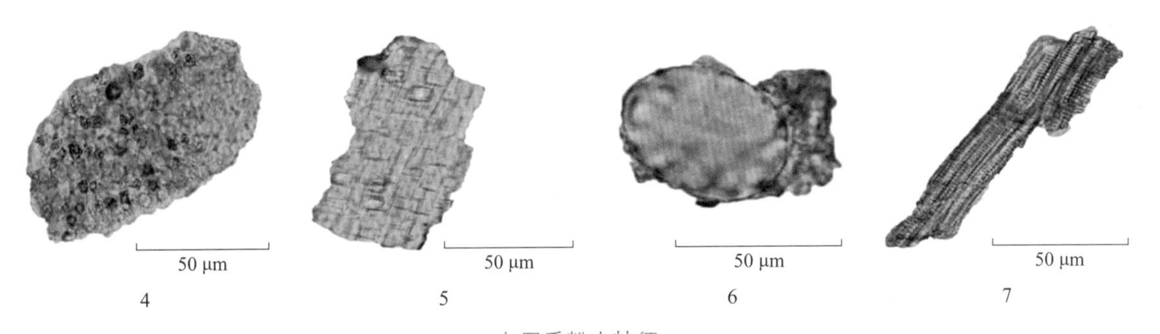

九里香粉末特征

（1. 表皮细胞；2. 气孔；3. 非腺毛；4. 草酸钙簇晶；5. 晶鞘纤维；6. 油室；7. 导管）

78. 九里香根 Jiǔ Lǐ Xiāng Gēn

本品为芸香科植物九里香*Murraya exotica* L.和千里香*Murraya paniculata* (L.) Jack的干燥根。祛风除湿，行气止痛，散瘀通络。

本品粉末浅棕黄色。① 木栓细胞方形、类方形。② 非腺毛为单细胞，壁较厚，长30～100 μm。③ 纤维常聚合成束，周围薄壁细胞内含草酸钙方晶，形成晶纤维。④ 导管多见，常为网纹导管、梯纹导管。

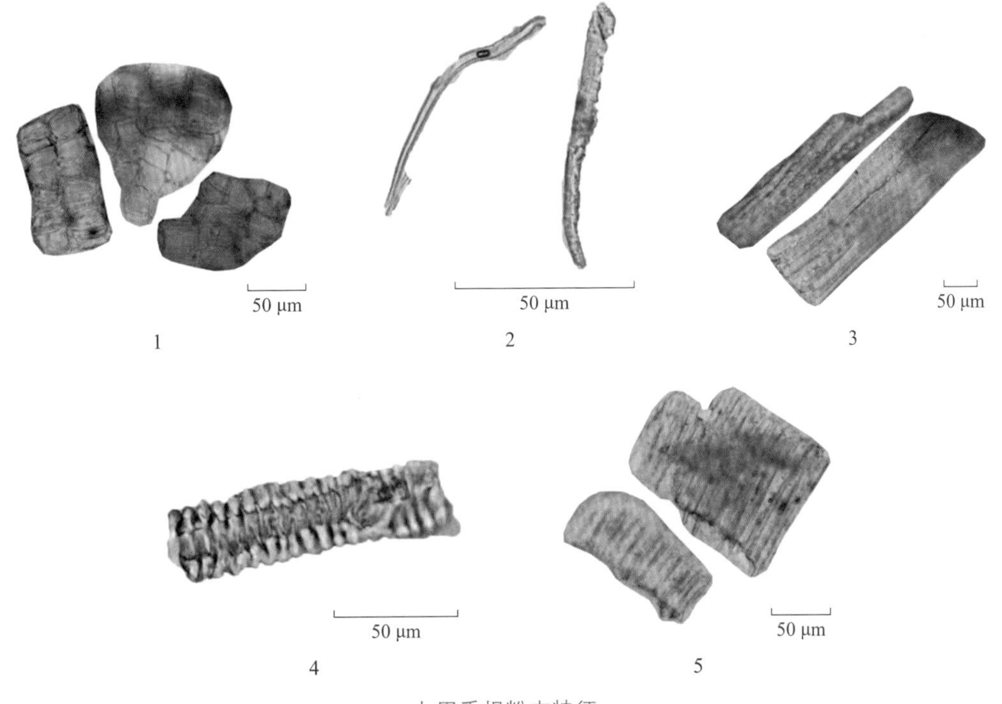

九里香根粉末特征

（1. 木栓细胞；2. 非腺毛；3. 晶鞘纤维；4～5. 导管）

79. 酒饼叶 Jiǔ Bǐng Yè

本品为番荔枝科植物假鹰爪*Desmos chinensis* Lour.的干燥叶。祛风利湿，化瘀止痛，健脾和胃，截疟杀虫。

本品粉末青绿色。① 非腺毛可见，由2～3个细胞组成，长100～130 μm，直径约12 μm，先端细胞长，胞腔常含黄色物质。② 叶上表皮细胞多角形，细胞垂周壁平直，部分细胞较大，类圆形，含草酸钙簇晶，无气孔。③ 叶下表皮细胞不规则多角形，垂周壁较平直，气孔多，平轴式。④ 导管多为具缘纹孔导管，直径33～78 μm。⑤ 草酸钙簇晶多见，直径18～37 μm。

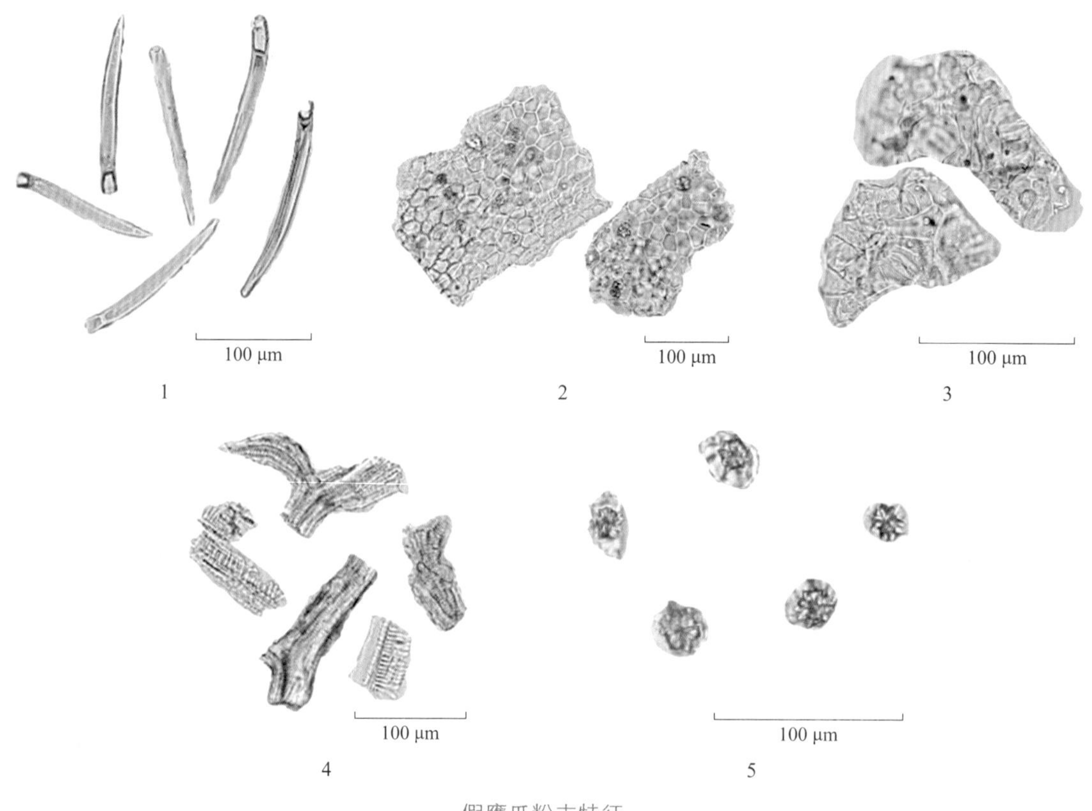

假鹰爪粉末特征

（1. 非腺毛；2. 叶上表皮细胞；3. 叶下表皮细胞；4. 导管；5. 草酸钙簇晶）

K

80. 喀西茄（苦天茄）Kā Xī Qié

本品为茄科植物喀西茄 *Solanum aculeatissimum* Jacquin 的干燥果实。祛风止痛，清热解毒。

本品粉末浅棕黄色。① 导管多成束存在，常为螺纹导管、环纹导管、梯纹导管。② 草酸钙簇晶偶见。③ 胚乳细胞方形、类方形，内含大量营养物质。④ 果皮细胞长多边形，两端较尖，壁较厚。

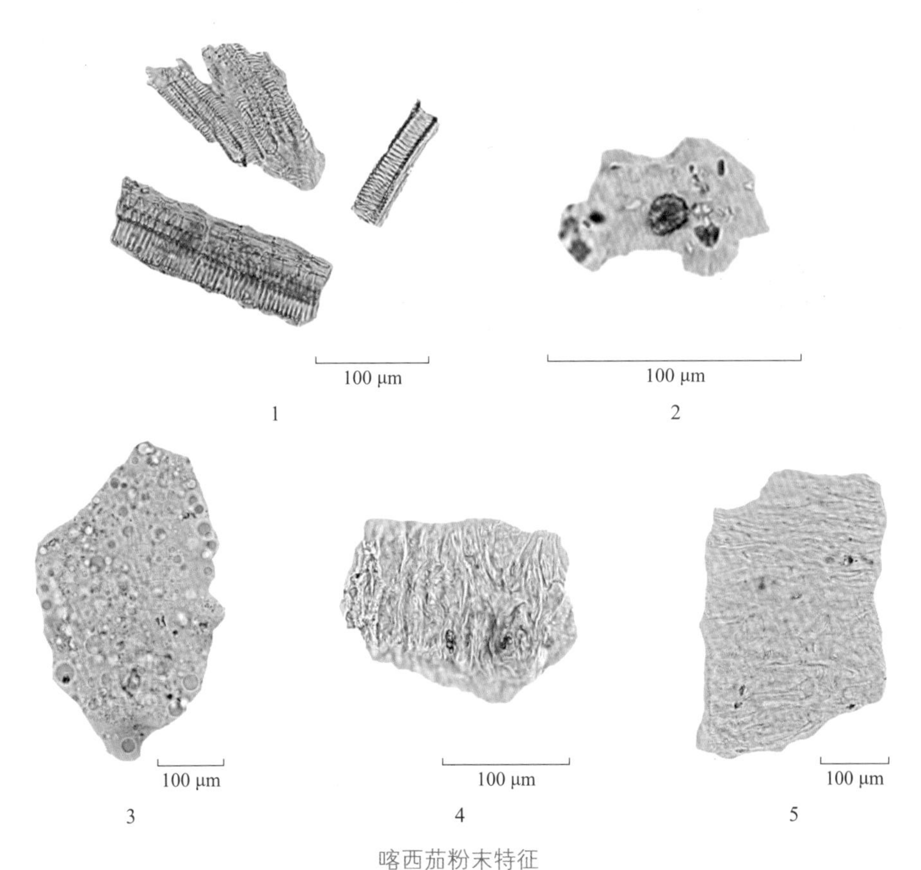

喀西茄粉末特征

（1. 导管；2. 草酸钙簇晶；3. 胚乳细胞；4～5. 果皮细胞）

81. 开口箭 Kāi Kǒu Jiàn

本品为天门冬科植物开口箭 *Rohdea chinensis* (Bak.) N. Tanaka的干燥根茎。清热解毒，祛风除湿，散瘀止痛。

本品粉末黄白色。① 草酸钙针晶散在，少成束，针状或棱柱状，长2～95 μm，直径2～20 μm。② 淀粉粒多单粒，类圆形，直径3～16 μm，脐点、层纹均不明显。③ 导管多为梯纹导管或螺纹导管，直径10～25 μm。

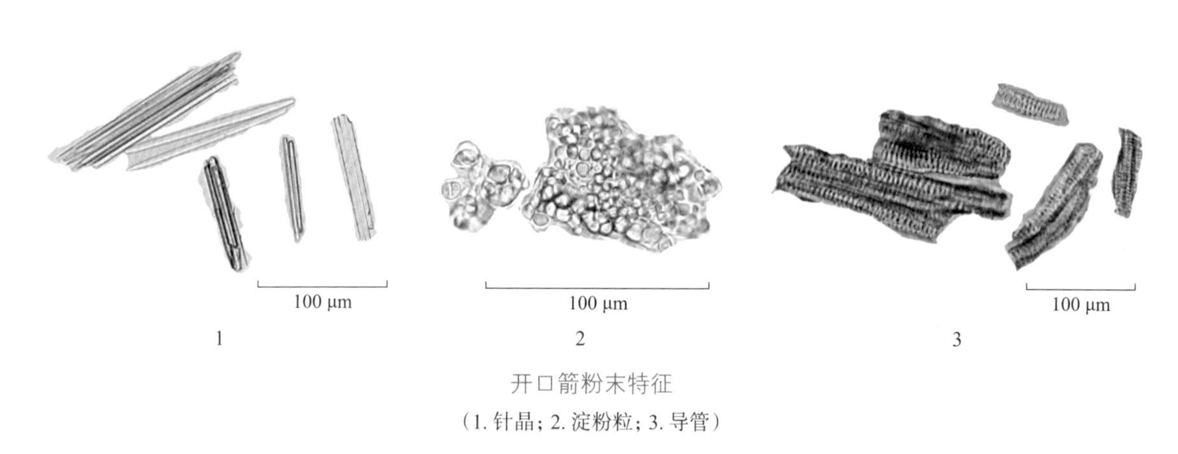

开口箭粉末特征

（1. 针晶；2. 淀粉粒；3. 导管）

82. 苦豆子 Kǔ Dòu Zǐ

本品为豆科植物苦豆子 *Sophora alopecuroides* L.的干燥种子。清热燥湿，止痛，杀虫。

本品粉末黄棕色。① 种皮栅状细胞条状，壁增厚。② 薄壁细胞长方形或多角形。③ 胚乳细胞类长方形或类椭圆形，内含众多糊粉粒和油滴。④ 草酸钙晶体多见。

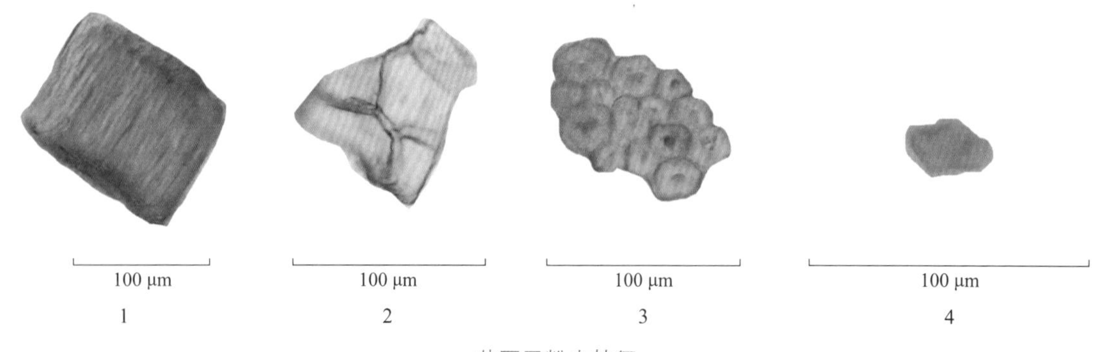

苦豆子粉末特征

（1. 种皮栅状细胞；2. 薄壁细胞；3. 胚乳细胞；4. 草酸钙晶体）

83. 苦楝皮 Kǔ Liàn Pí

本品为楝科植物川楝 *Melia toosendan* Sieb. et Zucc. 或楝 *Melia azedarach* L.的干燥树皮和根皮。杀虫，疗癣。

本品粉末红棕色。① 纤维甚长，壁极厚，木化。② 纤维束周围的细胞常含草酸钙方晶，形成晶纤维。③ 含晶细胞壁不均匀木化增厚，方晶正立方形或多面形。④ 韧皮薄壁细胞常紧附在纤维束旁，类长方形、长条形或类圆形，壁稍厚，微木化，具稀疏纹孔。⑤ 木栓组织碎片可见，有的含红棕色物。⑥ 淀粉粒为单粒。⑦ 草酸钙簇晶少见。

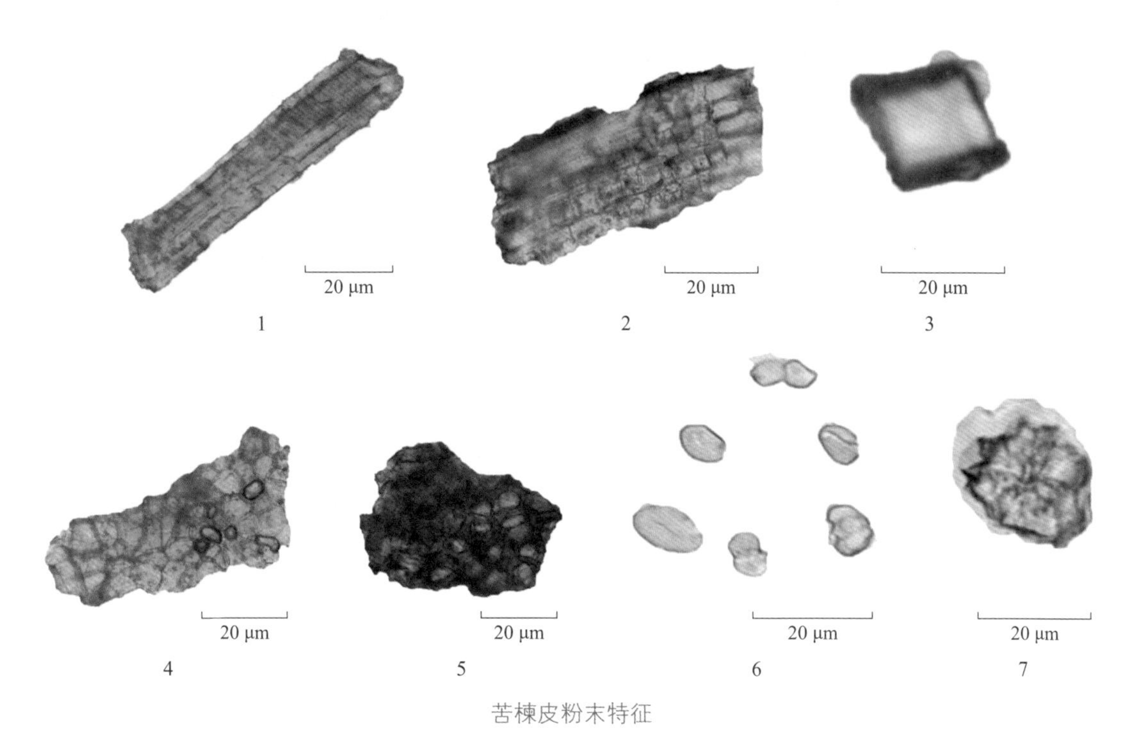

苦楝皮粉末特征

（1. 纤维；2. 晶鞘纤维；3. 草酸钙方晶；4. 韧皮薄壁细胞；5. 木栓细胞；6. 淀粉粒；7. 草酸钙簇晶）

84. 苦木 Kǔ Mù

本品为苦木科植物苦木 *Picrasma quassioides* (D. Don) Benn. 的干燥枝和叶。清热解毒，祛湿。

本品粉末黄绿色。① 叶肉细胞中含众多草酸钙簇晶。② 纤维成束，细长，周围薄壁细胞含草酸钙簇晶。③ 草酸钙方晶偶见。④ 木射线细胞切面观圆形或类方形，壁稍厚。⑤ 网纹导管和具缘纹孔导管较大，多破碎。

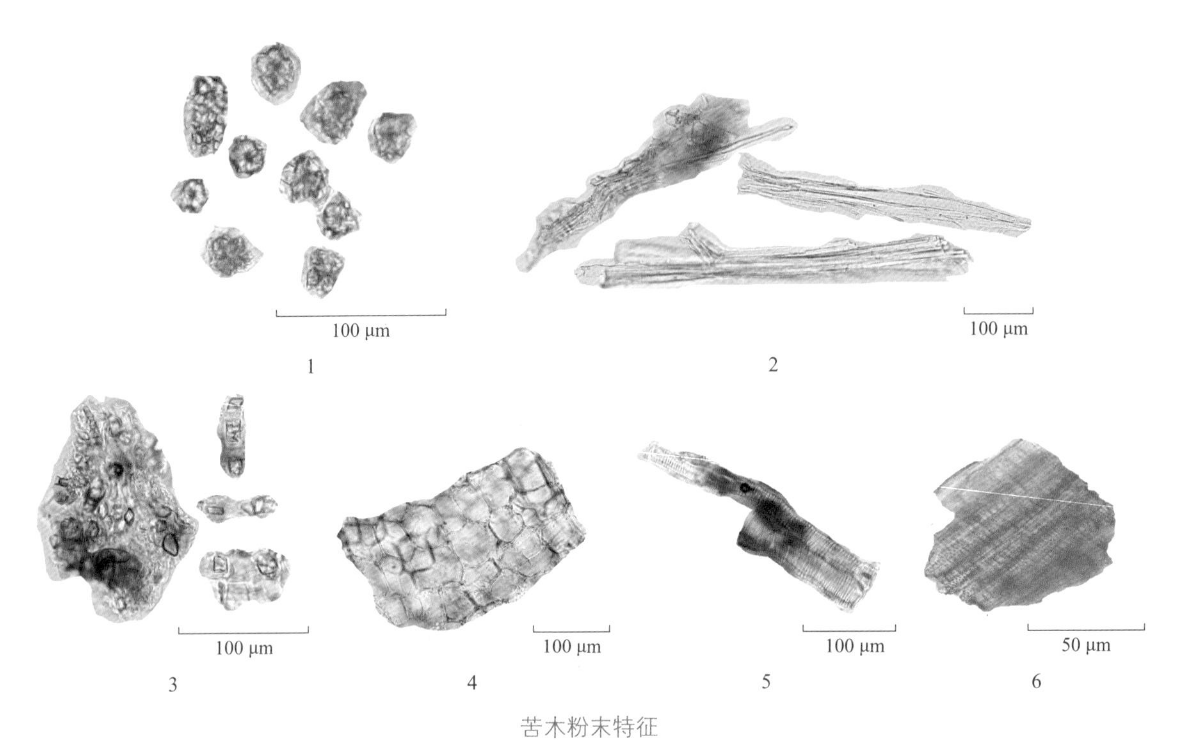

苦木粉末特征

（1. 草酸钙簇晶；2. 纤维束；3. 草酸钙方晶；4. 木射线细胞；5～6. 导管）

85. 苦檀子 Kǔ Tán Zǐ

本品为豆科植物厚果鱼藤*Derris taiwaniana* (Hayata) Z. Q. Song的干燥种子。攻毒杀虫，消食止痛。

本品粉末棕黄色。① 棕红色块散在，形状、大小及颜色深浅不一。② 导管以具缘纹孔导管为主，有的含黄棕色物。③ 石细胞单个散在或2～3个成群，淡黄色，长方形、类圆形、类三角形或类方形，层纹明显。④ 纤维束周围的细胞含草酸钙方晶，形成晶纤维。

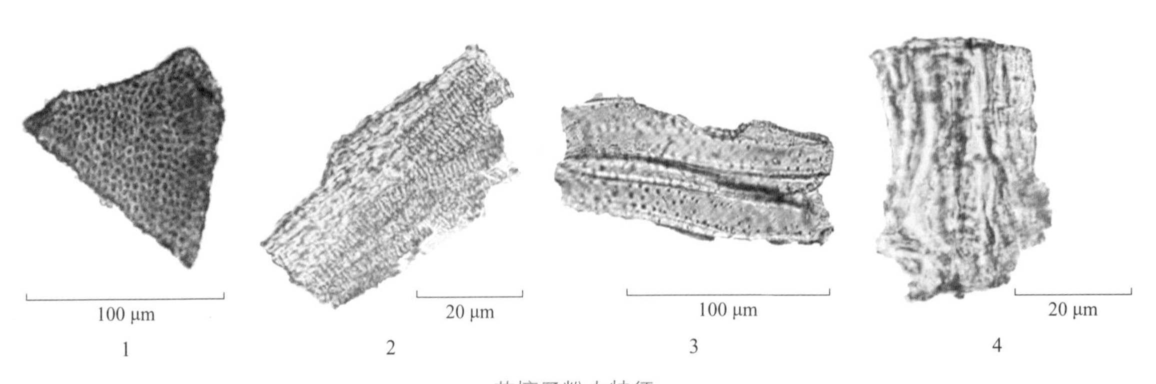

苦檀子粉末特征

（1. 棕色块；2. 导管；3. 石细胞；4. 晶纤维）

86. 苦杏仁 Kǔ Xìng Rén

本品为蔷薇科植物山杏(野杏)*Prunus armeniaca* var. *ansu* Maxim.、西伯利亚杏(山杏)*Prunus sibirica* L.、东北杏 *Prunus mandshurica* (Maxim.) Koehne或杏 *Prunus armeniaca* L.的干燥成熟种子。降气止咳平喘,润肠通便。

本品粉末黄白色。① 内胚乳细胞含有大量营养物质。② 环纹导管可见。③ 子叶细胞个大,壁薄,类圆形或多边形。④ 石细胞长圆形、卵圆形,壁薄,层纹和孔道可见。

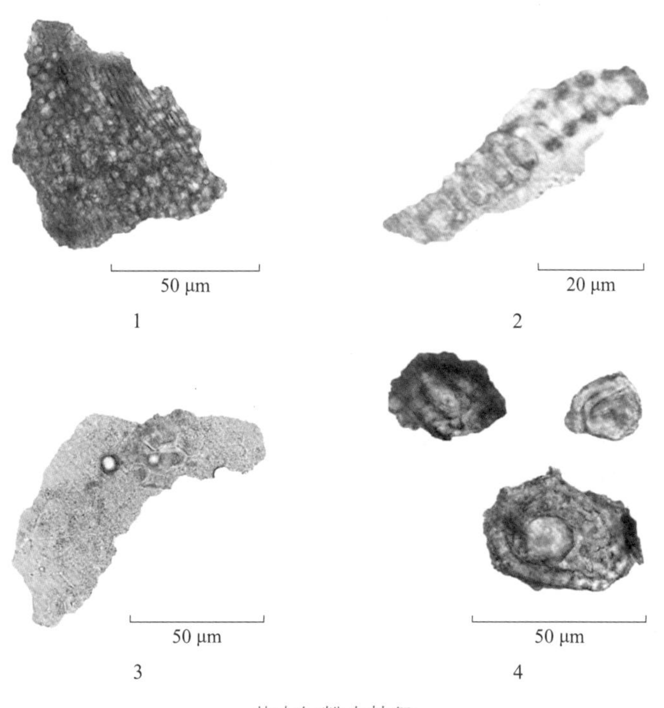

苦杏仁粉末特征

(1. 内胚乳; 2. 导管; 3. 子叶细胞; 4. 石细胞)

87. 宽叶荨麻 Kuān Yè Qián Má

本品为荨麻科植物宽叶荨麻 *Urtica laetevirens* Maxim.的干燥全草、根和种子。祛风定惊,消食通便。

本品粉末黄绿色。① 棒状腺毛多见。② 非腺毛由1～3个细胞组成,以单细胞非腺毛居多,长短各异。③ 钟乳体众多,散在。④ 纤维多成束,有的与草酸钙簇晶形成晶鞘纤维。⑤ 草酸钙簇晶众多。⑥ 具缘纹孔导管、梯纹导管多见,环纹导管及螺纹导管少见。⑦ 木薄壁细胞长方形,排列紧密,壁上有细小孔沟。

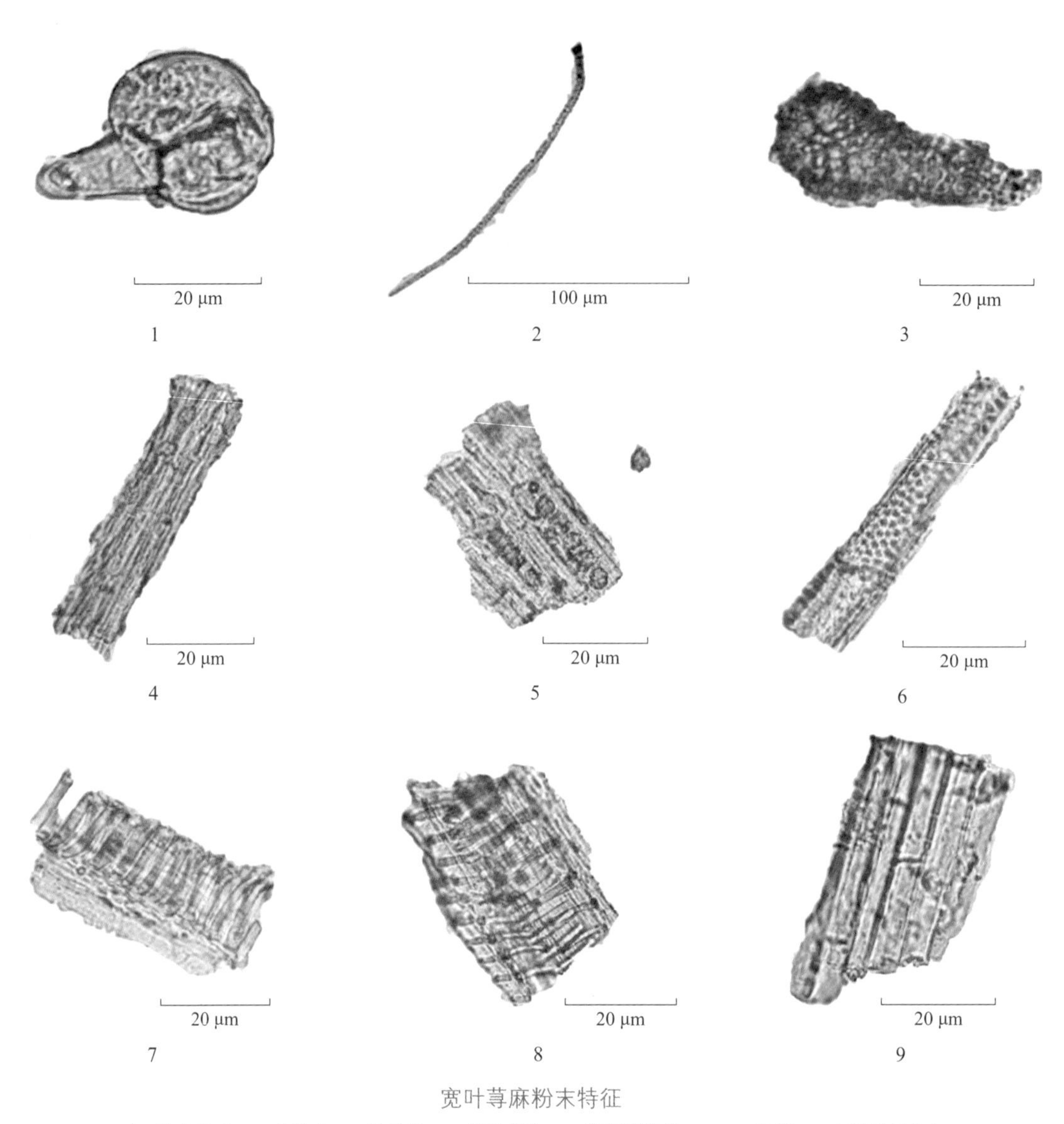

宽叶荨麻粉末特征

（1. 棒状腺毛；2. 非腺毛；3. 钟乳体；4. 晶鞘纤维；5. 草酸钙簇晶；6～8. 导管；9. 木薄壁细胞）

88. 款冬花 Kuǎn Dōng Huā

本品为菊科植物款冬 *Tussilago farfara* L.的干燥花蕾。润肺下气，止咳化痰。

本品粉末棕色。① 非腺毛较多，极长，由1～4个细胞组成，顶端细胞长，扭曲盘绕成团，壁薄。② 腺毛略呈棒槌形。头部稍膨大，椭圆形，由4～6个细胞组成；柄部由多个细胞排成2列（侧面观1列）。③ 花粉粒淡黄色，类圆球形，具3个孔沟，外壁较厚，表面有刺。④ 花粉囊内壁细胞表面观类长方形，具纵向条状增厚壁。⑤ 苞片表皮细胞表面观类长方形或类多角形，垂周壁薄或略呈链球状增厚，具细波状角质纹理；边缘的表皮细胞绒毛状。⑥ 气孔不定式，副卫细胞

4～7个。⑦ 筒状花冠裂片边缘的内表皮细胞类长圆形，具角质纹理，近中央的细胞较皱缩并稍突起。⑧ 柱头表皮细胞外壁突起呈乳头状，有的分化成短绒毛状，壁薄。⑨ 分泌细胞存在于薄壁组织中，类圆形或长圆形，含黄色分泌物。⑩ 纤维成束，壁较薄。

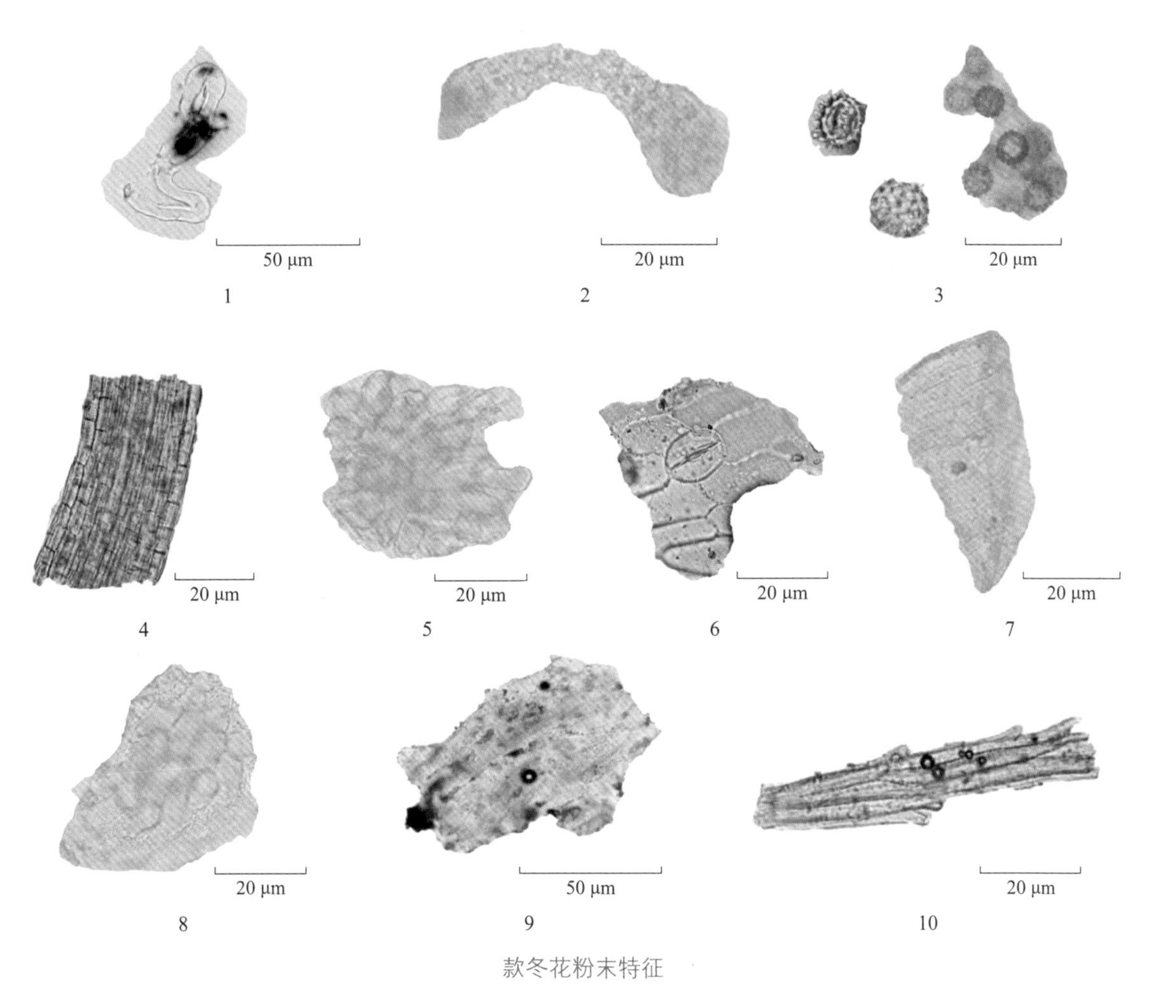

款冬花粉末特征

（1. 非腺毛；2. 腺毛；3. 花粉粒；4. 花粉囊内壁细胞；5. 苞片表皮细胞；6. 气孔；7. 花冠内表皮细胞；8. 柱头表皮细胞；9. 分泌细胞；10. 纤维束）

89. 昆明山海棠 Kūn Míng Shān Hǎi Táng

本品为卫矛科植物昆明山海棠 *Tripterygium hypoglaucum* (H. Levl.) Hutch 的干燥根。祛风除湿，活血止血，舒筋接骨。

本品粉末灰白色。① 纤维成束或单个散在，纹孔明显，短斜缝状或呈八字形排列。② 导管常见，多为具缘纹孔导管。③ 木薄壁细胞方形或长方形，细胞壁略呈链珠状，内含草酸钙方晶。④ 淀粉粒较多，多为单粒，类圆形，脐点点状；复粒由2～8个分粒组成。

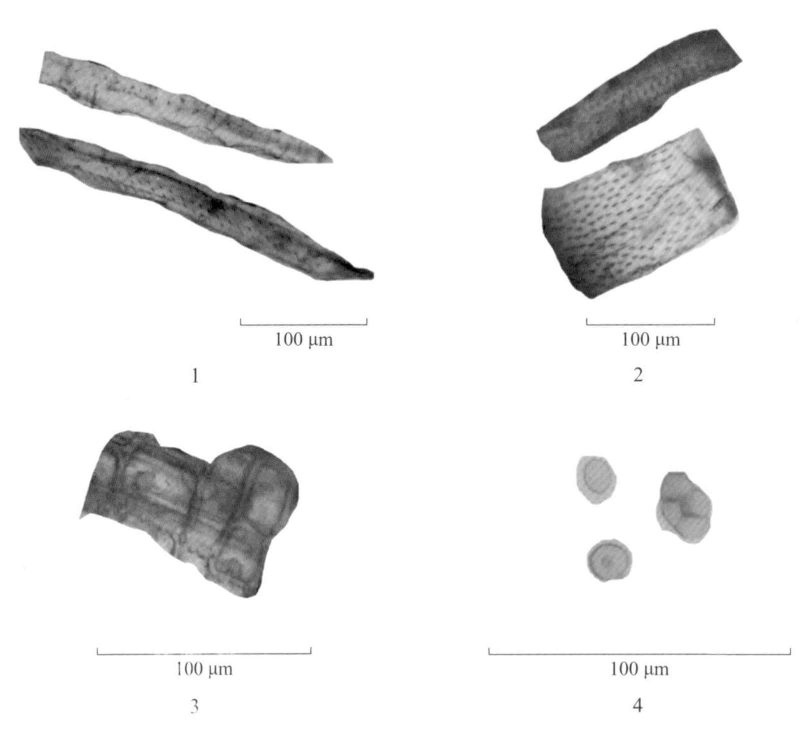

昆明山海棠粉末特征

（1. 纤维；2. 导管碎片；3. 木薄壁细胞；4. 淀粉粒）

L

90. 蓝桉(桉叶) Lān ān

本品为桃金娘科植物蓝桉 *Eucalyptus globulus* Labill. 的干燥叶。疏风解表,清热解毒,化痰理气,杀虫止痒。

本品粉末淡绿色。① 表皮细胞多角形,壁颇厚,外被极厚的角质层。② 上、下表皮都有气孔,副卫细胞6个以上,深陷于表皮之下。③ 油室众多,破损者可见木栓细胞充填于内。④ 草酸钙簇晶众多,并有方晶,有时形成晶纤维。⑤ 纤维成束,壁厚。⑥ 导管可见,多为梯纹导管。

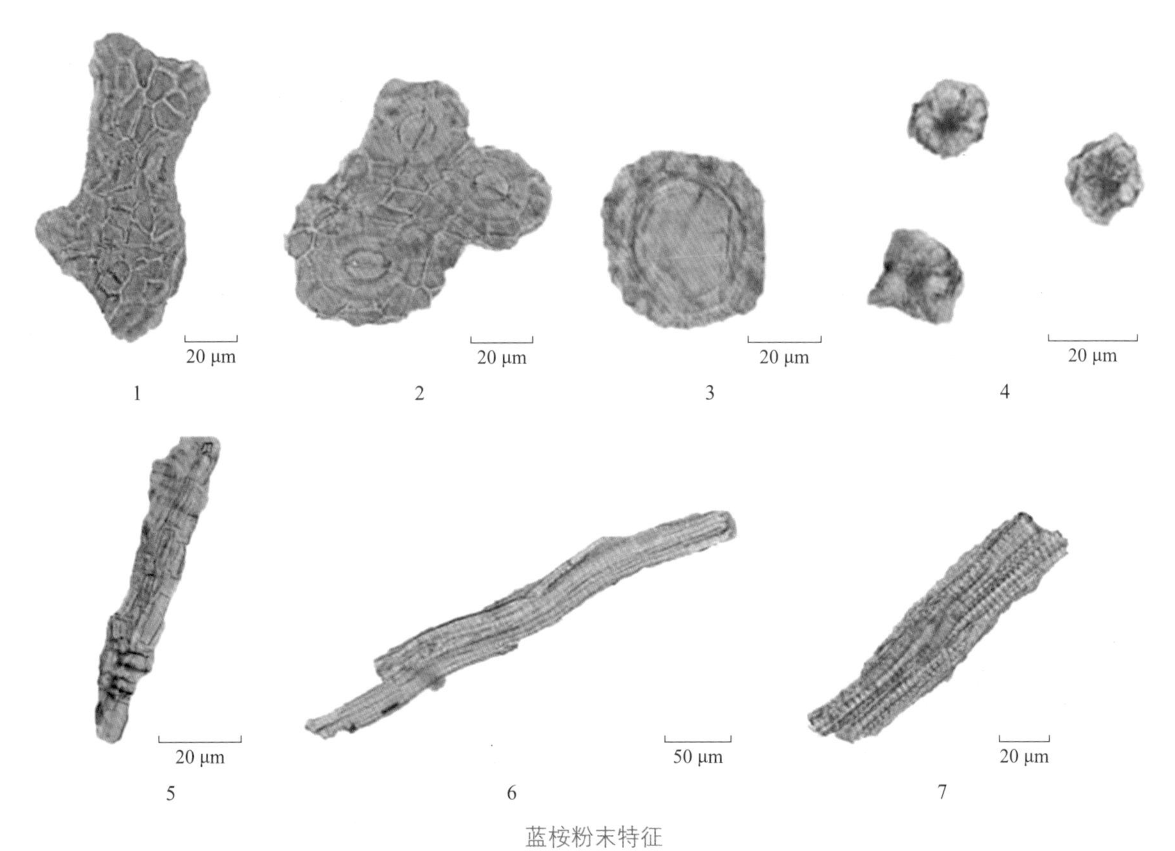

蓝桉粉末特征

(1. 表皮细胞; 2. 气孔; 3. 油室; 4～5. 草酸钙簇晶、晶鞘纤维; 6. 纤维束; 7. 导管)

91. 老蜗生 Lǎo Wō Shēng

本品为豆科植物天蓝苜蓿*Medicago lupulina* L.的干燥全草。清热利湿，舒筋活络，止咳平喘，凉血解毒。

本品粉末浅绿色。① 花粉粒圆球形，表面可见刺状修饰物。② 非腺毛线状，常为单细胞。③ 淀粉粒单粒或复粒，脐点略呈半月形。④ 腺毛的腺头圆形，常含黄色分泌物，腺柄由多个细胞组成。⑤ 纤维成束，壁较薄。⑥ 气孔可见，常为不等式。⑦ 导管常为螺纹导管。

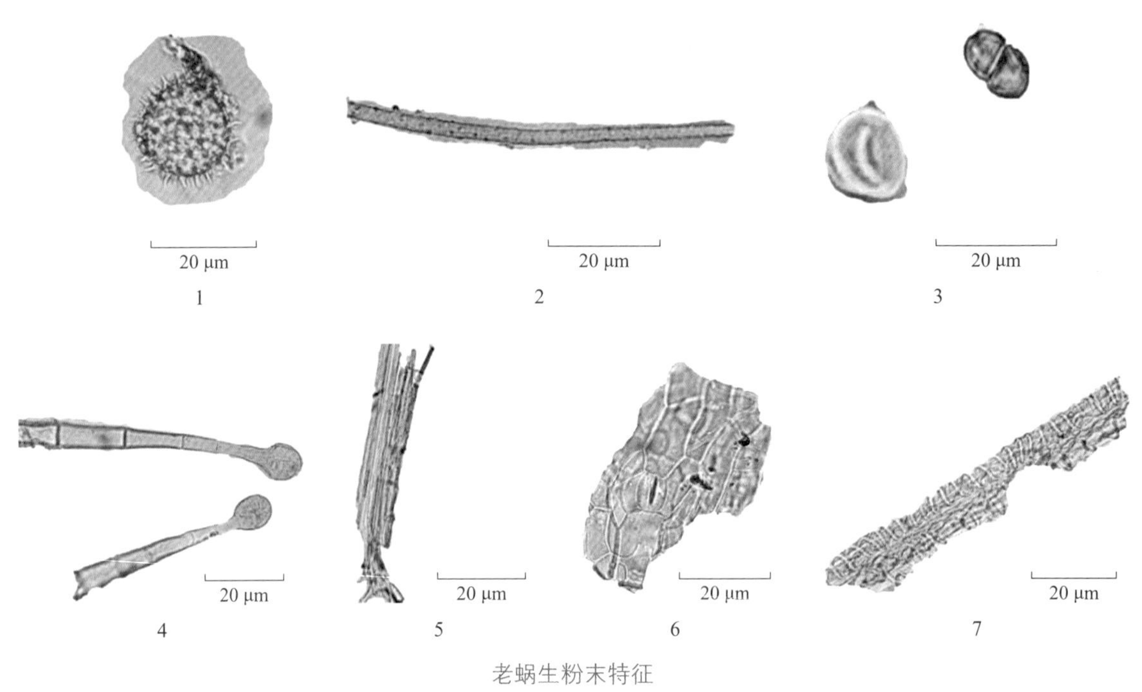

老蜗生粉末特征

（1. 花粉粒；2. 非腺毛；3. 淀粉粒；4. 腺毛；5. 纤维束；6. 气孔；7. 螺纹导管）

92. 了哥王 Le Gē Wáng

本品为瑞香科植物了哥王 *Wikstroemia indica* (L.) C. A. Mey.的干燥茎叶。清热解毒，化痰散结，消肿止痛。

本品粉末浅绿色。① 非腺毛为单细胞或由多个细胞组成，线状，多破碎。② 气孔可见，常为不等式。③ 木栓细胞长方形、类长方形，黄色或棕黄色。④ 导管可见，多为具缘纹孔导管。⑤ 纤维常单个存在，壁极厚，纹孔稀疏，细胞腔细缝状，常断裂成纤维片段。

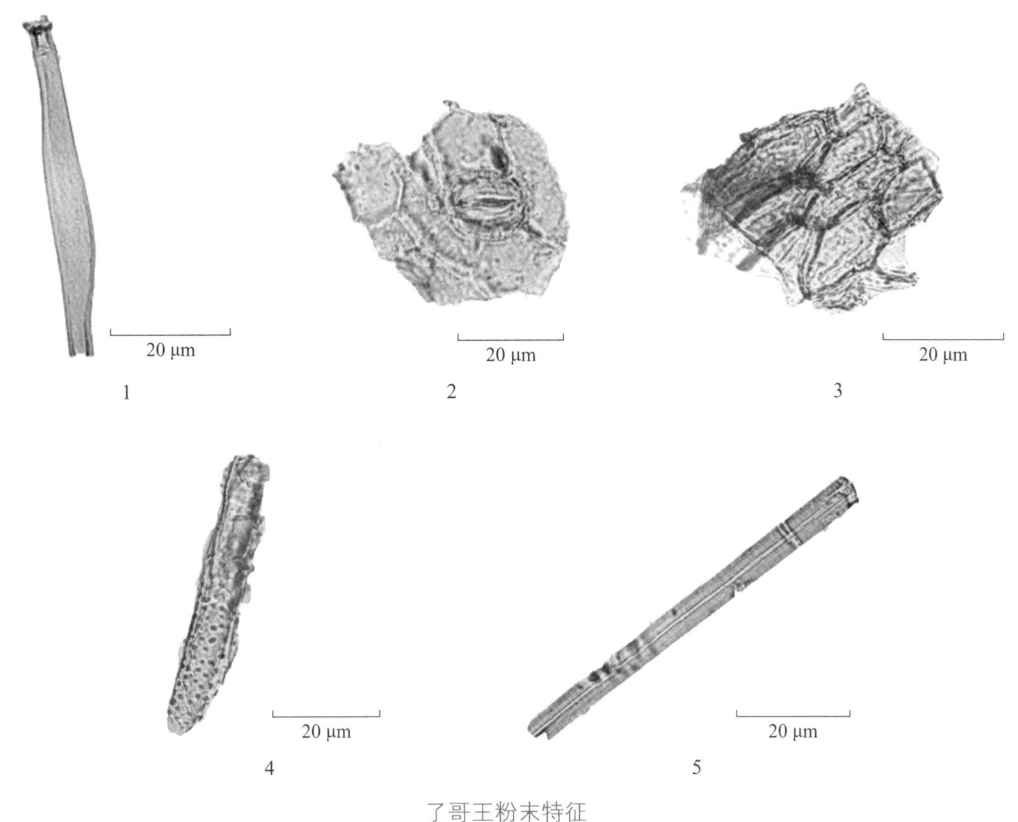

了哥王粉末特征

（1. 非腺毛；2. 气孔；3. 木栓细胞；4. 导管；5. 纤维）

93. 雷公藤 Léi Gōng Téng

本品为卫矛科植物雷公藤 *Tripterygium wilfordii* Hook. f. 的干燥根、叶、花或果实。祛风除湿，活血通络，消肿止痛，杀虫解毒。

本品粉末土黄色。① 木纤维单个散在或成束，长梭形，其中一种壁较薄，平直或略呈波状，胞腔中含有淀粉粒；另一种壁较厚，孔沟明显。② 导管为具缘纹孔导管及网纹导管。③ 木薄壁细胞类方形或长方形，孔沟及壁孔明显，有的胞腔内充满淀粉粒。淀粉粒单粒类圆形、类三角形或类多角形，脐点点状、星状或人字形；复粒由 2～3 个分粒组成。④ 分泌细胞类圆形或椭圆形，腔内含黄棕色物质。

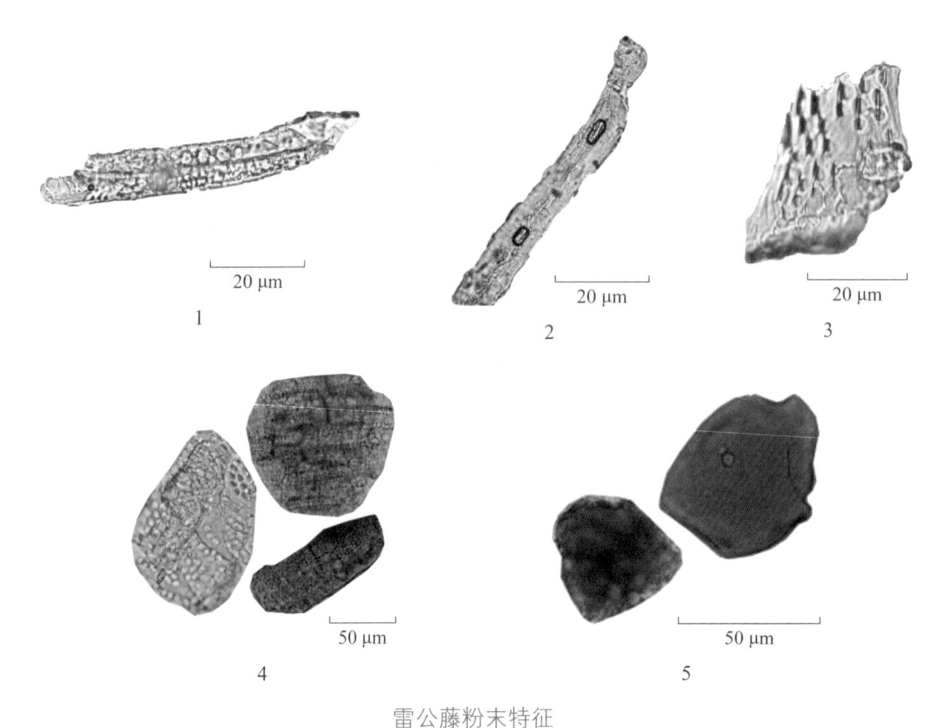

雷公藤粉末特征

（1～2. 木纤维；3. 具缘纹孔导管；4. 木薄壁细胞及胞腔中的淀粉粒；5. 分泌细胞）

94. 藜芦 Lí Lú

本品为百合科植物藜芦 *Veratrum nigrum* L.的干燥全草。涌吐风痰，杀虫。

本品粉末类白色。① 草酸钙针晶成束存在于黏液细胞中。② 导管常为网纹导管、梯纹导管。③ 淀粉粒可见，单粒扁圆形，脐点线状或人字形；复粒由2～4个分粒组成。④ 木化薄壁细胞长方形，纹孔和层纹隐约可见。

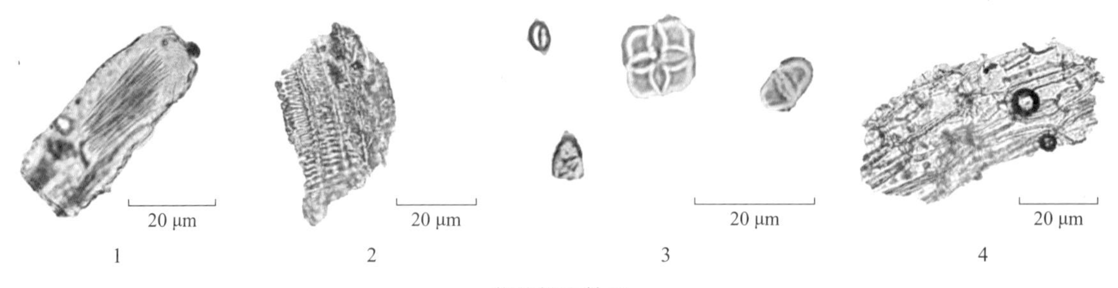

藜芦粉末特征

（1. 草酸钙针晶；2. 网纹导管；3. 淀粉粒；4. 木化薄壁细胞）

95. 两面针 Liǎng Miàn Zhēn

本品为芸香科植物两面针 *Zanthoxylum nitidum* (Roxb.) DC.的干燥根。活血化瘀，行气止痛，祛风通络，解毒消肿。

本品粉末浅棕黄色。① 导管多见，常为网纹导管、具缘纹孔导管。② 薄壁细胞方形、类方形，其内含草酸钙方晶。③ 木栓细胞排列规则，正方形，壁较厚。④ 石细胞圆形、类圆形、类椭圆形、多边形，壁极厚，孔道、层纹明显。⑤ 纤维单个或成束，壁较薄，孔道稀疏。

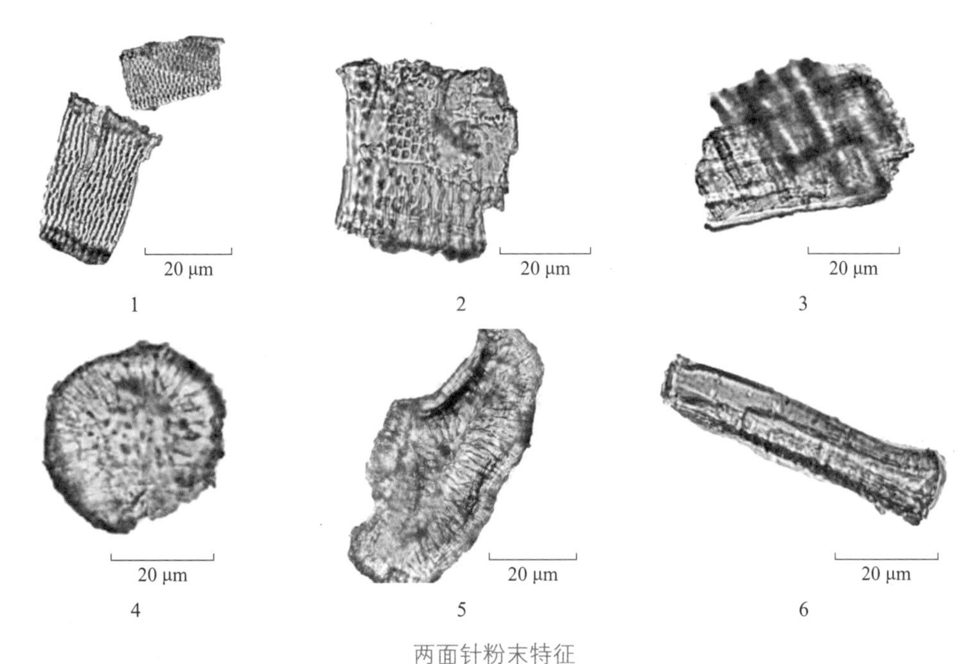

两面针粉末特征

（1. 导管；2. 草酸钙方晶；3. 木栓细胞；4～5. 石细胞；6. 纤维）

96. 两头尖 Liǎng Tóu Jiān

本品为毛茛科植物多被银莲花 *Anemone raddeana* Regel 的干燥根茎。祛风湿，消痈肿。

本品粉末灰褐色。① 淀粉粒众多，单粒类圆形或椭圆形，脐点点状或短缝状，层纹不明显；复粒由2～4个分粒组成。② 表皮细胞红棕色、黄色或亮黄色，外壁木栓化增厚，常呈脊状或瘤状突入细胞内。③ 网纹导管、螺纹导管或梯纹导管多见，具缘纹孔导管少见。

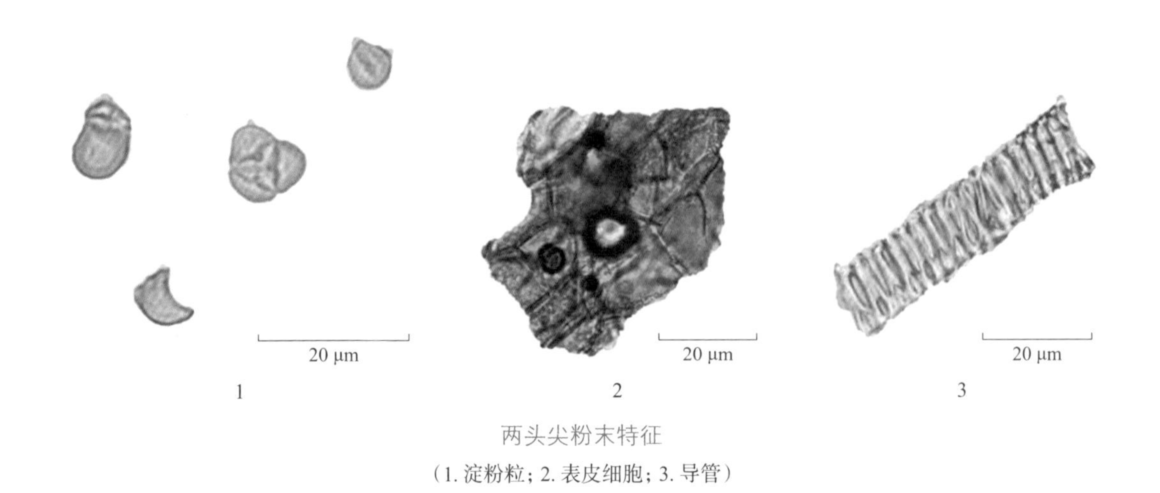

两头尖粉末特征

（1. 淀粉粒；2. 表皮细胞；3. 导管）

97. 亮叶猴耳环 Liàng Yè Hóu ěr Huán

本品为豆科植物亮叶猴耳环 *Archidendron lucidum* (Benth.) I. C. Nielsen的干燥枝叶。祛风消肿，凉血解毒，收敛生肌。

本品粉末浅绿色至黄褐色。① 非腺毛可见，常由多个细胞组成，多为线形，顶端稍尖，有时弯曲。② 纤维常成束存在，壁较厚，纹孔较密集且明显。③ 气孔多为平轴式，副卫细胞2个，大小悬殊。④ 导管多见，常为梯纹导管、环纹导管。

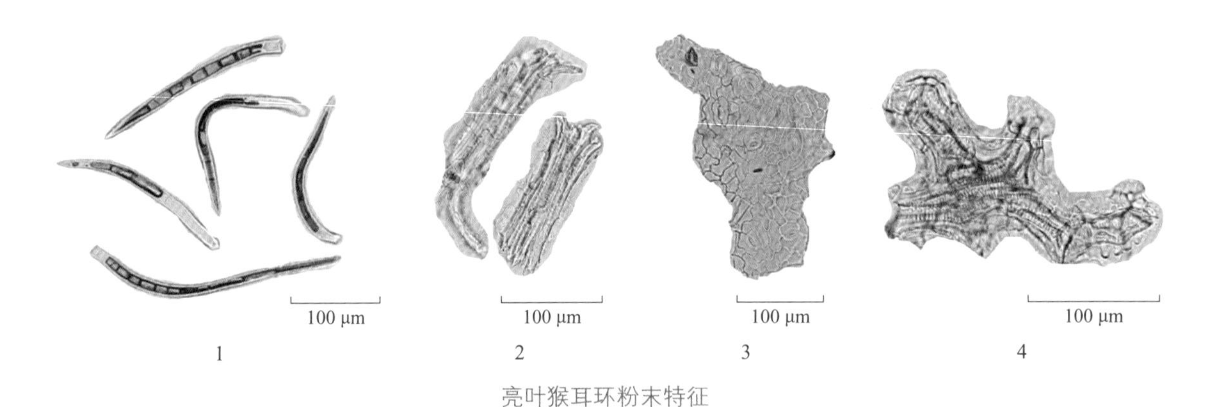

亮叶猴耳环粉末特征

（1. 非腺毛；2. 纤维束；3. 气孔；4. 导管）

98. 铃兰 Líng Lán

本品为百合科植物铃兰 *Convallaria majalis* L. 的干燥全草。强心，利尿。

本品粉末淡绿色。① 淀粉粒众多，单粒类圆形或椭圆形，脐点点状或人字状；复粒由2～6

个分粒组成。② 导管众多，其中螺纹导管多见。③ 气孔多见，类圆形，平轴式，副卫细胞4～6个。④ 叶上表皮细胞排列较规则，气孔少见。⑤ 叶下表皮细胞排列不规则，气孔多见。⑥ 非腺毛常为单细胞。

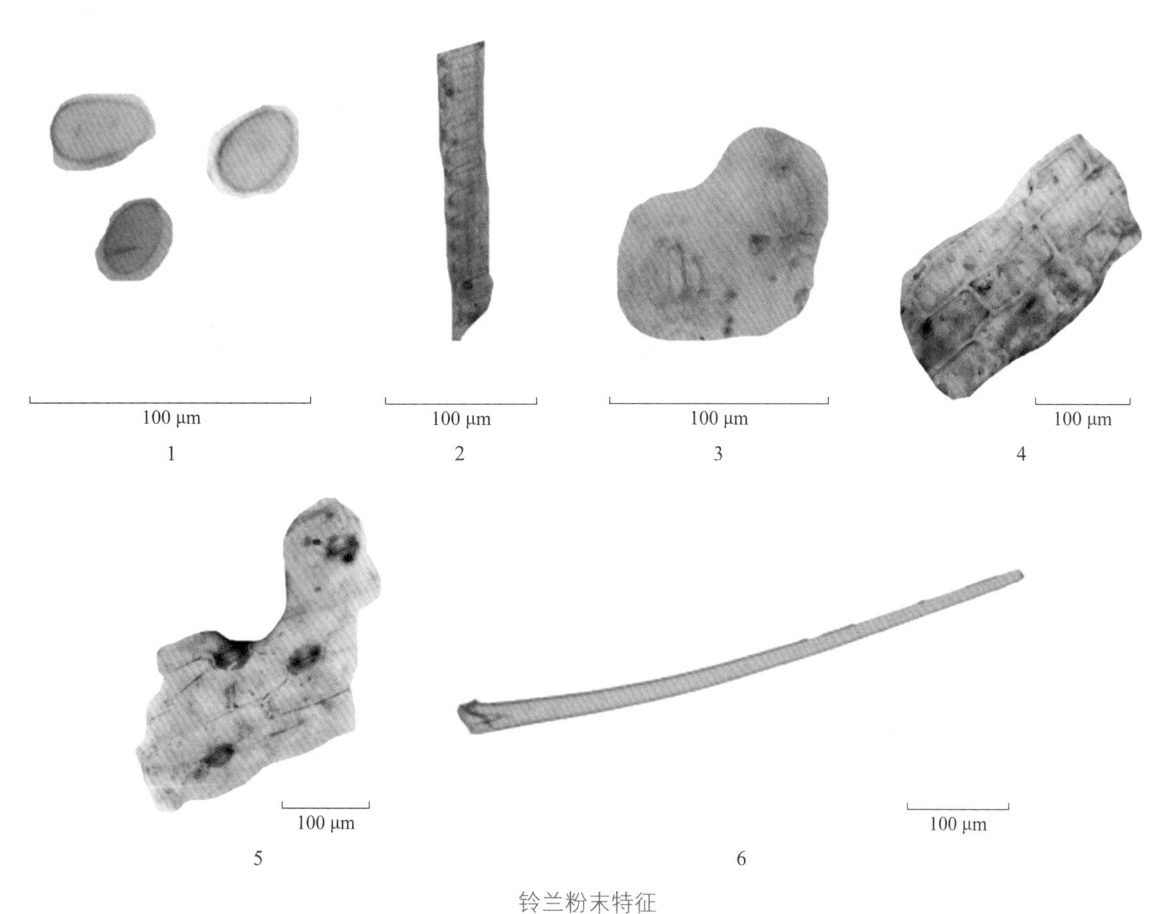

铃兰粉末特征

（1. 淀粉粒；2. 导管；3. 气孔；4. 叶下表皮细胞；5. 叶下表皮细胞；6. 非腺毛）

99. 龙骨风（飞天蠄蟧）Lóng Gǔ Fēng

本品为桫椤科植物桫椤 *Alsophila spinulosa* (Wall. ex Hook.) R. M. Tryon的干燥茎。祛风除湿，活血通络，止咳平喘，清热解毒，杀虫。

本品粉末棕黄色。① 表层细胞类方形，壁较厚，纹孔可见。② 木纤维两端斜尖，壁较薄，纹孔可见；韧皮纤维常成束。③ 油细胞类圆形，黄色。④ 石细胞多为类方形，黄色，层纹和孔道明显。⑤ 导管多为梯纹导管。⑥ 棕色块可见。

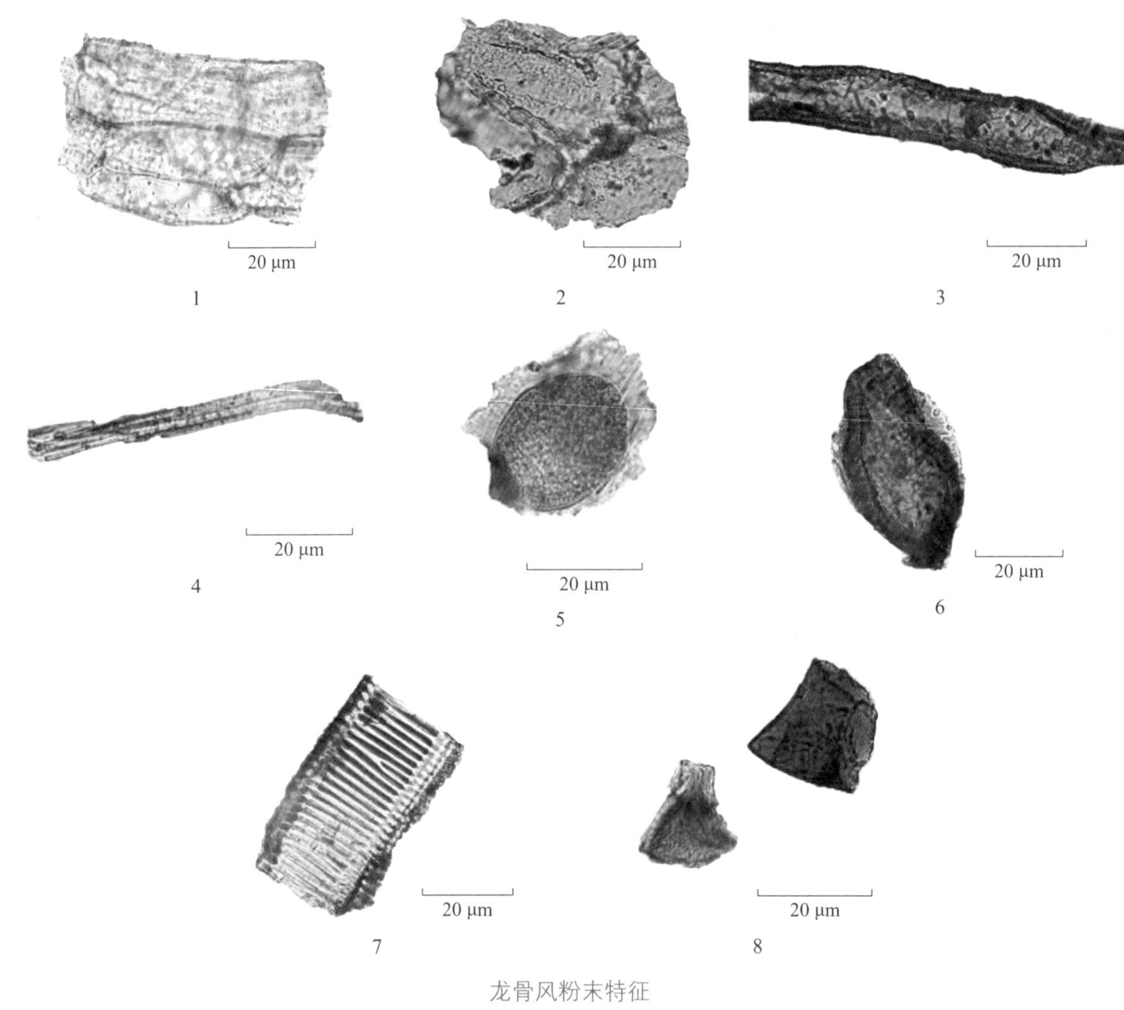

龙骨风粉末特征

（1～2. 表层细胞；3～4. 纤维；5. 油细胞；6. 石细胞；7. 导管；8. 棕色块）

100. 龙葵 Lóng Kuí

本品为茄科植物龙葵 *Solanum nigrum* L.的干燥全草。清热解毒，利水消肿，利尿通淋。

本品粉末棕黄色。① 螺纹导管和具缘纹孔导管多见，网纹导管、环纹导管和梯纹导管少见。② 纤维成束或单个散在，孔沟不明显。③ 果皮细胞类方形、类多角形或不规则形。④ 种皮细胞黄棕色，不规则形，细胞壁皱波状。⑤ 非腺毛大多破碎，以2～3个细胞组成的多见，壁稍厚，具疣状突起。⑥ 腺毛偶见，腺头由1～3个细胞组成，类圆形，腺柄为单细胞。⑦ 淀粉粒偶见，多为单粒，球形或椭圆形。⑧ 草酸钙晶体偶见。

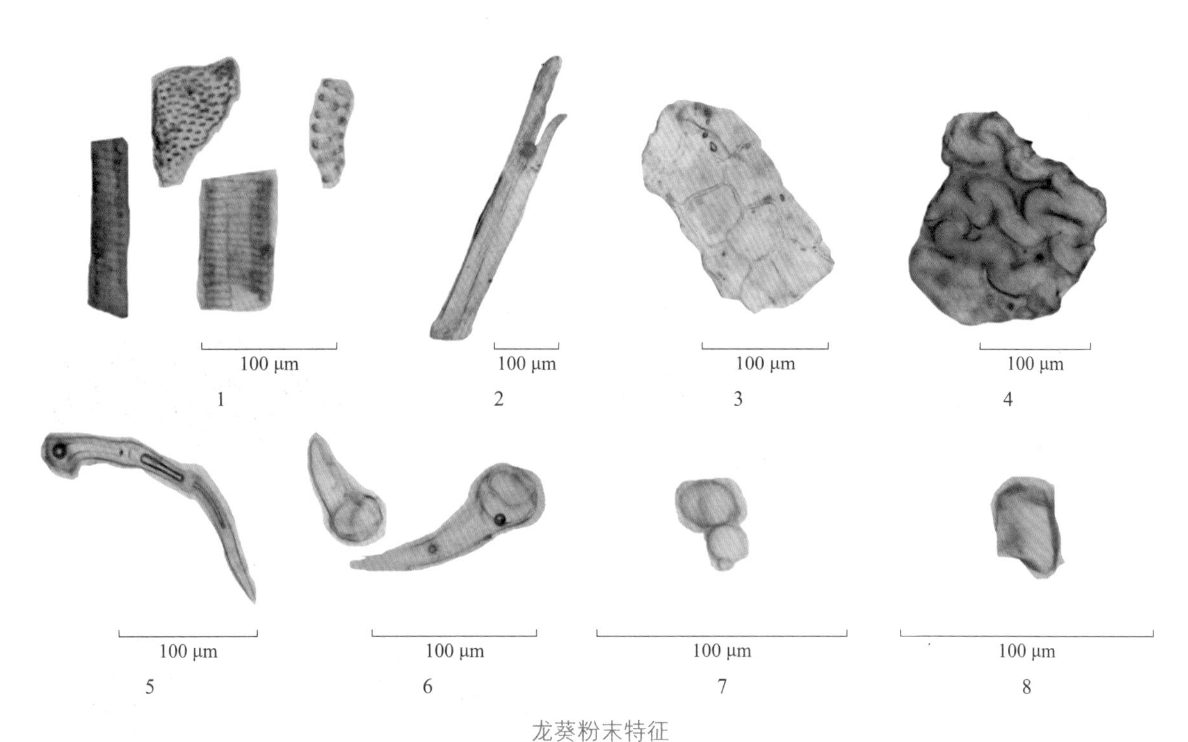

龙葵粉末特征

（1. 导管；2. 纤维；3. 果皮细胞；4. 种皮细胞；5. 非腺毛；6. 腺毛；7. 淀粉粒；8. 草酸钙晶体）

101. 龙牙楤木（刺龙牙） Lóng Yá Cōng Mù

本品为五加科植物楤木 *Aralia elata* (Miq.) Seem. 的干燥根皮和树皮。益气补肾，祛风利湿，活血止痛。

根皮 粉末深棕黄色。① 木栓细胞棕黄色，多边形、不规则形，壁较厚。② 韧皮纤维单个散在或成束，壁厚，孔道稀疏，细胞腔室缝状。③ 草酸钙簇晶多见，常单个分布，棱角较钝，体积较大。④ 石细胞单个散在或成群，多边形、类多边形，壁厚，孔沟有时较稀疏且明显。

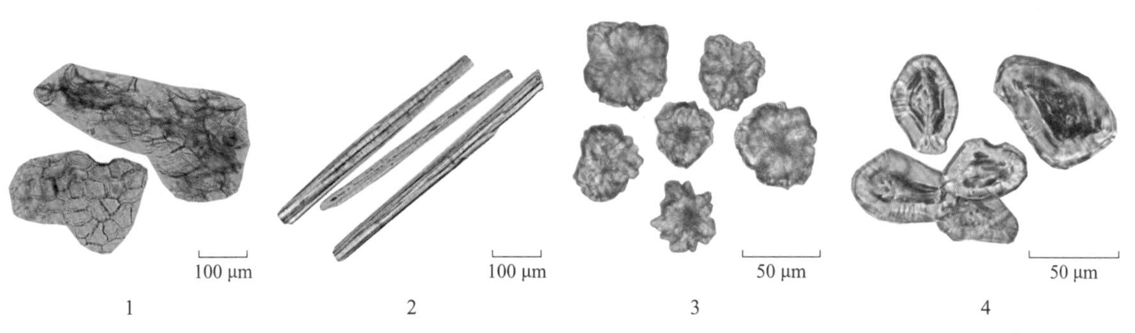

龙牙楤木（根皮）粉末特征

（1. 木栓细胞；2. 韧皮纤维；3. 草酸钙簇晶；4. 石细胞）

茎皮　粉末棕褐色。① 纤维单个散在，类长方形。② 导管多为螺纹导管，具缘纹孔导管偶见。③ 薄壁细胞类方形，壁薄。④ 木栓细胞类长方形，壁厚，含棕褐色内容物。⑤ 射线细胞类长方形，排列整齐。⑥ 分泌腔椭圆形，含无色内容物。⑦ 石细胞散在或聚集成团，多角形或长方形。⑧ 草酸钙簇晶多角形，常散在或分布于薄壁细胞中。

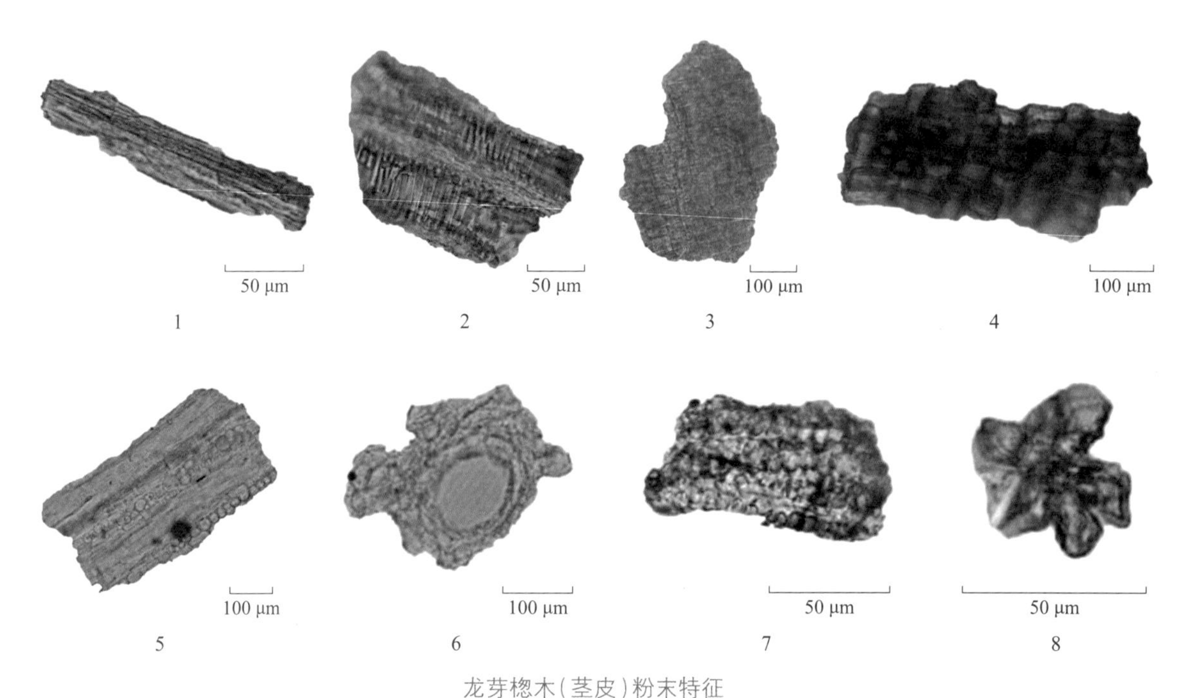

龙芽楤木(茎皮)粉末特征

(1. 纤维；2. 导管；3. 薄壁细胞；4. 木栓细胞；5. 射线细胞；6. 分泌腔；7. 石细胞；8. 草酸钙簇晶)

102. 露蕊乌头 Lù Ruǐ Wū Tóu

本品为毛茛科植物露蕊乌头 *Gymnaconitum gymnandrum* (Maxim.) Wei Wang & Z. D. Chen 的干燥全草。祛风湿，温中祛寒，止痛，杀虫。

本品粉末浅棕黄色。① 木薄壁细胞类长方形，壁浅黄色，较厚，念珠状。② 纤维常单个散在，壁极厚，腔室内有不规律的横隔。③ 导管多为网纹导管。④ 花粉粒圆形、类圆形，浅黄色，萌发孔可见。

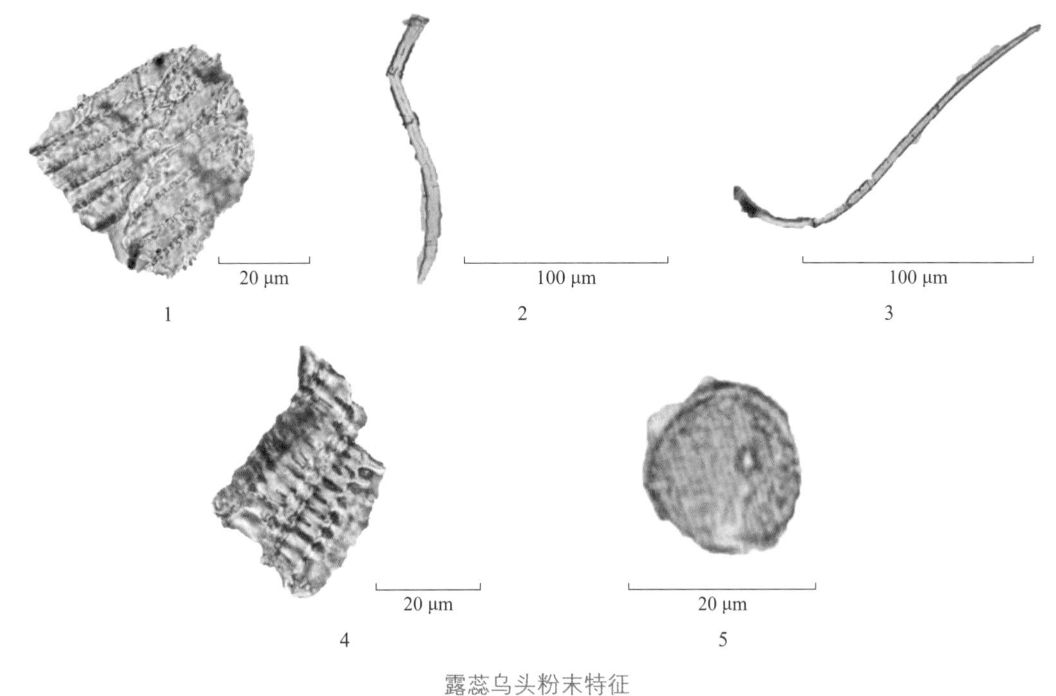

露蕊乌头粉末特征

（1. 薄壁细胞；2～3. 纤维；4. 导管；5. 花粉粒）

103. 萝芙木 Luó Fú Mù

本品为夹竹桃科植物萝芙木*Rauvolfia verticillata* (Lour.) Baill.或云南萝芙木*Rauvolfia yunnanensis* Tsiang的干燥根。清热，降压，宁神。

本品粉末浅棕色。① 木栓细胞方形，壁较厚。② 木薄壁细胞长方形，壁较厚，层纹和孔道明显。③ 纤维碎片多见，壁极厚，细胞腔室缝状，层纹、孔道明显。④ 石细胞单个或成群，类方形或近圆形，壁较厚，孔道明显。⑤ 草酸钙方晶排列成行。⑥ 导管多为孔纹导管。⑦ 乳汁管可见，内有小颗粒。⑧ 淀粉粒类圆形，单粒、复粒均有。

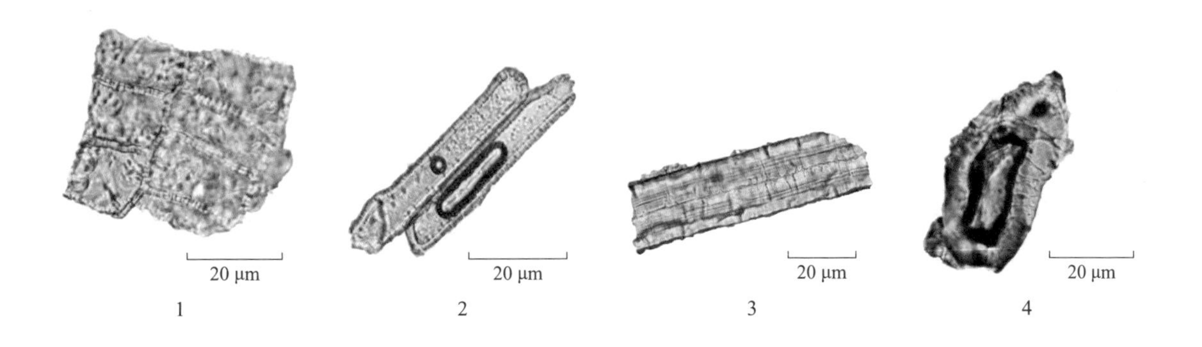

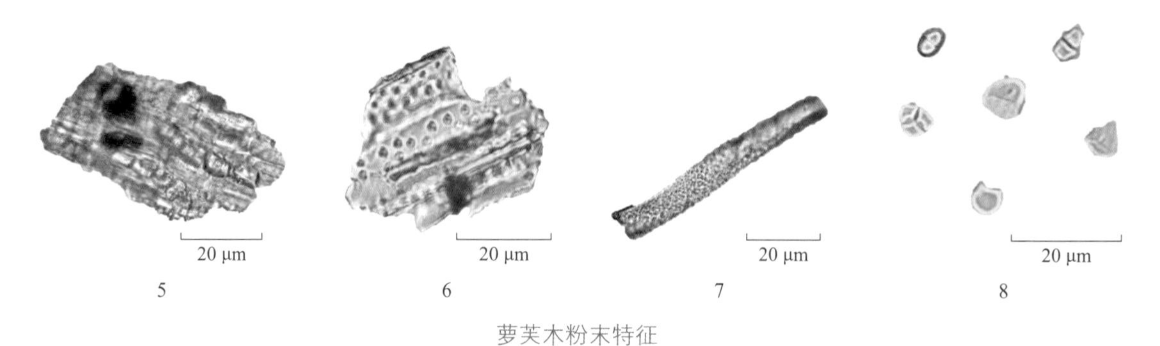

萝芙木粉末特征

（1. 木栓细胞；2. 木薄壁细胞；3. 纤维碎片；4. 石细胞；5. 草酸钙方晶；6. 导管；7. 乳汁管；8. 淀粉粒）

104. 络石藤 Luò Shí Téng

本品为夹竹桃科植物络石 *Trachelospermum jasminoides* (Lindl.) Lem. 的干燥带叶藤茎。祛风通络，凉血消肿。

本品粉末黄绿色。① 木栓细胞红棕色，方形、类方形，排列紧密，壁较厚。② 石细胞成群，方形、类方形、长方形、类长方形等，壁薄厚不一，有的胞腔内含草酸钙方晶。③ 环纹导管、梯纹导管多见。④ 木纤维常成束存在，壁较厚，纹孔明显；韧皮纤维成束，壁较薄。⑤ 草酸钙簇晶散在。⑥ 乳汁管长管状，其内有颗粒状分泌物。⑦ 叶表皮细胞浅波状，气孔可见。⑧ 薄壁细胞内含有淀粉粒，常成群，单粒、复粒均有。

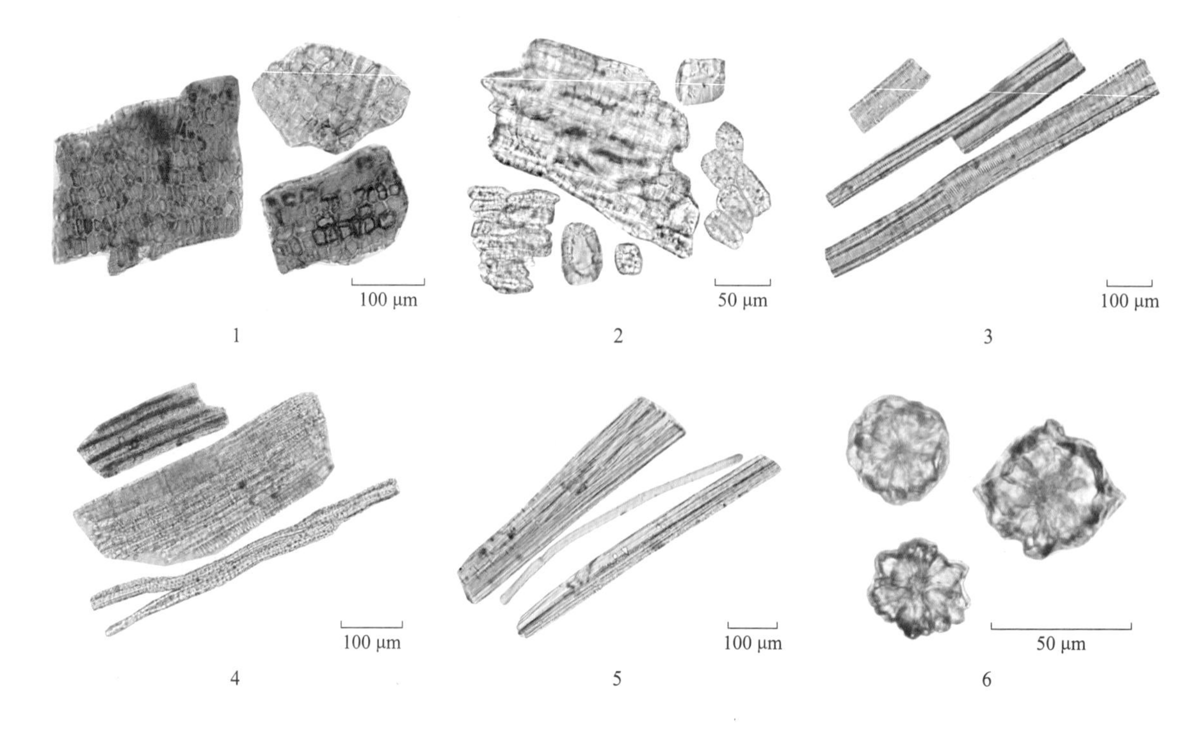

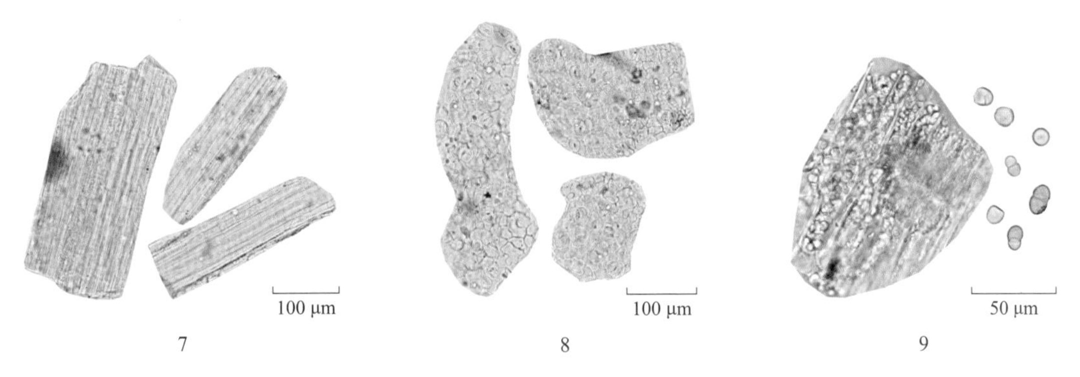

络石藤粉末特征

（1. 木栓细胞；2. 石细胞；3. 导管；4～5. 木纤维、韧皮纤维；6. 草酸钙簇晶；7. 乳汁管；8. 叶表皮细胞及气孔；9. 淀粉粒）

105. 骆驼蓬 Luò Tuo Péng

本品为蒺藜科植物骆驼蓬 *Peganum harmala* L. 的干燥地上部分及种子。宣肺止咳。

本品粉末黄棕色。① 种皮细胞棕黄色，多边形，排列紧密。② 油滴多见，常聚集成群。③ 胚乳细胞无色，方形、类方形，壁较厚，其内分布很多油滴。

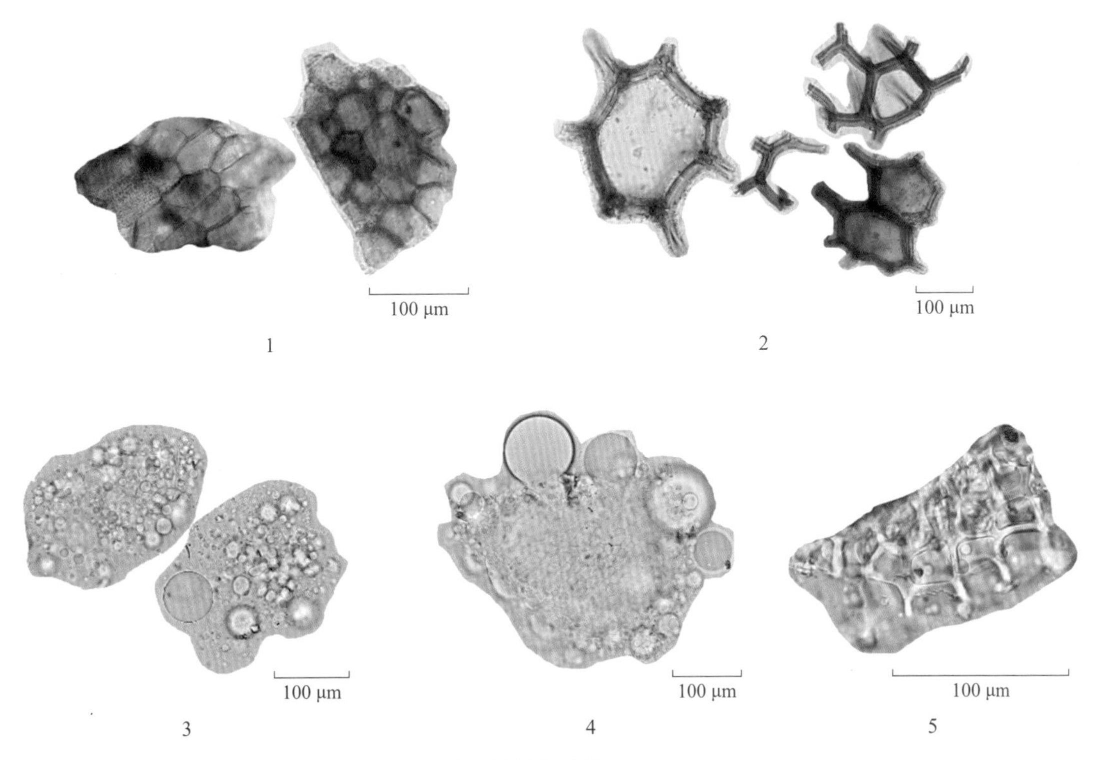

骆驼蓬粉末特征

（1～2. 种皮细胞；3～4. 油滴及薄壁细胞；5. 胚乳细胞）

106. 绿玉树 Lǜ Yù Shù

本品为大戟科植物绿玉树 *Euphorbia tirucalli* L.的干燥全草。杀虫,解毒。

本品粉末浅灰绿色。① 导管多见,常为环纹导管。② 分泌细胞淡黄色,圆形或类圆形,内含黄色分泌物。③ 淀粉粒常成群存在,多为单粒,较小,脐点多为点状。

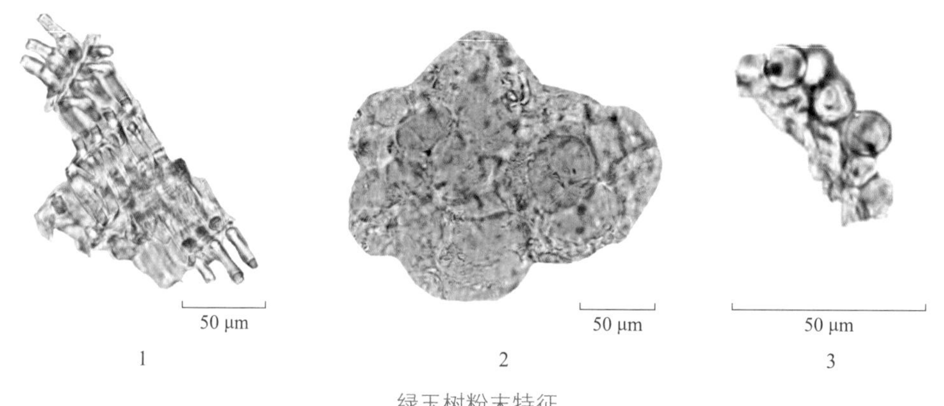

绿玉树粉末特征

(1. 导管; 2. 分泌细胞; 3. 淀粉粒)

M

107. 麻布七 Má Bù Qī

本品为毛茛科植物高乌头*Aconitum sinomontanum* Nakai的干燥根。祛风除湿，理气止痛，活血散瘀。

本品粉末棕褐色或棕黄色。① 淀粉粒多为单粒，圆形、类圆形或半圆球形，单粒脐点明显，叉状或星状，层纹不明显；复粒由2～5个分粒组成。② 导管为网纹导管及具缘纹孔导管，壁木化。③ 后生皮层组织碎片棕褐色，细胞表面观类方形或多角形，有时细胞壁弯曲。④ 棕色块状物散在。

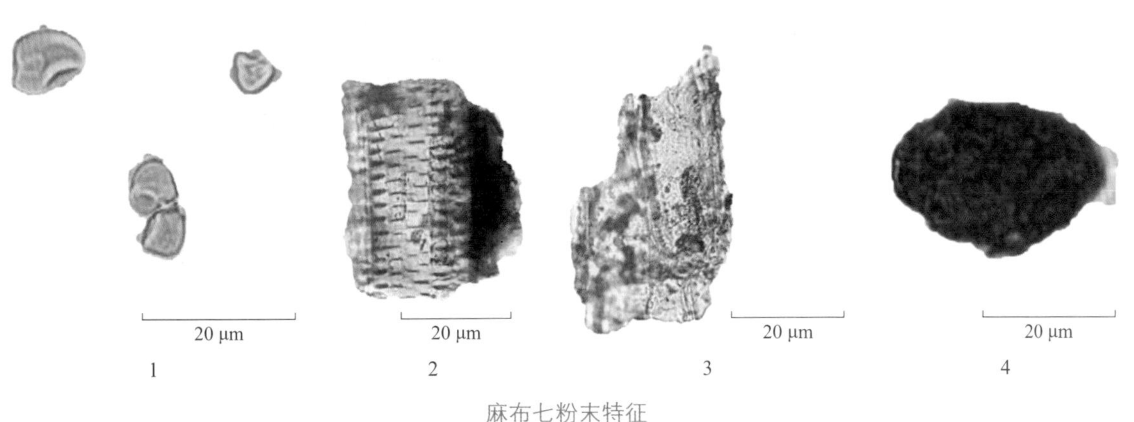

麻布七粉末特征

（1. 淀粉粒；2. 网纹导管；3. 后生皮层；4. 棕色块）

108. 麻叶荨麻 Má Yè Qián Má

本品为荨麻科植物麻叶荨麻*Urtica cannabina* L.的干燥全草。祛风，活血，止痛。

本品粉末淡黄绿色。① 腺毛多见，棒状。② 非腺毛由1～3个细胞组成，以单细胞非腺毛居多，长短各异。③ 钟乳体众多，散在，椭圆形或水滴状。④ 纤维长达数厘米，多成束，且有的与草酸钙簇晶形成晶鞘纤维。草酸钙簇晶尖端较钝。⑤ 导管以具缘纹孔导管为主，有少数的梯纹导管、环纹导管及螺纹导管。⑥ 气孔为不定式或不等式。

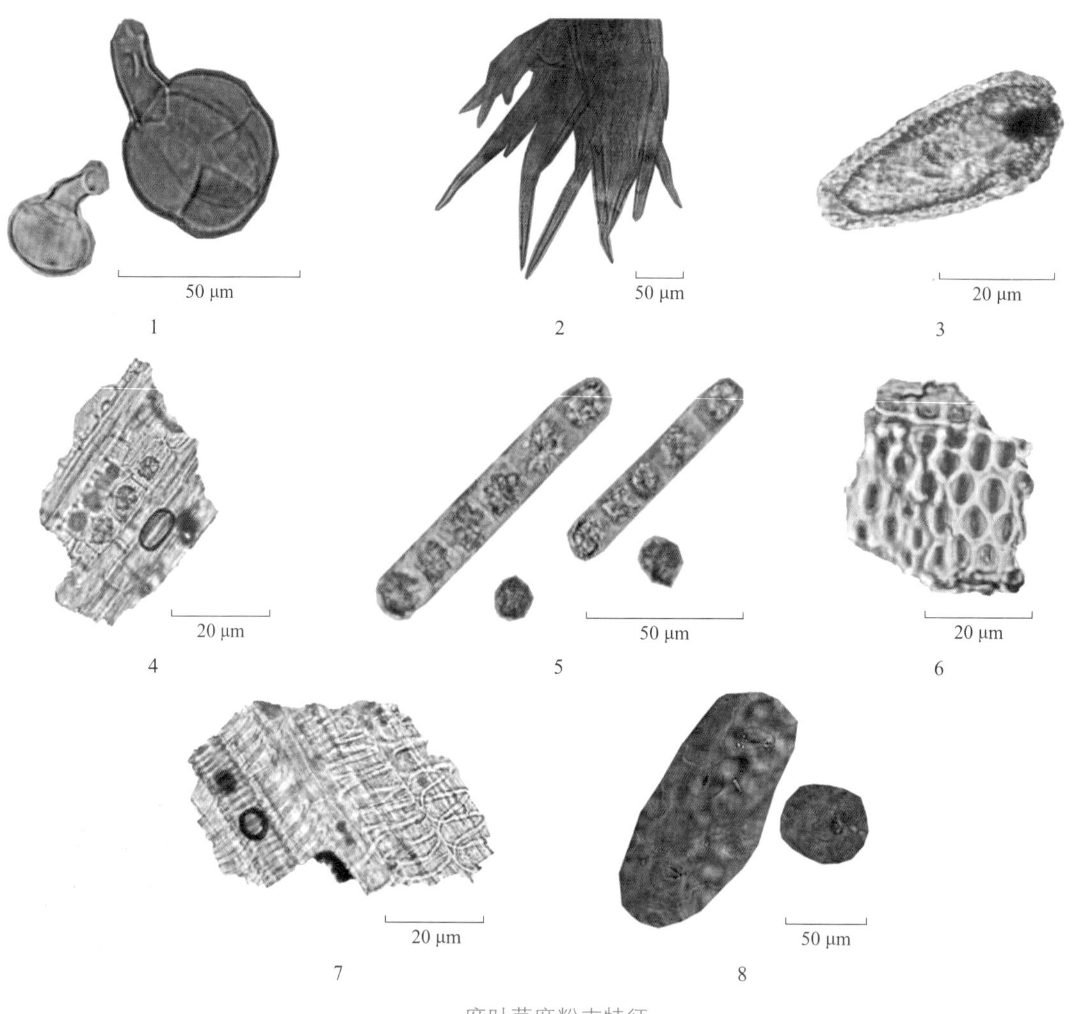

麻叶荨麻粉末特征

（1. 腺毛；2. 非腺毛；3. 钟乳体；4～5. 草酸钙簇晶及晶鞘纤维；6～7. 导管；8. 气孔）

109. 马槟榔 Mǎ Bīng Láng

本品为山柑科植物马槟榔 *Capparis masaikai* Lévl 的干燥种子。清热解渴，催产。

本品粉末紫红色。① 厚壁细胞聚集成团，棕黄色，壁厚，胞腔大。② 脂肪油滴多见。③ 石细胞单个散在或聚集，棕黄色或棕褐色，多角形或类长方形。④ 棕色块多，不规则形。⑤ 种皮细胞近圆形，壁薄，内含脂肪油滴。

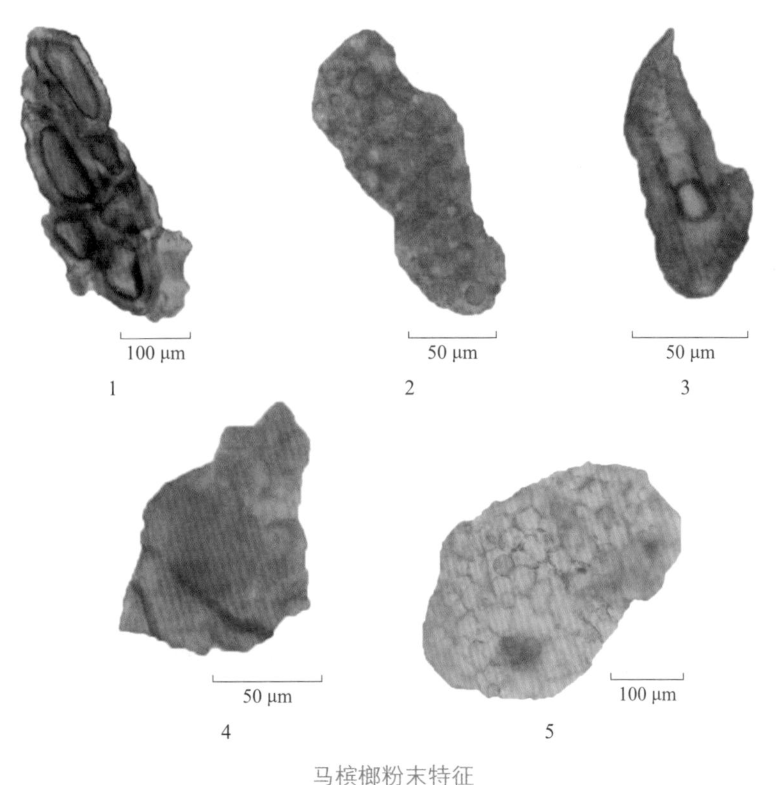

马槟榔粉末特征

（1. 厚壁细胞；2. 脂肪油滴；3. 石细胞；4. 棕色块；5. 种皮细胞）

110. 马兜铃 Mǎ Dōu Líng

本品为马兜铃科植物北马兜铃 *Aristolochia contorta* Bunge或马兜铃 *Aristolochia debilis* Sieb. et Zucc. 的干燥成熟果实。清肺降气，止咳平喘，清肠消痔。

本品粉末暗黄色。① 外果皮碎片黄色或灰白色，细胞类方形或多角形，表面散有棕色细胞。② 中果皮纤维粗短，壁薄，胞腔较大，有明显的纹孔沟和单斜纹孔。③ 导管多为环纹导管或螺纹导管，偶有网纹导管。④ 石细胞多角形，聚集成群，壁厚，纹孔沟明显。⑤ 子叶细胞灰白色，多角形或类圆形，壁薄，细胞内含有糊粉粒和脂肪油滴。

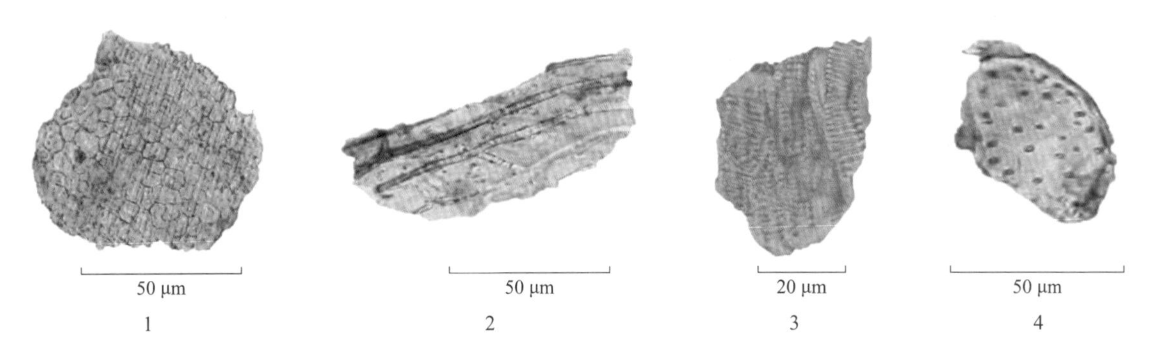

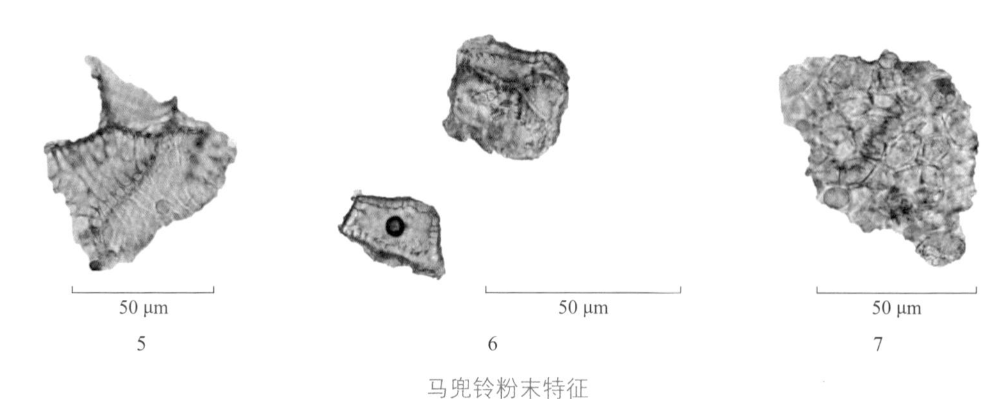

马兜铃粉末特征

（1. 外果皮碎片；2. 中果皮纤维；3～5. 导管；6. 石细胞；7. 子叶细胞）

111. 马铃根 Mǎ Líng Gēn

本品为豆科植物大猪屎豆*Crotalaria assamica* Benth.的干燥茎和叶。清热解毒，凉血止血，利水消肿。

本品粉末灰绿色。① 导管多为具缘纹孔导管、环纹导管。② 淀粉粒多为单粒，圆形、类圆形，脐点点状、人字状或星状；复粒偶见，由2～4个分粒组成。③ 木栓细胞棕黄色，类方形，排列整齐、紧密。④ 非腺毛众多，常为单细胞。⑤ 纤维多成束，壁厚，较平直。

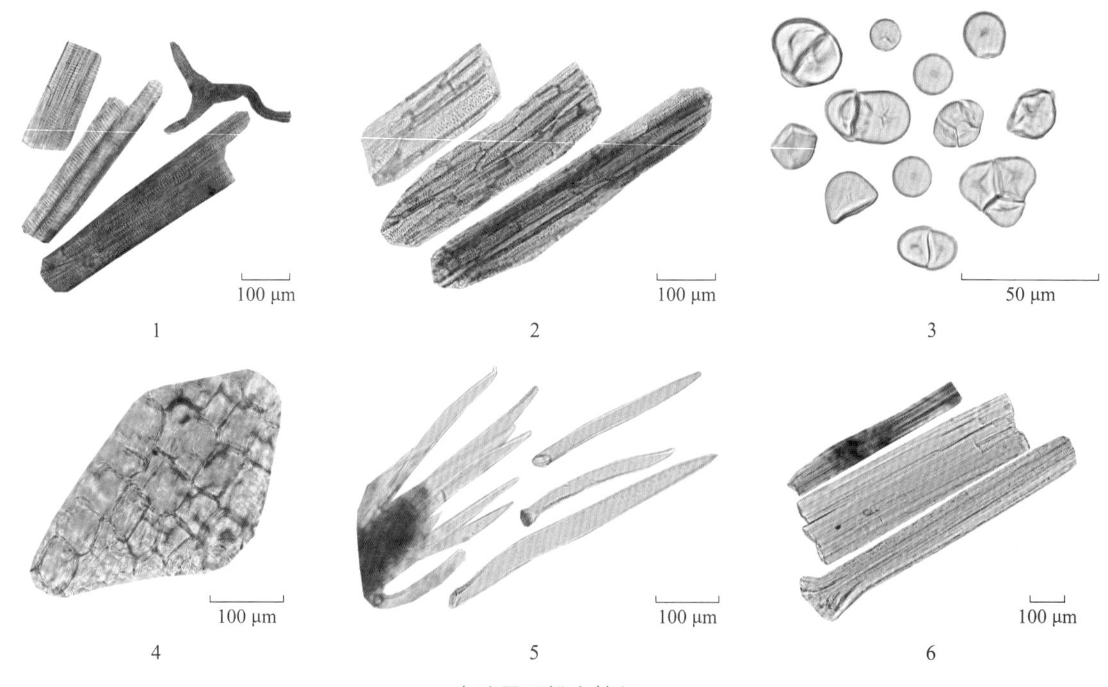

大猪屎豆粉末特征

（1～2. 导管；3. 淀粉粒；4. 木栓细胞；5. 非腺毛；6. 纤维束）

112. 马桑 Mǎ Sāng

本品为马桑科植物马桑 *Coriaria nepalensis* Wall. 的干燥根或叶。祛风除湿，镇痛，杀虫。

本品粉末浅黄绿色。① 栅栏组织细胞类长方形，排成2列；海绵组织细胞类圆形，排列疏松。② 纤维常单个散在，壁极厚，层纹和孔道明显。③ 气孔多见，平轴式。④ 木薄壁细胞长方形、类长方形，壁较厚，纹孔明显。⑤ 导管多为环纹导管、梯纹导管。⑥ 油细胞多，较小，圆形、类圆形。

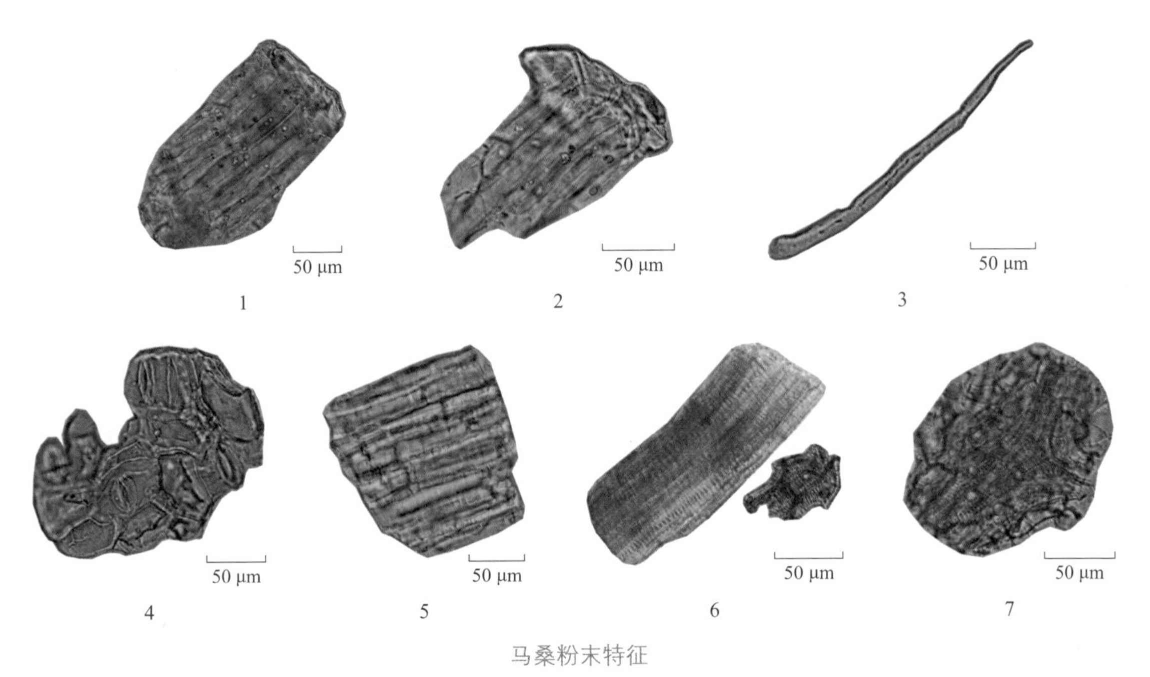

马桑粉末特征

（1～2. 栅栏组织和海绵组织；3. 纤维；4. 气孔；5. 木薄壁细胞；6. 导管；7. 导管中的油细胞）

113. 马先蒿 Mǎ Xiān Hāo

本品为列当科植物返顾马先蒿 *Pedicularis resupinata* L. 的干燥根。祛风湿，利小便。

本品粉末浅棕黄色。① 木纤维壁较薄，细胞较大，纹孔较稀疏，明显。导管主要为螺纹导管、网纹导管。② 韧皮纤维单个或成束，壁厚，孔道较稀疏，腔室缝线状。③ 导管多见，常为环纹导管、网纹导管。④ 淀粉粒圆形、圆形、类圆形，单粒、复粒均有，复粒常由2～6分粒组成，脐点明显，常为线状、分枝状。

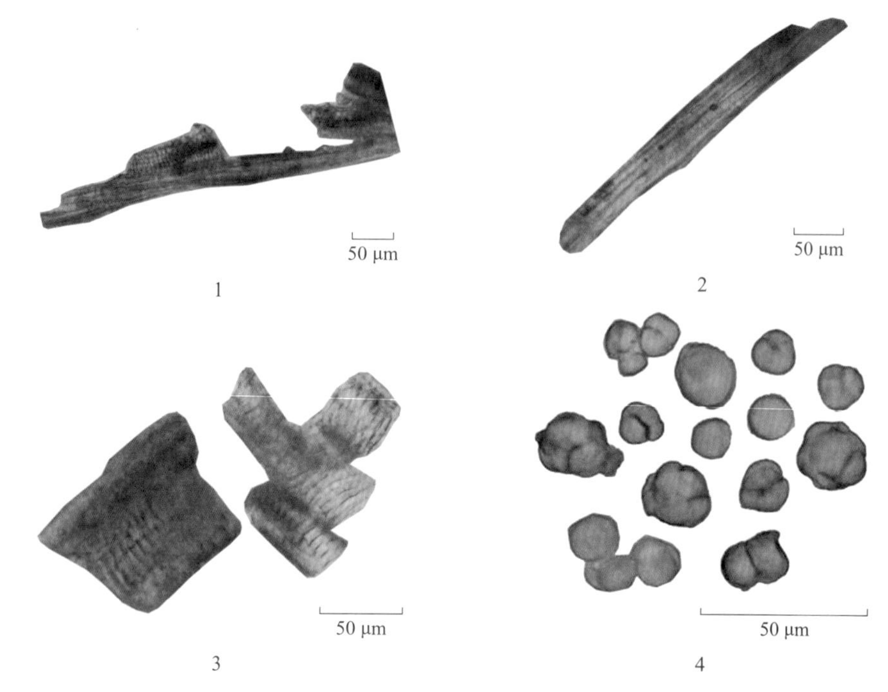

马先蒿粉末特征
（1. 木纤维和导管；2. 纤维束；3. 导管；4. 淀粉粒）

114. 猫爪草 Māo Zhuǎ Cǎo

本品为毛茛科植物小毛茛（猫爪草）*Ranunculus ternatus* Thunb. 的干燥块根。化痰散结，解毒消肿。

本品粉末浅棕黄色。① 导管多见，常为具缘纹孔导管、网纹导管、梯纹导管。② 石细胞方形、类方形，壁较薄，纹孔较稀疏且明显。③ 木栓细胞方形、类方形、类长方形，棕黄色。④ 薄壁细胞内常含大量淀粉粒，淀粉粒圆形、类圆形，单粒、复粒均有，复粒常由2～4分粒组成，脐点明显，常点状、分枝状。

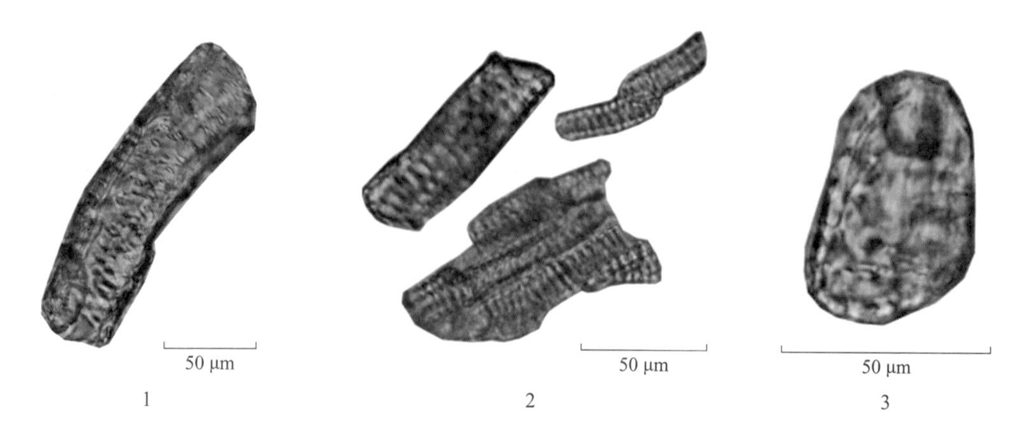

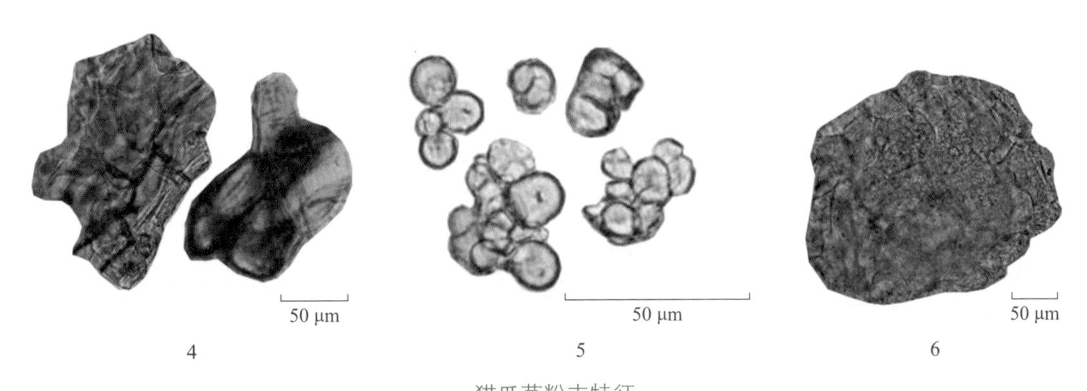

猫爪草粉末特征

（1～2. 导管；3. 石细胞；4. 木栓细胞；5～6. 薄壁细胞和淀粉粒）

115. 毛茛 Máo Gèn

本品为毛茛科植物毛茛 *Ranunculus japonicus* Thunb. 的干燥全草。退黄，定喘，截疟，镇痛，消翳。

本品粉末浅棕黄色。① 草酸钙针晶多见，常聚成针晶束。② 纤维单个散在或成束，在纤维腔内有多个草酸钙簇晶成行排列，形成嵌晶纤维。③ 导管多为环纹导管、螺纹导管。④ 薄壁细胞常为多边形，排列紧密整齐。

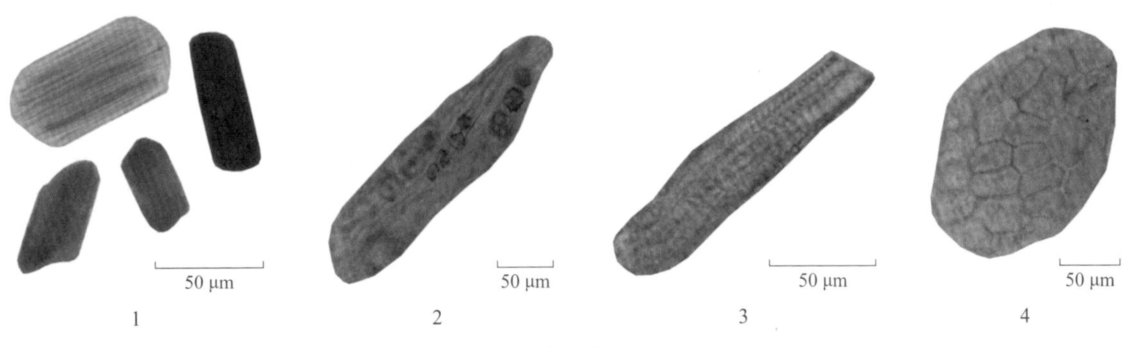

毛茛粉末特征

（1. 草酸钙针晶；2. 嵌晶纤维；3. 导管；4. 薄壁细胞）

116. 毛蒌 Máo Lóu

本品为胡椒科植物毛蒟 *Piper hongkongense* C. DC. 的干燥全株。祛风散寒除湿，行气活血止痛。

本品粉末暗绿色。① 油细胞类圆形，多见，内含黄色、棕黄色油滴。② 石细胞成群，大小不一，长方形、类长方形、类长椭圆形，壁厚，纹孔、层纹明显。③ 气孔可见，多为平轴式。④ 木纤维成束，壁较厚。⑤ 木薄壁细胞方形，壁较厚，纹孔多而明显。⑥ 刚毛笋状，内含大量草酸钙砂晶或小方晶，外壁有明显的纵向角质层纹理。⑦ 导管多为具缘纹孔导管、螺纹导管、梯纹导管。

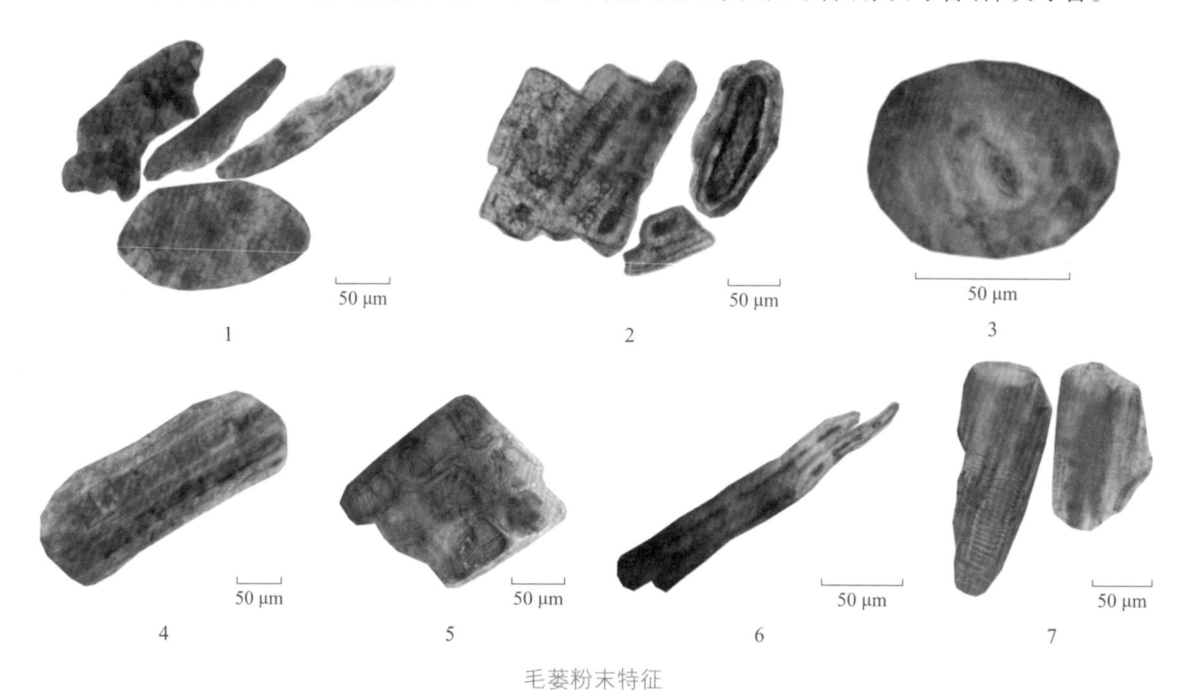

毛蒌粉末特征

（1. 油细胞；2. 石细胞；3. 气孔；4. 木纤维和木薄壁细胞；5. 木薄壁细胞；6. 刚毛；7. 导管）

117. 毛冬青叶 Máo Dōng Qīng Yè

本品为冬青科植物毛冬青 *Ilex pubescens* Hook. et Arn. 的干燥叶。清热凉血，解毒消肿。

本品粉末浅黄绿色。① 栅栏组织为2列细胞，细胞为较短的类长方形、类椭圆形；海绵组织细胞类方形，排列疏松。② 气孔多见，多为平轴式。③ 木纤维单个散在或成束，梭形，壁极厚，纹孔稀疏。④ 木栓细胞多边形，大小不一。⑤ 导管多为环纹导管、梯纹导管。⑥ 草酸钙簇晶偶见。

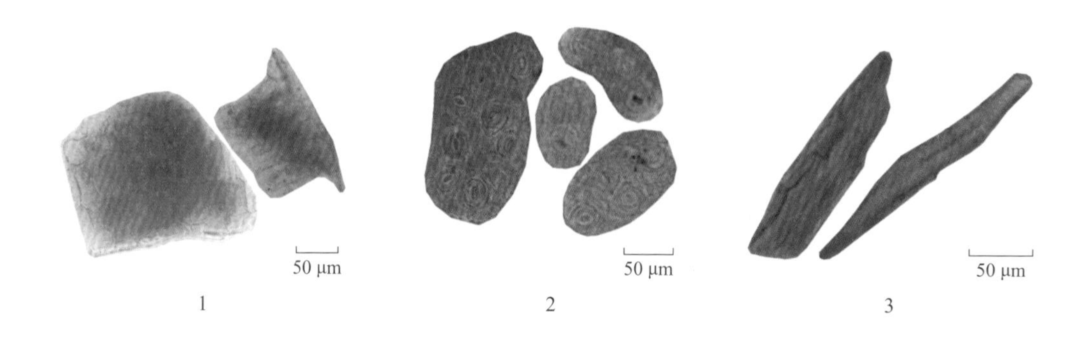

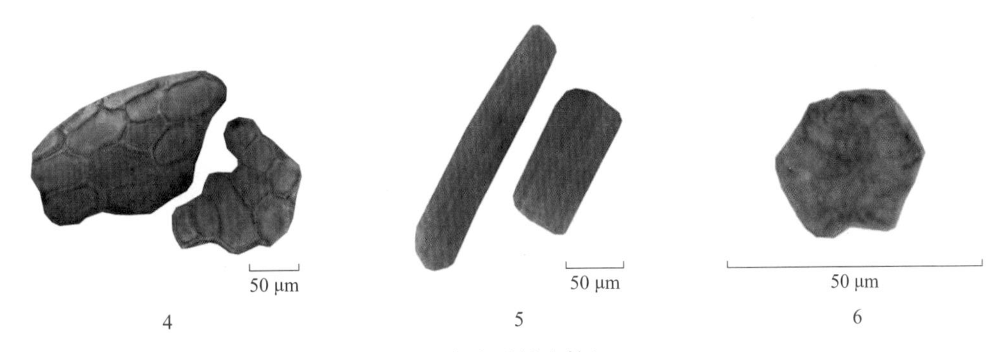

毛冬青叶粉末特征

（1. 栅栏组织和海绵组织；2. 气孔；3. 木纤维；4. 木栓细胞；5. 导管；6. 草酸钙簇晶）

118. 毛蕊草 Máo Ruǐ Cǎo

本品为玄参科植物毛蕊花 *Verbascum thapsus* L. 的干燥全草。清热解毒，止血。

本品粉末黄绿色。① 木栓细胞类长方形，棕褐色，外壁增厚，排列整齐。② 导管多为螺纹导管，直径 18～25 μm。③ 薄壁细胞壁略增厚，纹孔明显。④ 纤维多见，黄色、鲜黄色。⑤ 非腺毛多见，星状。

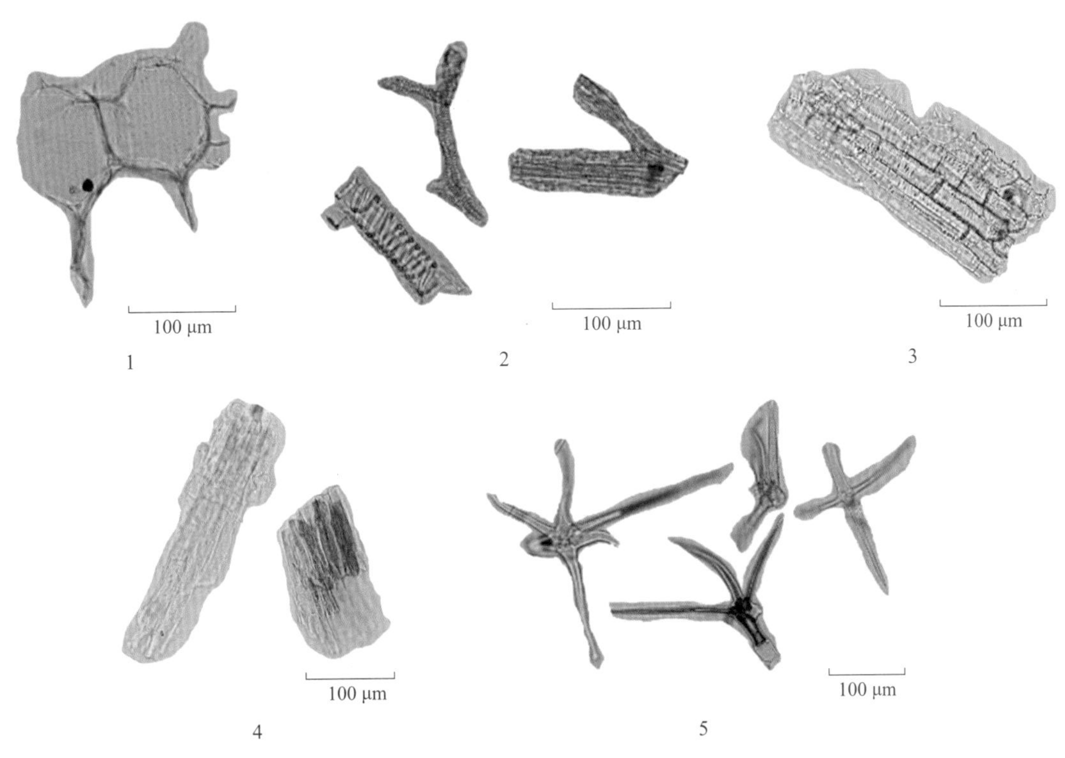

毛蕊草粉末特征

（1. 木栓细胞；2. 导管；3. 薄壁细胞；4. 纤维束；5. 非腺毛）

119. 茅膏菜 Máo Gāo Cài

本品为茅膏菜科植物茅膏菜 *Drosera peltata* Thunb. 的干燥全草。祛风活络，活血止痛。

本品粉末灰褐色。①淀粉粒众多，单粒圆形或类圆形，复粒由2～10个分粒组成，脐点点状、星状。②腺毛由多个细胞组成，棕黄色。③纤维碎片多见，侧壁平滑，端壁多平钝，腔内含棕黑色物，壁木化。④网纹环纹导管多见，壁木化或微木化。⑤花粉粒常数个相聚，表面有刺状突起，萌发孔不明显。

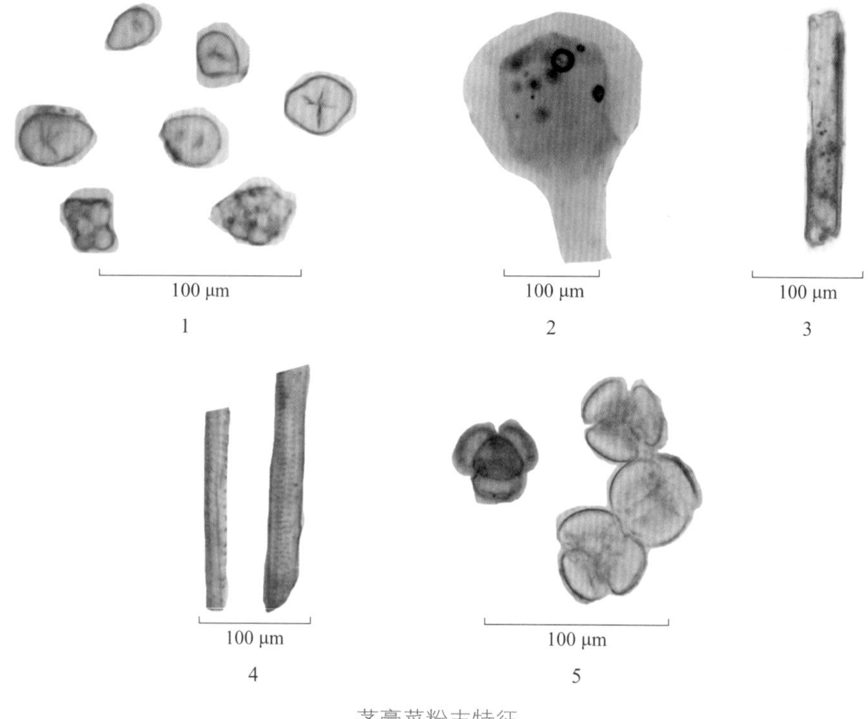

茅膏菜粉末特征

（1. 淀粉粒；2. 腺毛；3. 纤维碎片；4. 导管；5. 花粉粒）

120. 美登木 Měi Dēng Mù

本品为卫矛科植物美登木 *Gymnosporia acuminata* Hook. f. 的干燥叶。活血化瘀。

本品粉末灰绿色。① 木纤维多单个散在，较长。② 导管多为梯纹导管，多破碎，完整者直径约为70 μm。③ 草酸钙簇晶多见，散在或于薄壁细胞中成列存在，直径15～60 μm。④ 草酸钙方晶多散在，方形、菱形，直径约为50 μm。⑤ 石细胞单个散在或数个成群，近无色或淡黄色。⑥ 淀粉粒细小。⑦ 下表皮细胞垂周壁较薄，气孔类圆形或长圆形，不定式。

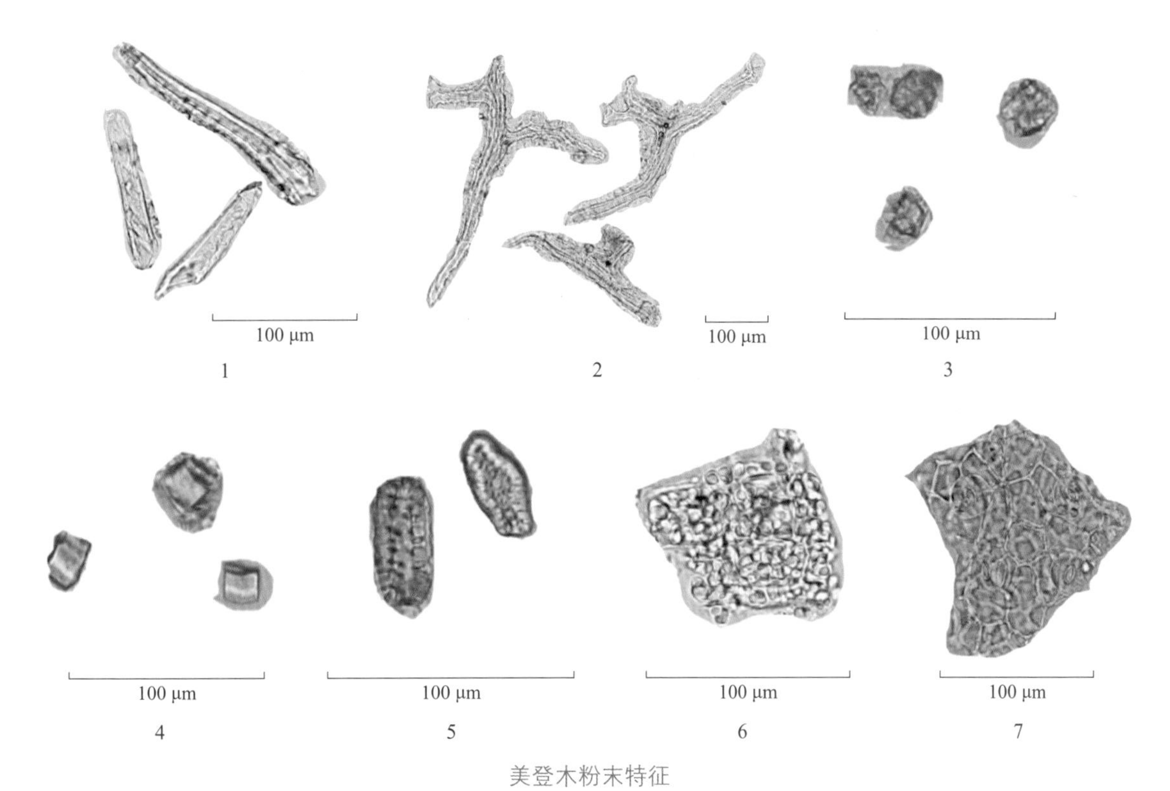

美登木粉末特征
（1. 木纤维；2. 导管；3. 草酸钙簇晶；4. 草酸钙方晶；5. 石细胞；6. 淀粉粒；7. 气孔）

121. 绵马贯众 Mián Mǎ Guàn Zhòng

本品为鳞毛蕨科植物粗茎鳞毛蕨*Dryopteris crassirhizoma* Nakai的干燥根茎及叶柄残基。清热解毒，驱虫。

本品粉末深棕黄色。① 棕色块多见，常为棕黄色的不规则块状物。② 管胞常为孔纹管胞、梯纹管胞或网纹管胞。③ 表皮厚壁细胞方形、类方形、类长方形，棕黄色或浅棕黄色。

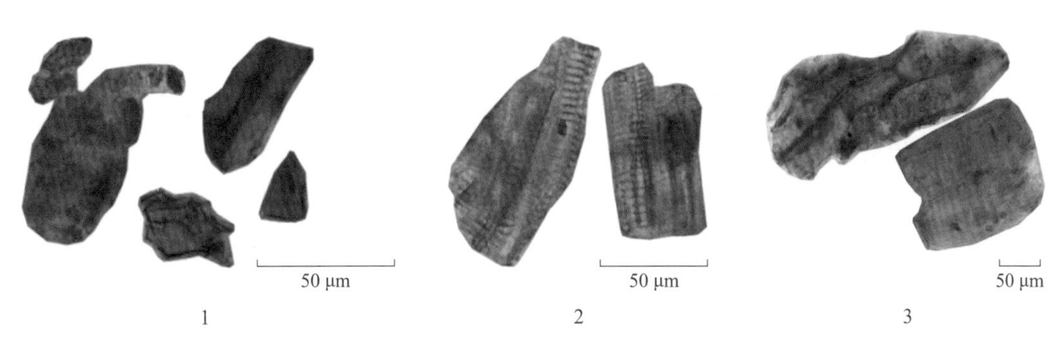

绵马贯众粉末特征
（1. 棕色块；2. 管胞；3. 表皮厚壁细胞）

122. 魔芋 Mó Yù

本品为天南星科植物魔芋*Amorphophallus konjac* K. Koch的干燥块茎。化痰消积，解毒散结，行瘀止痛。

本品粉末灰白色。① 淀粉粒极多，单粒类圆形，脐点点状、星状、飞鸟状、裂缝状，少数层纹隐约可见；复粒由2～10分粒组成。② 草酸钙簇晶多见，散在，棱角较细密、短钝。③ 草酸钙针晶多见，散在或存在于黏液细胞中，部分较短、较细，部分较粗长。④ 导管多为螺纹导管和环纹导管。⑤ 木栓化细胞淡棕色，不规则多角形。

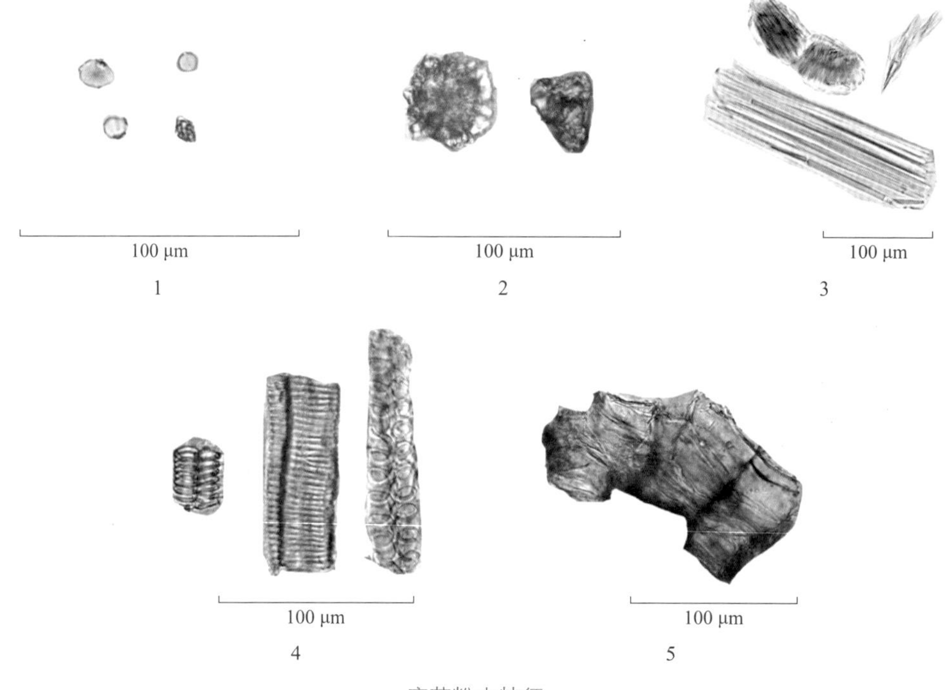

魔芋粉末特征

（1. 淀粉粒；2. 草酸钙簇晶；3. 草酸钙针晶；4. 导管；5. 木栓化细胞）

123. 木鳖子 Mù Biē Zǐ

本品为葫芦科植物木鳖（木鳖子）*Momordica cochinchinensis* (Lour.) Spreng. 的干燥成熟种子。散结消肿，攻毒疗疮。

本品粉末灰黄色或浅棕黄色。子叶薄壁细胞五角形或六角形，充满糊粉料和脂肪油块。脂肪油块类圆形，表面可见网状纹理。

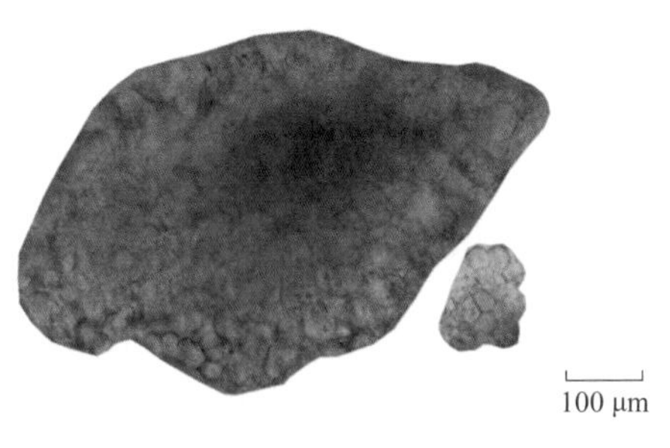

木鳖子粉末特征
（薄壁细胞）

124. 木芙蓉叶 Mù Fú Róng Yè

本品为锦葵科植物木芙蓉 *Hibiscus mutabilis* L. 的干燥叶。凉血，解毒，消肿，止痛。

本品粉末灰绿色。① 非腺毛众多，壁木化，为星状毛或簇生毛，有2～35个分枝，每分枝为单细胞，有的从分枝基部处碎断。② 下表皮细胞垂周壁略呈波状弯曲，气孔不定式。③ 草酸钙簇晶多见，直径10～33 μm。④ 螺纹导管多见。

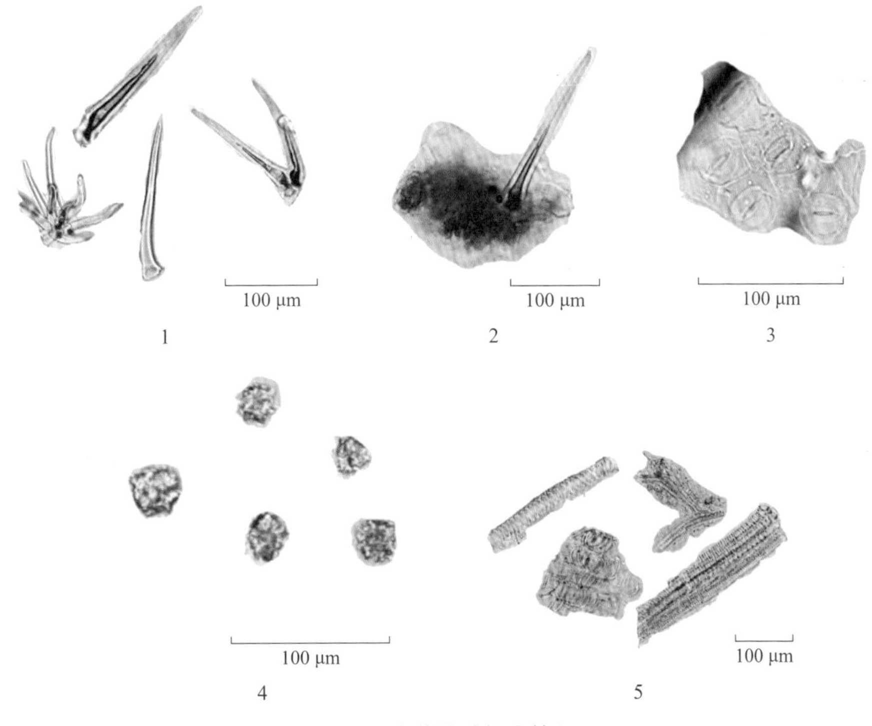

木芙蓉叶粉末特征
（1～2. 非腺毛；3. 气孔；4. 草酸钙簇晶；5. 导管）

N

125. 南鹤虱 Nán Hè Shī

本品为伞形科植物野胡萝卜 *Daucus carota* L. 的干燥成熟果实。杀虫消积。

本品粉末浅棕黄色。① 种皮栅状细胞1列。② 油管碎片黄棕色至深棕色，多见，内含深色分泌物。③ 非腺毛有两种类型：一种是长棒状，由多个细胞组成，大小不等；另一种常为单细胞，线状，顶端较尖。④ 纤维成束，壁较厚，纹孔较稀疏。⑤ 外果皮细胞方形、类方形，排列紧密，壁厚。⑥ 中果皮细胞狭长形，壁薄。⑦ 胚乳细胞多角形，无色，壁较厚，多数含糊粉粒和细小的草酸钙簇晶。

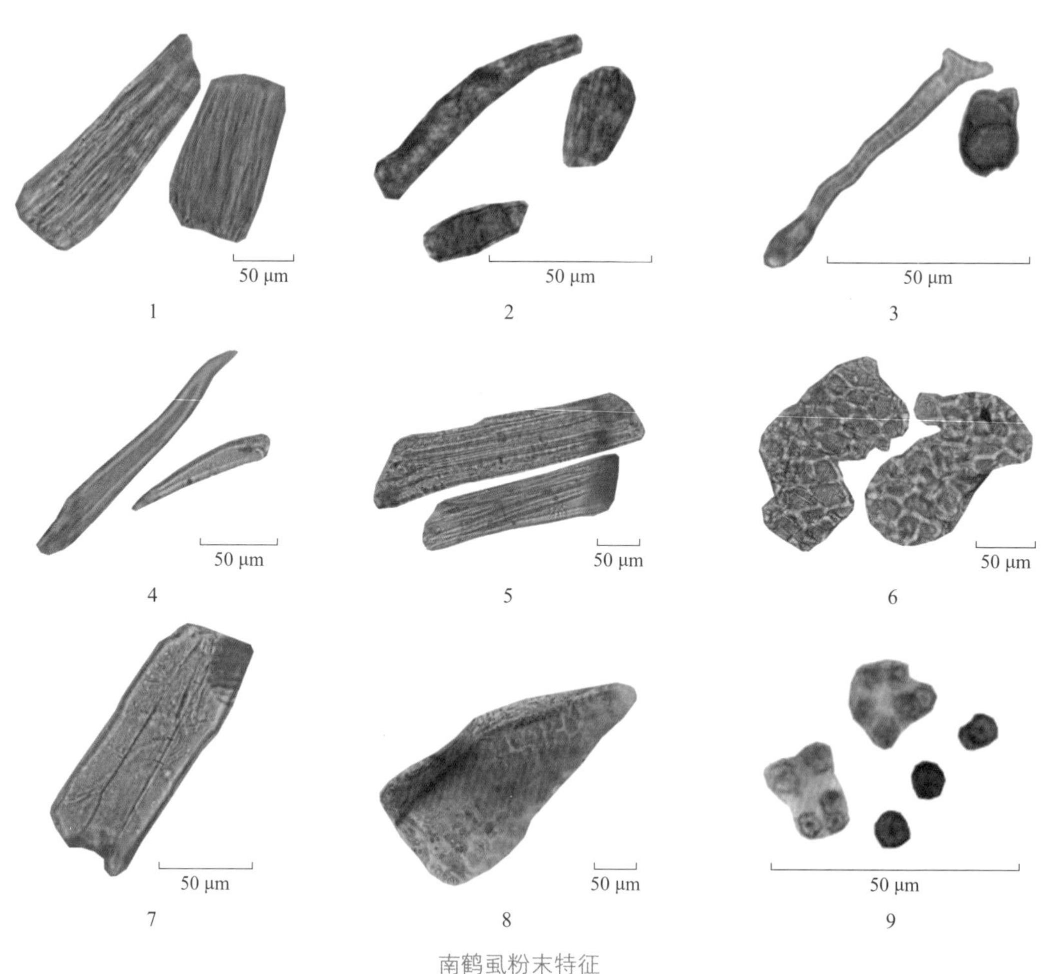

南鹤虱粉末特征

（1. 栅状细胞；2. 油管；3～4. 非腺毛；5. 纤维束；6. 外果皮细胞；7. 中果皮细胞；8～9. 胚乳细胞及簇晶）

126. 南蛇藤 Nán Shé Téng

本品为卫矛科植物南蛇藤 *Celastrus orbiculatus* Thunb. 的干燥茎藤。祛风除湿，通经止痛，活血解毒。

本品粉末淡红棕色。① 纤维单个散在或成束，壁厚，孔沟明显。② 具缘纹孔导管与网纹导管碎片多见。③ 草酸钙簇晶多见。④ 木栓细胞多角形、类方形。

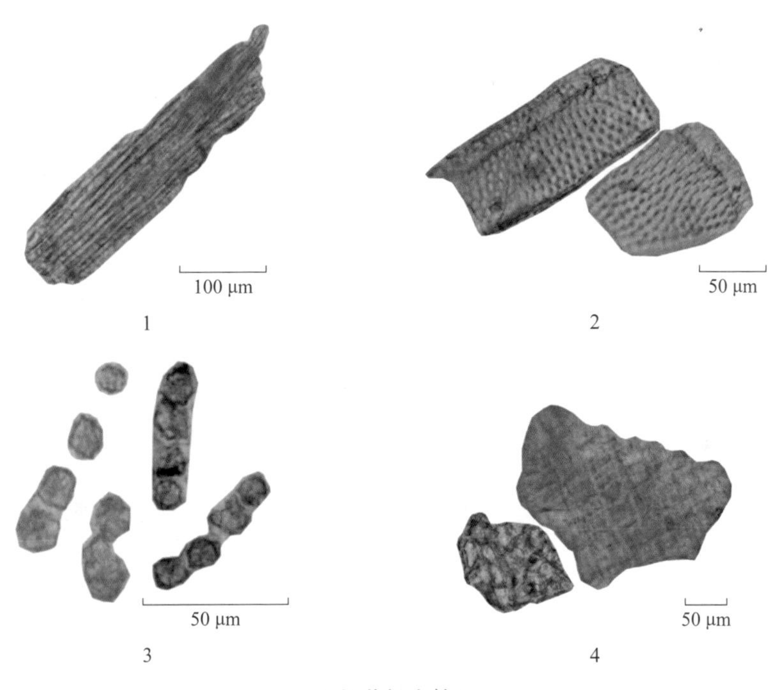

南蛇藤粉末特征

（1. 纤维束；2. 导管；3. 草酸钙簇晶；4. 木栓细胞）

127. 南蛇藤果 Nán Shé Téng Guǒ

本品为卫矛科植物南蛇藤 *Celastrus orbiculatus* Thunb. 的干燥果实。养心安神，和血止痛。

本品粉末橙红色。① 假种皮薄壁细胞多角形，壁薄，橙黄色，内含橙红色油滴状物。② 种皮栅状细胞棕黄色，细长圆柱形，排列紧密，稍呈弧状偏弯。③ 石细胞单个散在或数个成群，类椭圆形或长条形，有的末端较尖，似纤维状，少数为多角形或分枝状，层纹及纹孔明显，壁薄厚不一。④ 草酸钙簇晶直径 10～50 μm，棱角稍尖或较钝；另有草酸钙方晶、球晶及不规则小晶体散在或存在于多种组织中。⑤ 纤维成束，有时伴有石细胞存在。⑥ 螺纹导管、梯纹导管常见。

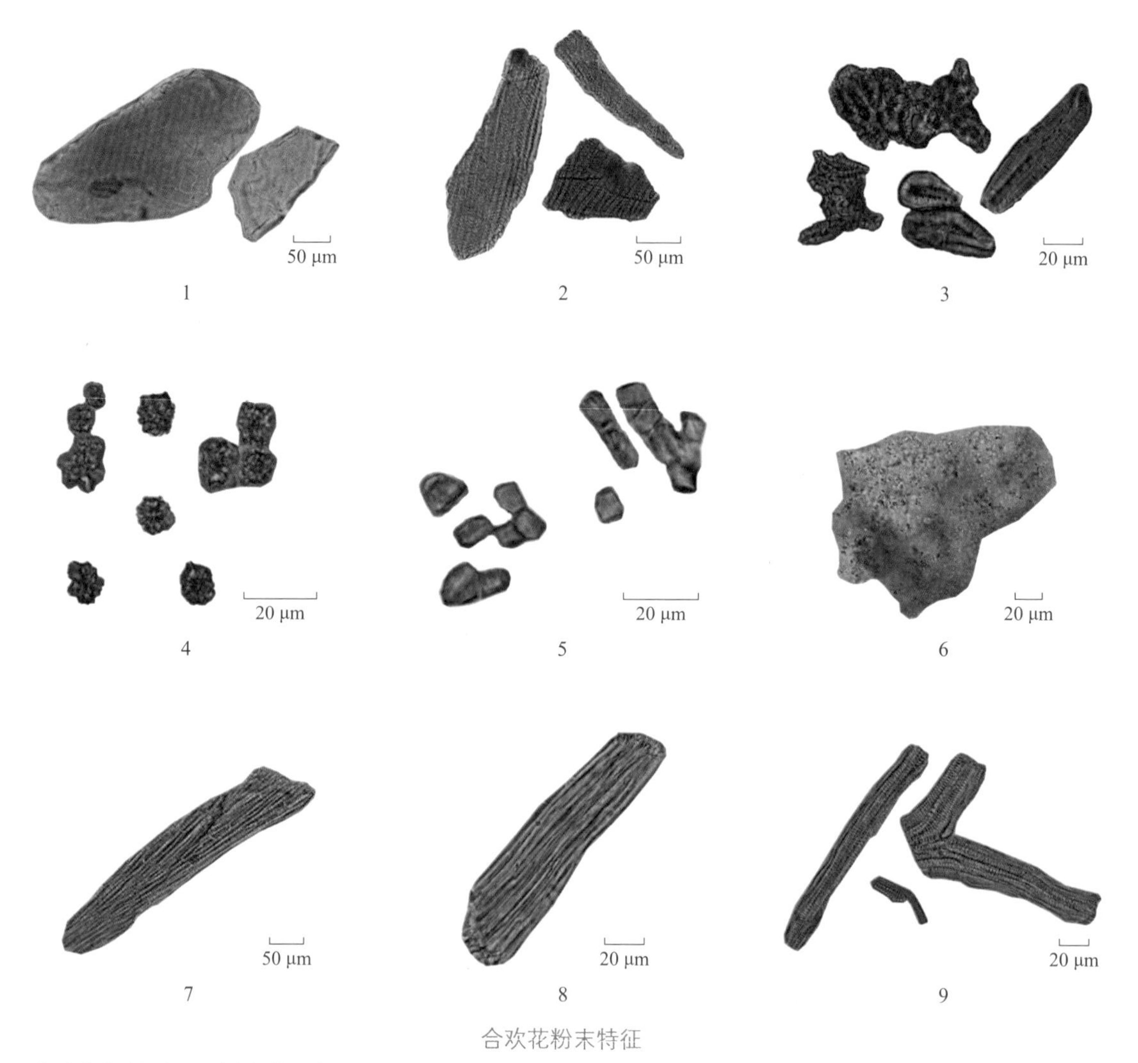

合欢花粉末特征

（1. 假种皮薄壁细胞；2. 种皮栅状细胞；3. 石细胞；4～6. 草酸钙簇晶、草酸钙方晶、球晶、小晶体等；7～8. 纤维和石细胞；9. 导管）

128. 南天竹梗 Nán Tiān Zhú Gěng

本品为小檗科植物南天竹 *Nandina domestica* Thunb. 的干燥茎枝。清湿热，降逆气。

本品粉末黄绿色。① 纤维成束，长 100 μm 以上，壁较厚，纹孔明显。② 导管多为具缘纹孔导管、网纹导管。③ 石细胞梭形、类长方形，壁厚，孔道、层纹均可见。④ 木栓细胞多边形，壁较厚，棕黄色或浅棕色。

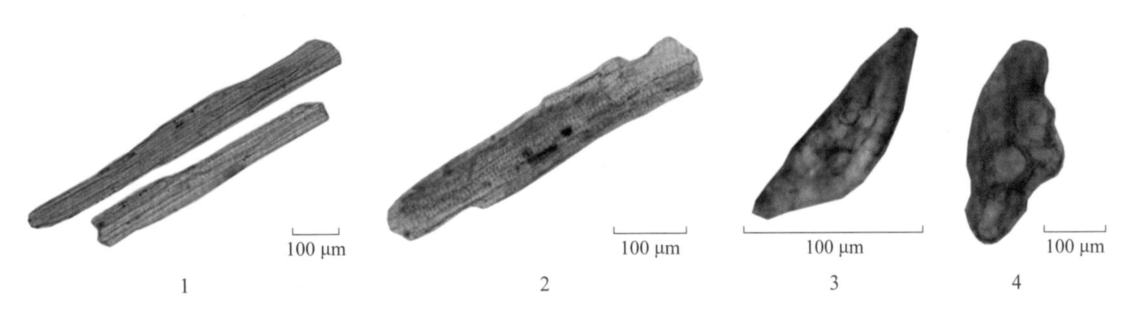

南天竹梗粉末特征

（1. 纤维束；2. 网纹导管；3. 石细胞；4. 木栓细胞）

129. 南天竹子 Nán Tiān Zhú Zi

本品为小檗科植物南天竹 *Nandina domestica* Thunb. 的干燥果实。敛肺止咳，平喘。

本品粉末棕黄色。① 石细胞单个散在或成群，形状多样，壁厚，纹孔、层纹明显。② 胚乳细胞多边形，无色，常含细小的草酸钙方晶。③ 外果皮细胞方形或类方形，红棕色。④ 导管多为梯纹导管、网纹导管。

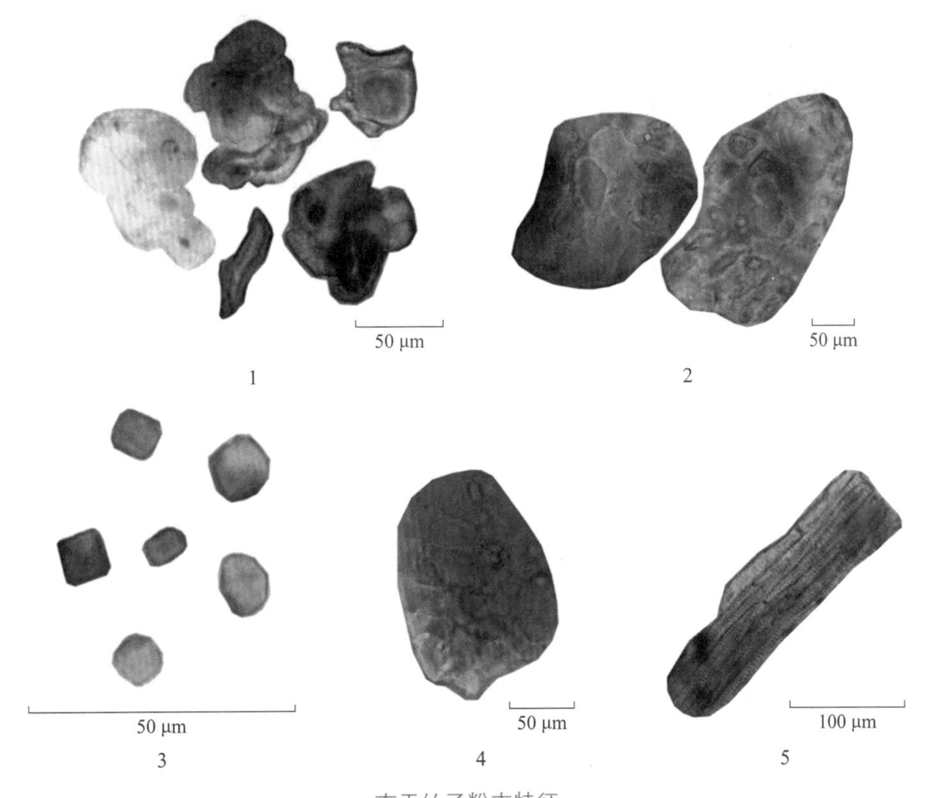

南天竹子粉末特征

（1. 石细胞；2～3. 胚乳细胞及草酸钙方晶；4. 外果皮细胞；5. 导管）

130. 闹羊花 Nào Yáng Huā

本品为杜鹃花科植物羊踯躅 *Rhododendron molte* G. Don 的干燥花。祛风除湿，散瘀定痛。

本品粉末淡棕黄色。① 导管多见，常为网纹导管、环纹导管、梯纹导管。② 花药表皮细胞圆形。③ 分泌道长管状，纵向连接，细胞中充满棕黄色分泌物。④ 花冠表皮细胞类圆形，壁薄，排列较紧密，浅黄色至深黄色。⑤ 花粉粒圆形、类圆形，浅黄色。

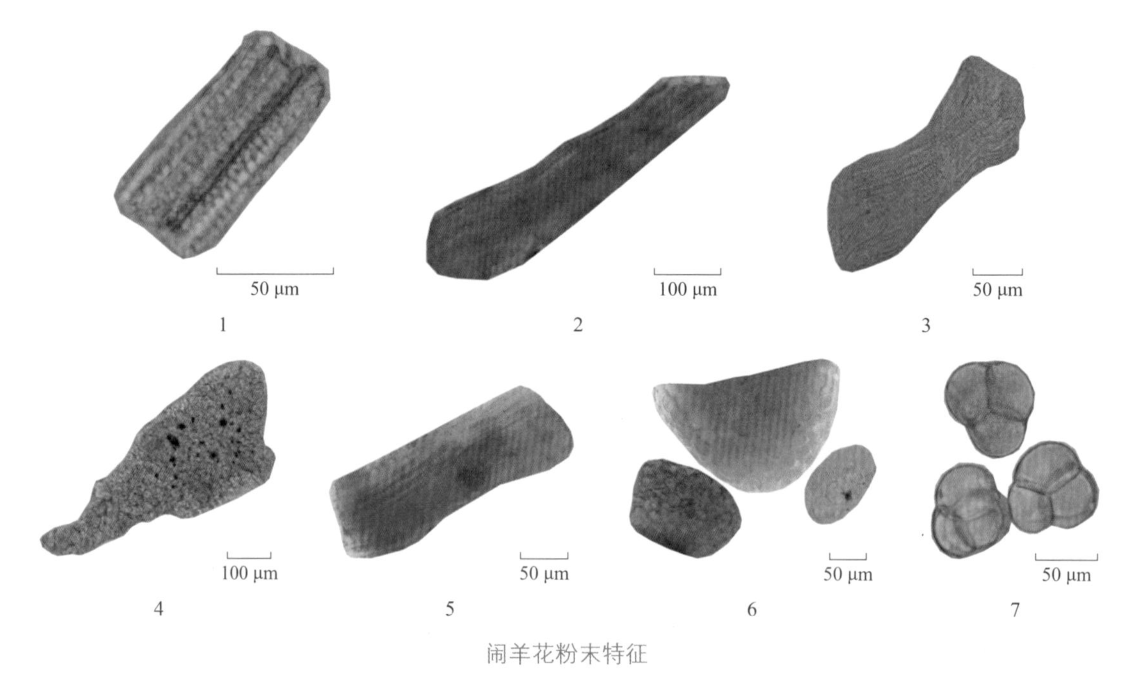

闹羊花粉末特征

（1～3. 导管；4. 花药表皮细胞；5. 分泌道；6. 花冠表皮细胞；7. 花粉粒）

131. 牛耳枫 Niú ěr Fēng

本品为虎皮楠科植物牛耳枫 *Daphniphyllum calycinum* Benth. 的干燥根、小枝和叶。清热解毒，活血舒筋。

本品粉末灰褐色或黄灰色。① 草酸钙簇晶较多，常成行排列，大多存在于细胞内。② 导管多为螺纹导管和梯纹导管，直径 23～45 μm。③ 纤维束狭长，长短不一。④ 叶表皮细胞波状，有时可见平轴式气孔；小枝表皮细胞方形或类方形，排列紧密。

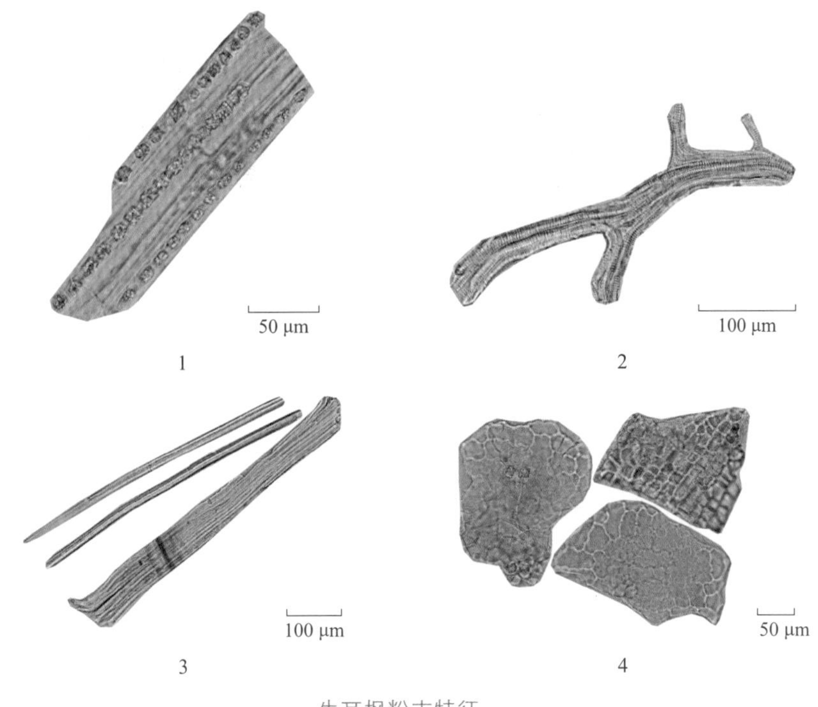

牛耳枫粉末特征

（1. 草酸钙簇晶；2. 导管；3. 纤维束；4. 表皮细胞）

132. 农吉利 Nóng Jí Lì

本品为豆科植物农吉利 *Crotalaria sessiliflora* L. 的干燥全草。清热解毒，祛风除湿，消积。

本品粉末灰绿色。① 纤维单个散在或成束，细长，稍弯曲，壁较薄，纹孔稀疏。② 非腺毛极多，较长，顶端较尖，常为单细胞。③ 螺纹导管、网纹导管和梯纹导管多见。④ 石细胞类长方形或类三角形，壁厚，孔沟明显。

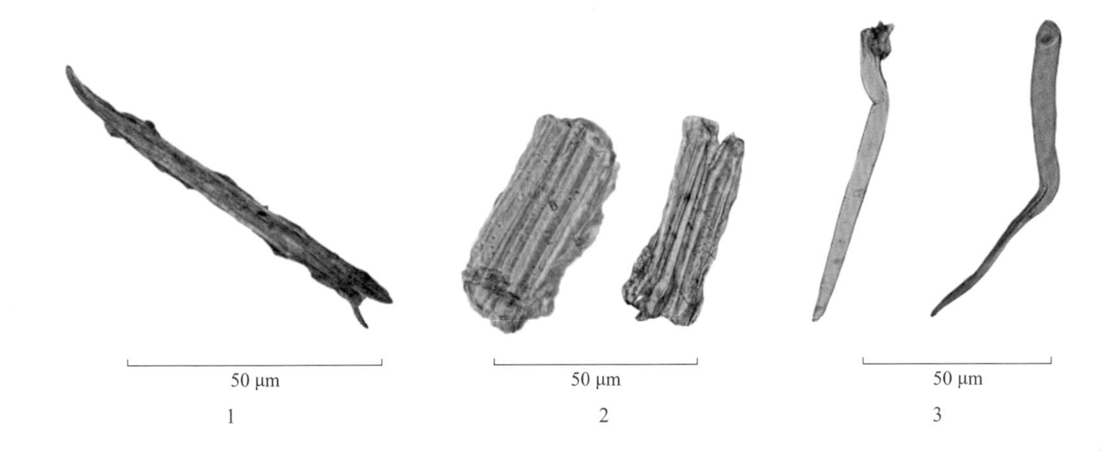

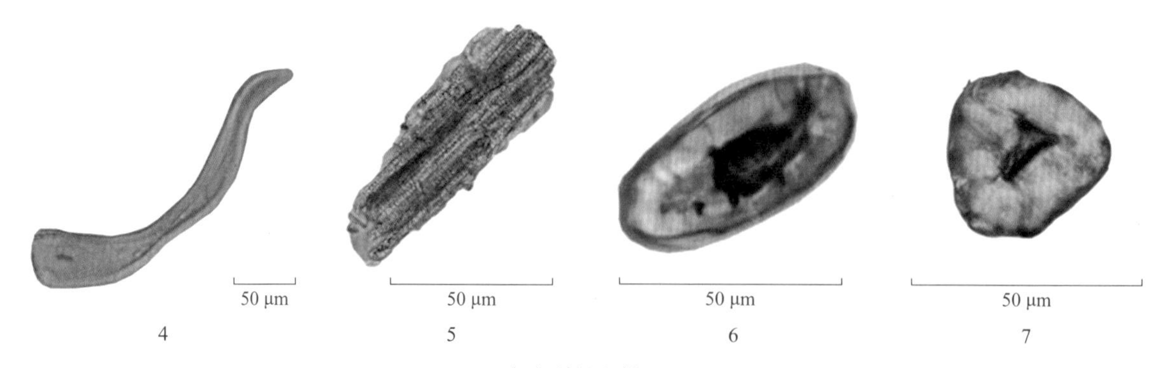

农吉利粉末特征

（1～2. 纤维；3～4. 非腺毛；5. 导管；6～7. 石细胞）

P

133. 排钱树 Pái Qián Shù

本品为豆科植物排钱树*Phyllodium pulchellum* (L.) Desv.的干燥根或叶。清热利湿，活血祛瘀，软坚散结。

本品粉末绿色。① 表皮细胞波状，气孔可见，多为不定式。② 纤维成束存在，其旁的薄壁细胞中含有大量草酸钙方晶，形成晶鞘纤维。③ 非腺毛多见，长短不一，线状，多为单细胞。④ 导管可见，多为梯纹导管、具缘纹孔导管。⑤ 木栓细胞棕黄色，类方形、类多边形，壁较厚，排列紧密。

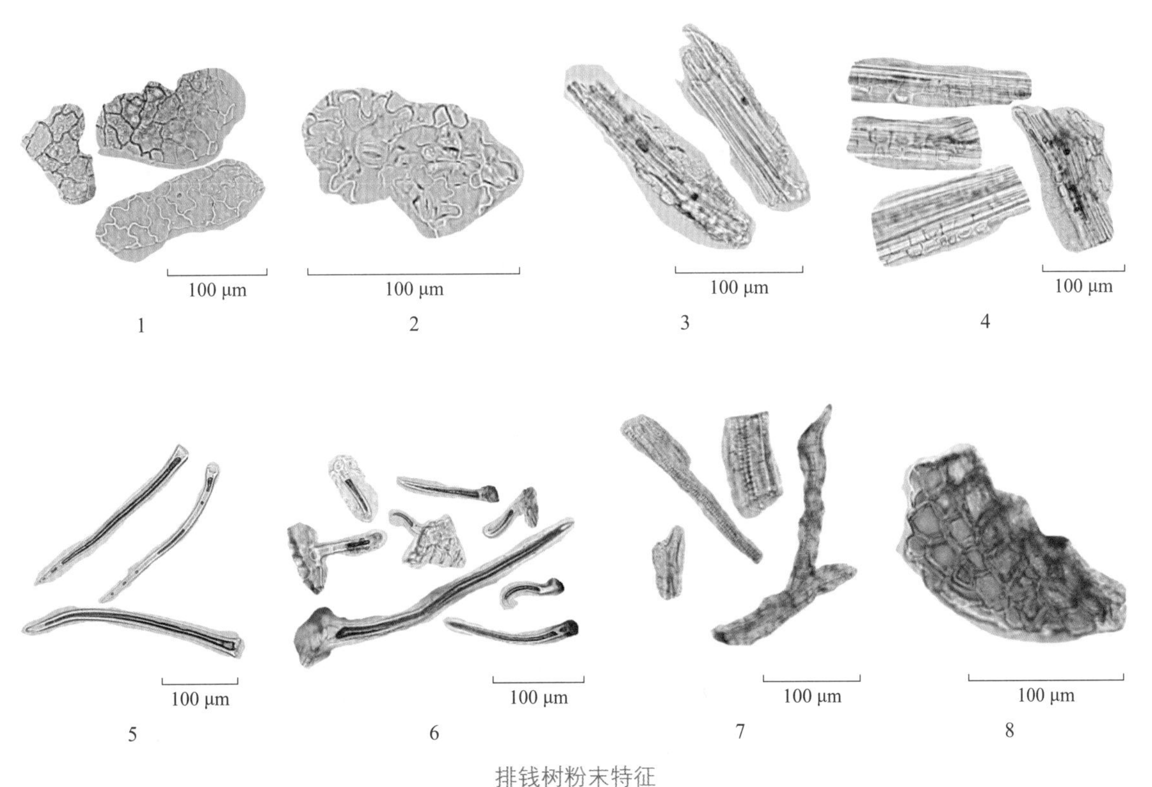

排钱树粉末特征

（1～2. 表皮细胞、气孔；3～4. 晶鞘纤维；5～6. 非腺毛；7. 导管；8. 木栓细胞）

134. 啤酒花 Pí Jiǔ Huā

本品为桑科植物啤酒花*Humulus lupulus* L.的干燥未成熟带花果穗。健胃消食，利尿消肿，抗痨消炎，安神。

本品粉末灰黄色。① 花冠薄壁细胞类长方形，无色或浅灰黄色。② 表皮细胞波形。③ 非腺毛多见，较长，常为碎片状。④ 纤维成束，碎片状，壁较薄，纹孔不明显。

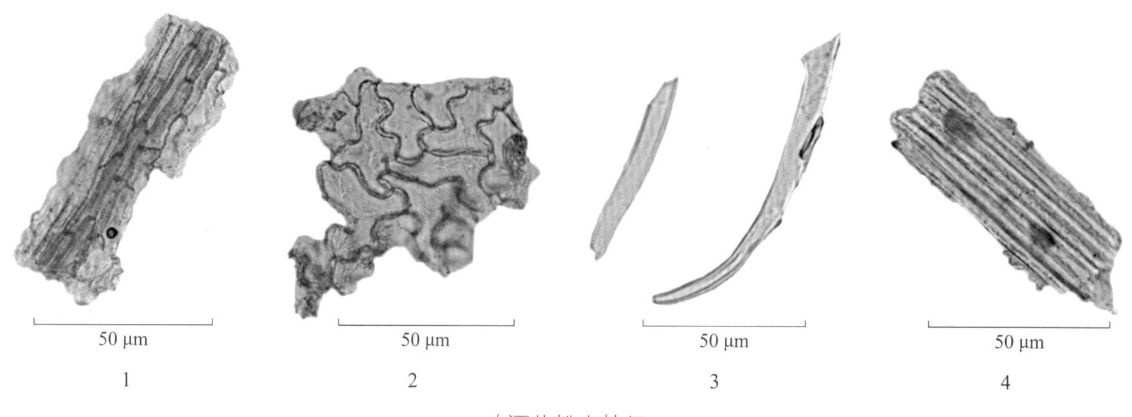

啤酒花粉末特征

（1. 薄壁细胞；2. 表皮细胞；3. 非腺毛；4. 纤维）

135. 蒲儿根 Pú ér Gēn

本品为菊科植物蒲儿根*Sinosenecio oldhamianus* (Maxim.) B. Nord.的干燥全草。清热解毒，利湿，活血。

本品粉末浅黄绿色。① 纤维成束，较长，常为碎片状，壁较厚，纹孔不明显。② 乳汁管多见，为连续的不规则弯曲的长管道。③ 环纹导管、梯纹导管多见。

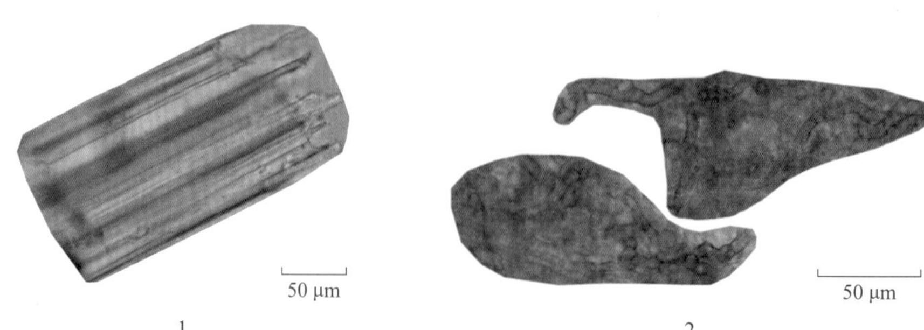

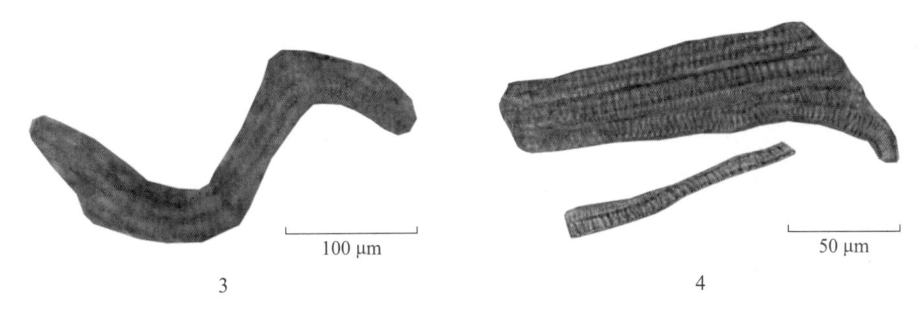

蒲儿根粉末特征

（1. 纤维束；2. 乳汁管；3～4. 导管）

136. 蒲葵子 Pú Kuí Zǐ

本品为棕榈科植物蒲葵*Livistona chinensis* (Jacq.) R. Br. ex Mart.的干燥成熟果实。止血，抗癌。

本品粉末棕色或棕褐色。① 石细胞淡黄棕色，单个散在，类方形、卵圆形或长椭圆形，纹孔裂缝状、少数，有的胞腔内充满淡红棕色物或深棕色物。② 外果皮细胞类方形、类多边形，壁较厚，排列紧密。③ 胚乳细胞棕色，多角形或长方形，直径8～30 μm，纹孔少见、细小，内含油滴，少数含深棕色物。④ 中果皮细胞淡黄棕色，类长方形、类多角形，直径8～35 μm，壁厚6～8 μm，纹孔少见。⑤ 梯纹导管多见，直径8～18 μm。

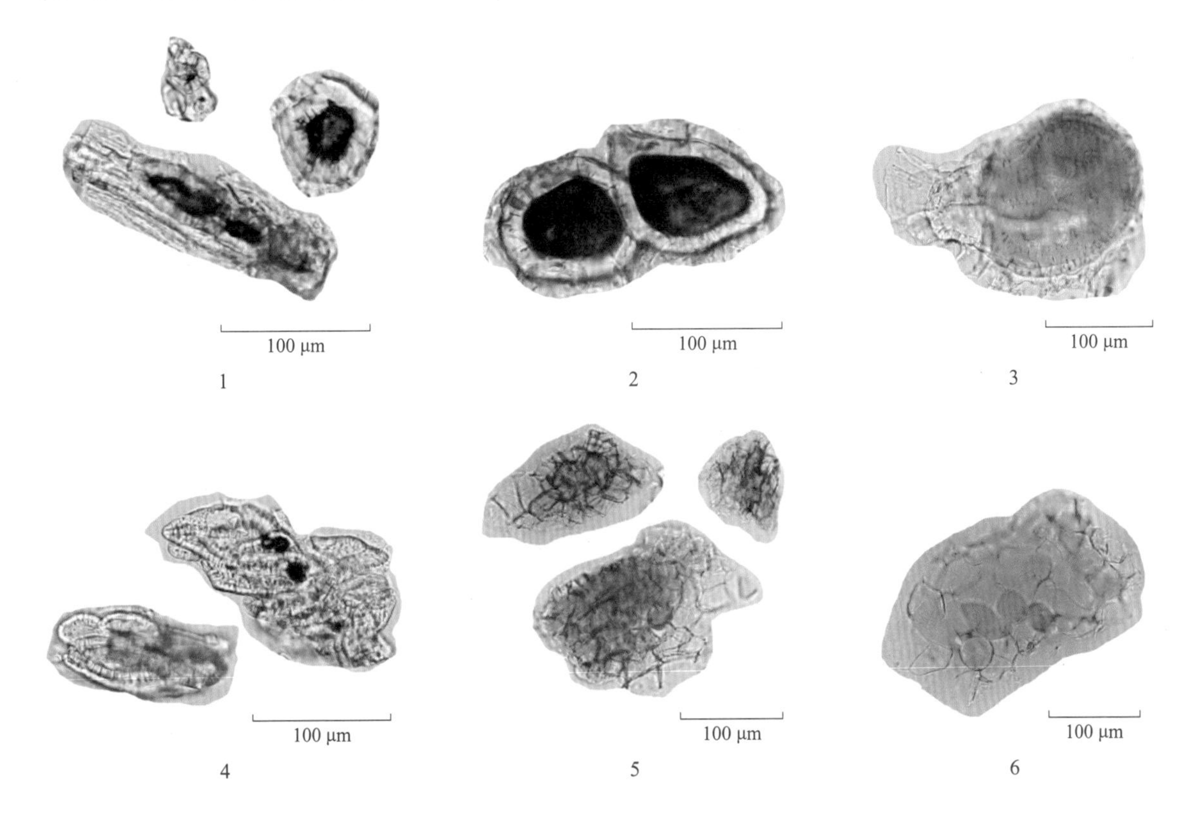

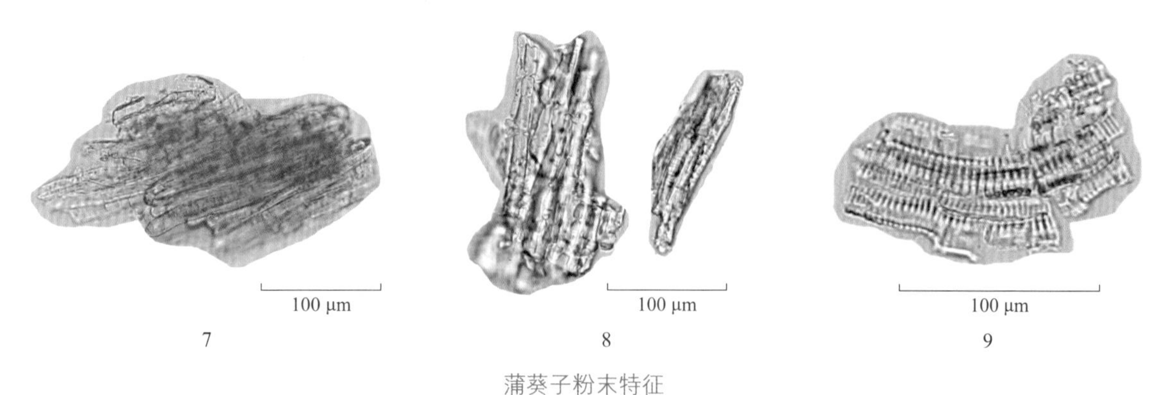

蒲葵子粉末特征

（1～4. 石细胞；5. 外果皮细胞；6. 胚乳细胞；7～8. 中果皮细胞；9. 导管）

137. 蒲桃根皮 Pú Táo Gēn Pí

本品为桃金娘科植物蒲桃*Syzygium jambos* (L.) Alston的干燥根皮。凉血解毒。

本品粉末灰褐色。① 淀粉粒众多，长卵形、贝壳形或不规则形，直径5～20 μm，脐点点状、裂缝状、人字形；复粒少见，由2～3个分粒组成。② 纤维单个散在或成群，棕色或淡黄色，直径10～32 μm，木化，胞腔线形，孔沟明显。③ 石细胞淡黄色或浅棕色，类长方形、分枝状或不规则形，直径21～62 μm，长72～320 μm，边缘突起，孔沟明显，有的含棕黄色颗粒物。④ 导管为螺纹导管或梯纹导管。⑤ 棕色块不规则形。

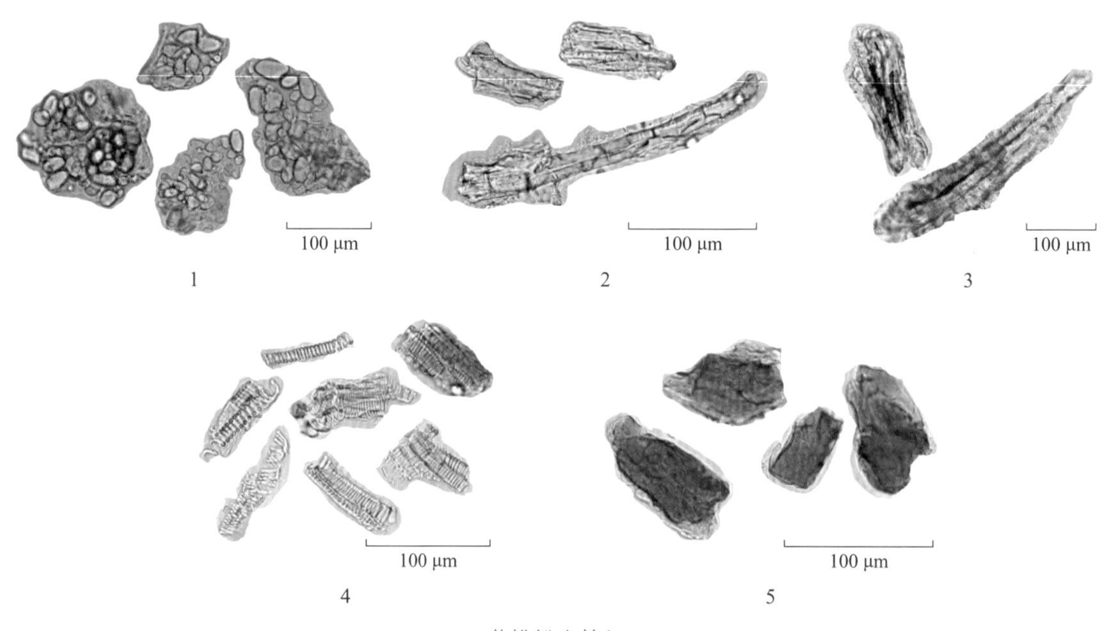

蒲桃粉末特征

（1. 淀粉粒；2. 纤维；3. 石细胞；4. 导管；5. 棕色块）

Q

138. 千层塔 Qiān Céng Tǎ

本品为石松科植物蛇足石杉 *Lycopodium serratum* (Thunb. ex Murray) Trevis. 的干燥全草。散瘀止血，消肿止痛，清热解毒，健脑。

本品粉末黄绿色。① 表皮细胞形态各异，长方形、圆形、不规则形，细胞壁链珠状增厚。② 厚壁细胞类长方形、类圆形，排列紧密，浅棕黄色至棕黄色。③ 气孔可见，多为不定式。

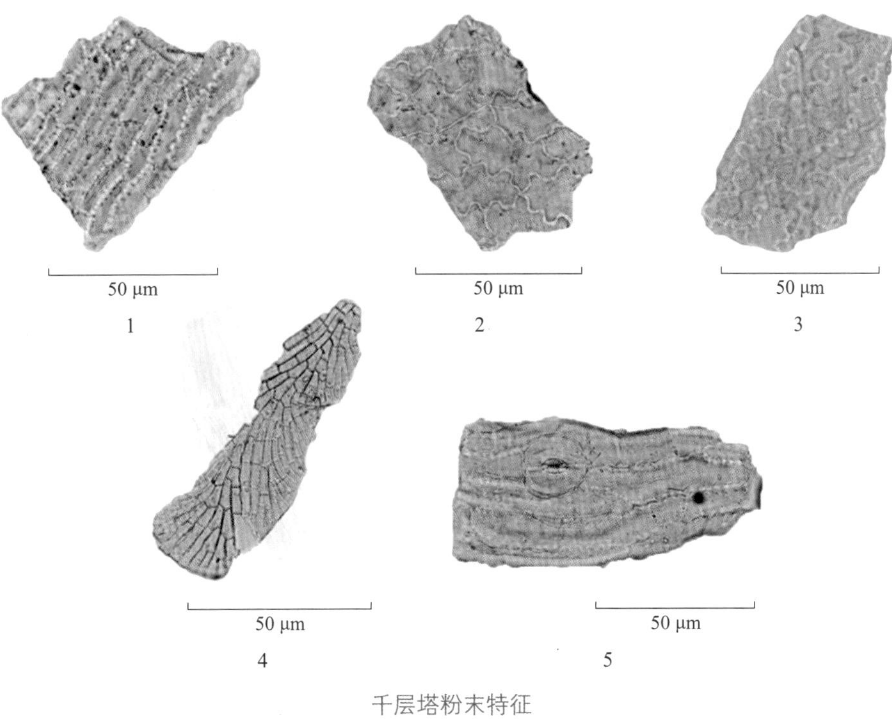

千层塔粉末特征

（1～3. 表皮细胞；4. 厚壁细胞；5. 气孔）

139. 千金子 Qiān Jīn Zi

本品为大戟科植物续随子 *Euphorbia lathyris* L. 的干燥成熟种子。泻下逐水，破血消症；外用疗癣蚀疣。

本品粉末浅棕黄色。① 种皮栅状细胞较多，红棕色，常为短束状或短管状，大小不一；侧面观单个栅状细胞长柱状，微弯曲。② 种皮表皮细胞成群或单个散离，表面观呈多角形或多角状椭圆形，壁一侧微增厚，胞腔中含红棕色色素，块状或颗粒状，还可见絮状物；另有一些表皮细胞不含色素，偶见增厚的胞壁。③ 胚乳细胞较大，类圆形、椭圆形或多角形，壁较薄。④ 内种皮细胞椭圆形或类圆形，壁螺纹状增厚。

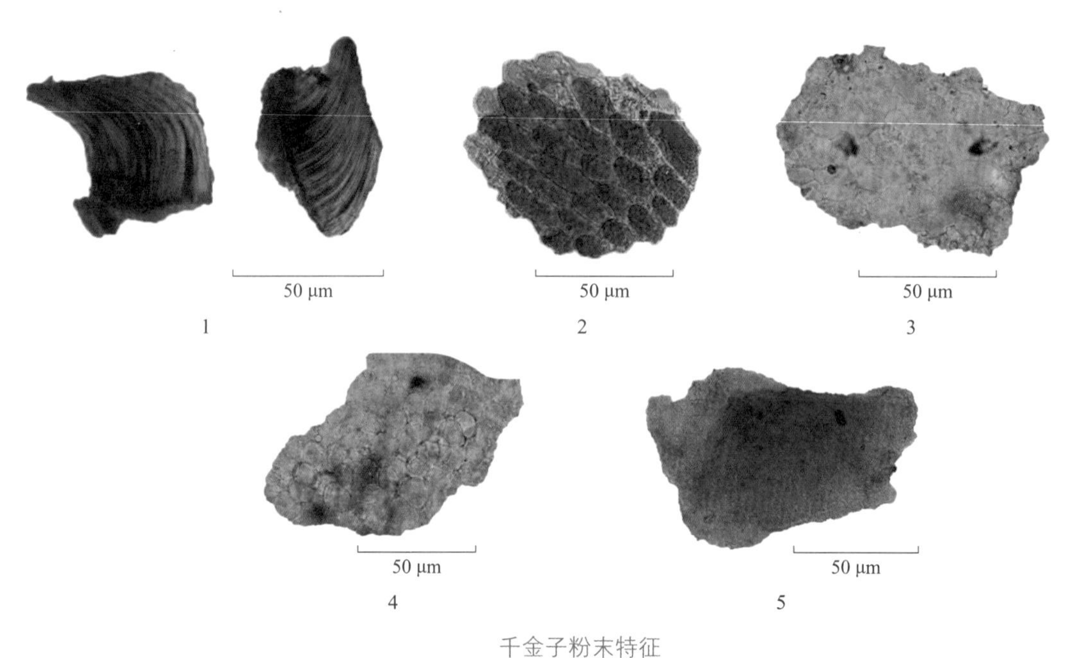

千金子粉末特征

（1. 栅状细胞；2. 种皮表皮细胞；3. 胚乳细胞；4. 胚乳细胞；5. 内种皮细胞）

140. 千里光 Qiān Lǐ Guāng

本品为菊科植物千里光*Senecio scandens* Buch.-Ham. 的干燥地上部分。清热解毒，明目，利湿。

本品粉末黄绿色。① 表皮细胞方形、类方形，壁较厚，排列紧密。② 非腺毛多数，常由多个细胞组成，线状，多弯曲，顶端细胞渐尖或钝圆，有的膨大成椭圆形、半圆形或类圆形，有的中部或顶部细胞缢缩。③ 导管多为环纹导管、梯纹导管，孔纹导管偶见。④ 细小的草酸钙方晶偶见。⑤ 分泌道长管状，其内有浅棕黄色至棕黄色的分泌物。⑥ 薄壁细胞长方形、类长方形，排列紧密，壁稍增厚。

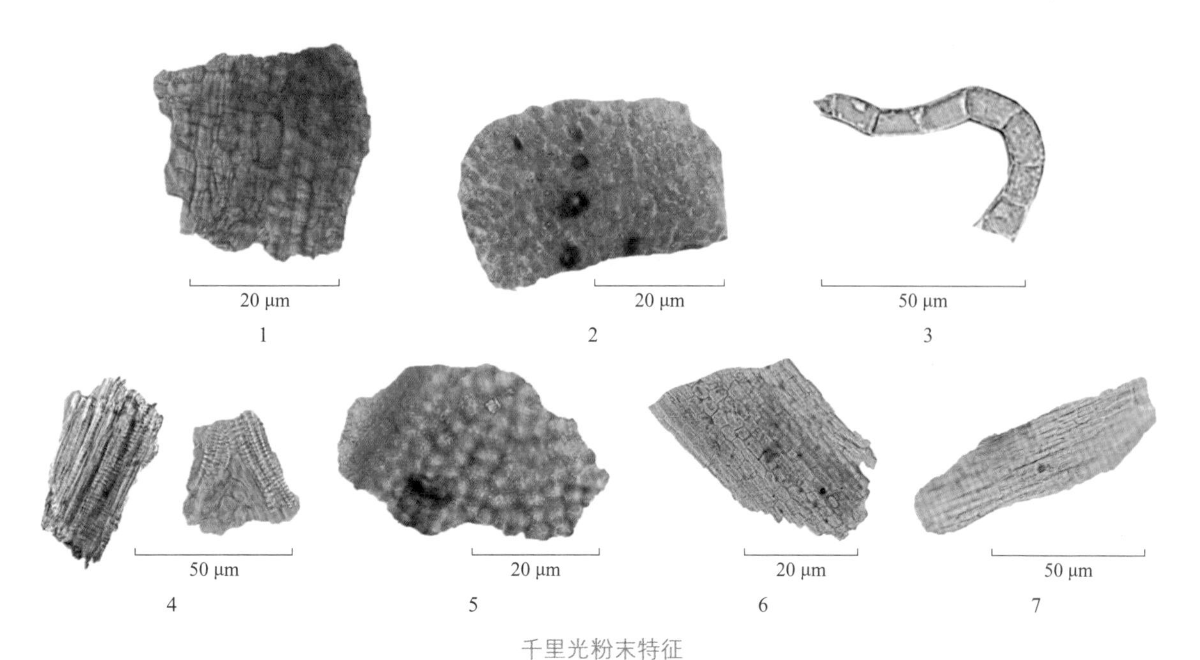

千里光粉末特征

（1. 表皮细胞；2～3. 非腺毛；4. 导管；5. 草酸钙方晶；6. 分泌道；7. 薄壁细胞）

141. 牵牛子 Qiān Niú Zǐ

本品为旋花科植物裂叶牵牛（牵牛）*Pharbitis nil* (L.) Choisy 或圆叶牵牛 *Pharbitis purpurea* (L.) Voigt 的干燥成熟种子。泻水通便，消痰涤饮，杀虫攻积。

本品粉末淡黄棕色。① 种皮表皮细胞深棕色，形状不规则，壁微波状。② 非腺毛为单细胞，黄棕色，稍弯曲。③ 子叶碎片中有分泌腔，圆形或椭圆形。④ 草酸钙簇晶直径 10～25 μm。⑤ 栅状组织碎片及光辉带有时可见。

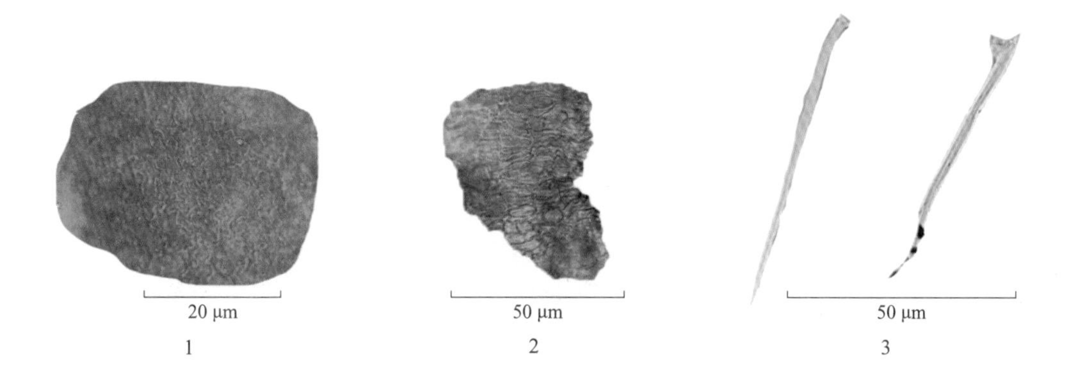

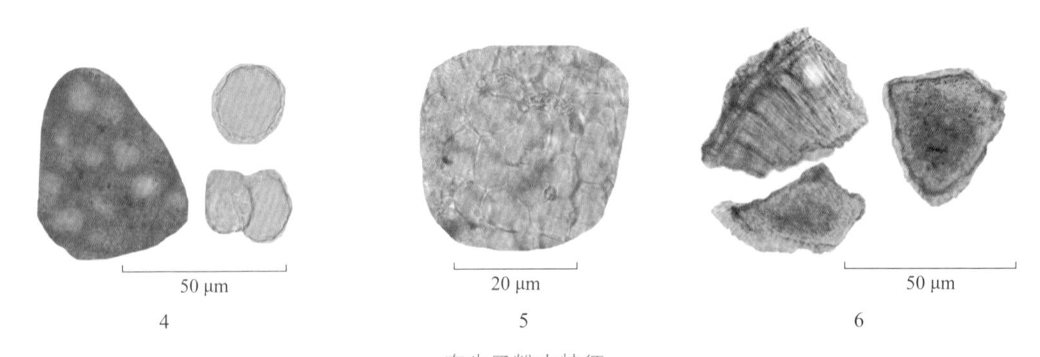

牵牛子粉末特征

（1～2. 皮表皮细胞；3. 非腺毛；4. 分泌腔；5. 草酸钙簇晶；6. 栅状组织）

142. 青木香 Qīng Mù Xiāng

本品为马兜铃科植物马兜铃 *Aristolochia debilis* Sieb.et Zucc. 和北马兜铃 *Aristolochia contorta* Bunge 的干燥根。行气止痛，解毒消肿，降血压。

本品粉末淡黄棕色。① 薄壁细胞排列整齐，近长方形。② 薄壁组织中油细胞较多。③ 具缘纹孔导管及网纹导管多见。④ 木纤维棕褐色至黄棕色，聚集成束或单个散在，常为长方形，孔沟明显。⑤ 淀粉粒极多，单粒淀粉粒类球形或者卵圆形，脐点点状；复粒淀粉粒常聚集成团块状。⑥ 木栓细胞棕色，方形或长方形。

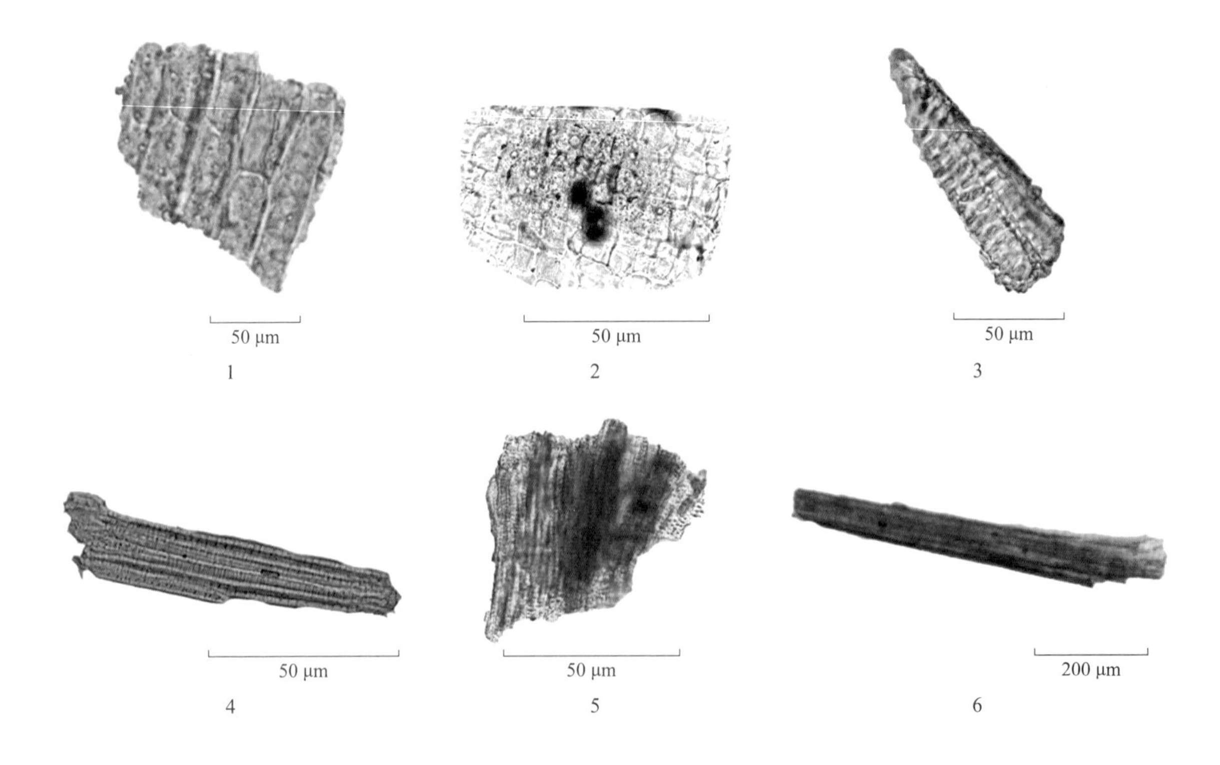

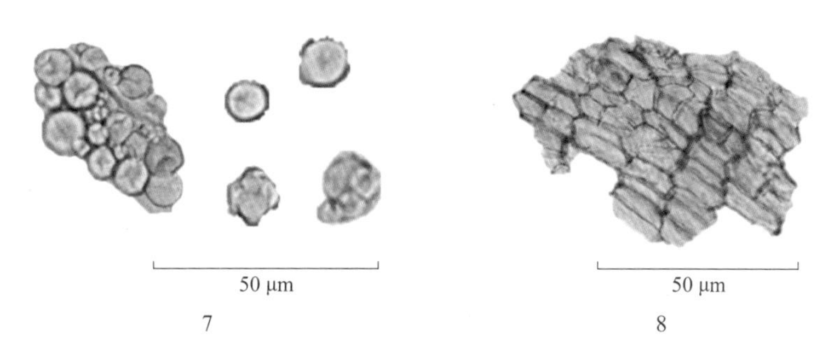

青木香粉末特征

(1. 薄壁细胞；2. 含脂肪油滴的薄壁组织；3～5. 导管；6. 木纤维；7. 淀粉粒；8. 木栓细胞)

143. 青杞(蜀羊泉) Qīng Qǐ

本品为茄科植物青杞 *Solanum septemlobum* Bunge的干燥全草或果实。清热解毒。

本品粉末浅灰绿色。① 表皮细胞排列整齐，近长方形，壁稍厚。② 纤维常聚集成束，有两种类型：一种纤维细长，壁厚，胞腔极窄或无，纹孔较密；另一种纤维较宽，壁较薄，纹孔稀疏，胞腔宽阔。③ 非腺毛多，常破碎。④ 导管多为环纹导管、梯纹导管，孔纹导管偶见。⑤ 油细胞圆形、类圆形，内含浅黄色油滴。⑥ 外果皮细胞方形、长方形、四角形，排列紧密，壁稍厚。

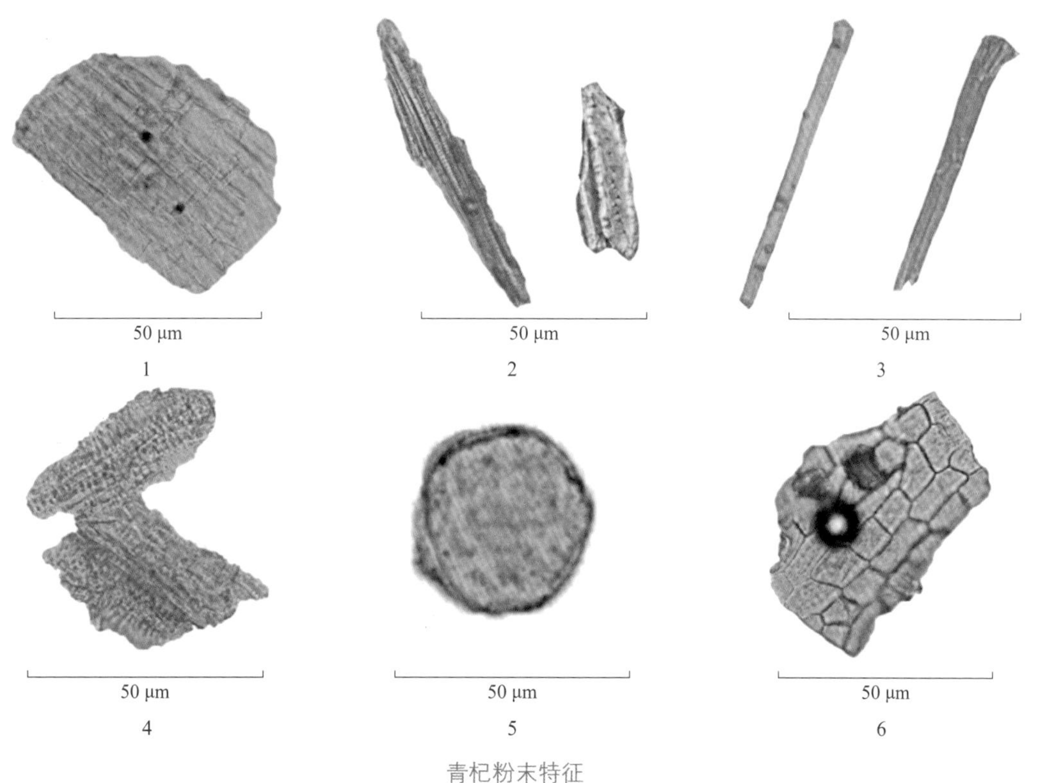

青杞粉末特征

(1. 表皮细胞；2. 纤维；3. 非腺毛；4. 导管；5. 油细胞；6. 外果皮细胞)

144. 青羊参 Qīng Yáng Shēn

本品为萝藦科植物青羊参*Cynanchum otophyllum* Schneid.的干燥根。补肾，祛风除湿，解毒镇痉。

本品粉末淡黄褐色。① 石细胞极多，黄色，单个散在或成群，类方形、椭圆形、多边形，孔沟明显，可见增厚的层纹。② 草酸钙簇晶棱角尖或钝尖。③ 导管为网纹导管或具缘纹孔导管，多为碎片状。④ 木纤维成束存在，壁厚，纹孔明显。⑤ 淀粉粒较多，单粒类圆形、长圆形、卵形，脐点点状、裂缝状；复粒由2～8个分粒组成。

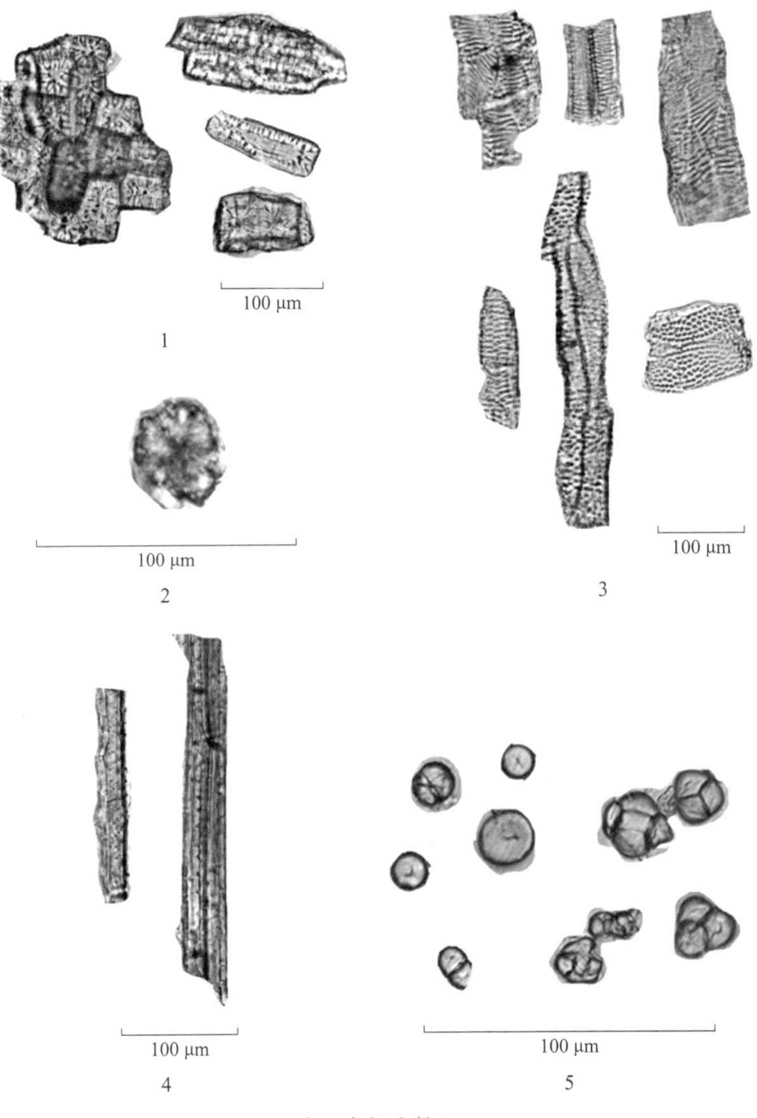

青羊参粉末特征

（1. 石细胞；2. 草酸钙簇晶；3. 导管；4. 木纤维；5. 淀粉粒）

R

145. 乳浆大戟（猫眼草）Rǔ Jiāng Dà Jǐ

本品为大戟科植物乳浆大戟 *Euphorbia esula* L. 的干燥全草。利尿消肿，拔毒止痒。

本品粉末灰绿色。① 导管多见，常为具缘纹孔导管、环纹导管、梯纹导管。② 木栓细胞常为类长方形、类多边形，壁较薄，颜色浅。③ 厚壁细胞类圆形、类长圆形。④ 淀粉粒单粒、复粒均有，脐点和层纹均不明显。

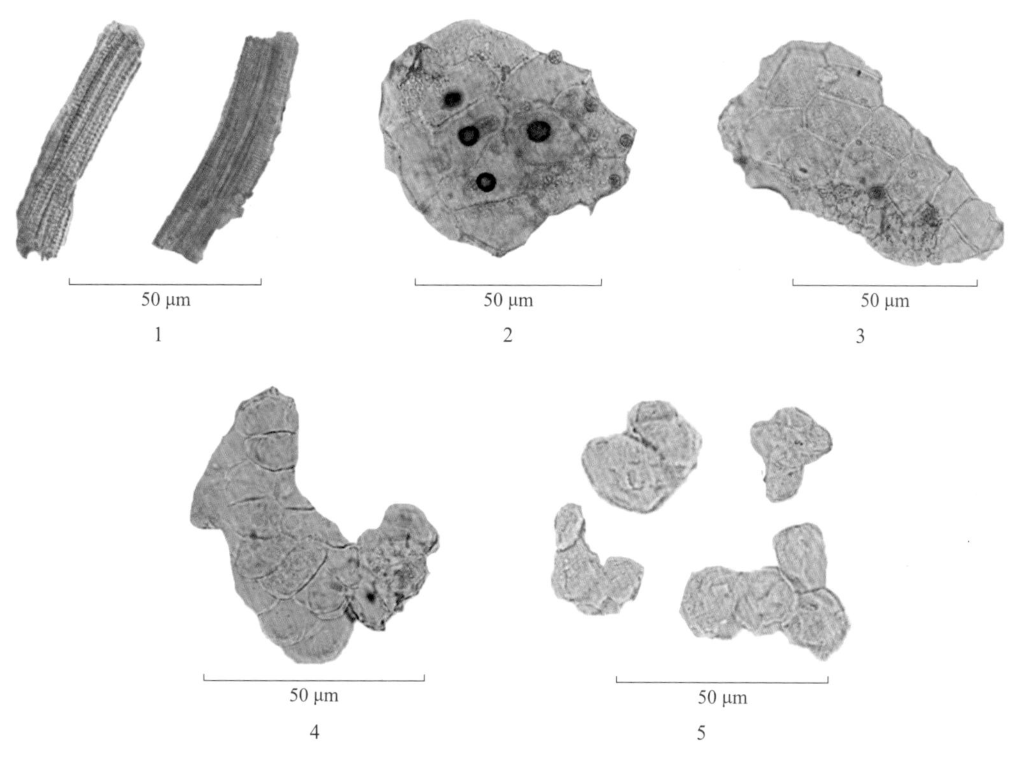

乳浆大戟粉末特征

（1. 导管；2～3. 木栓细胞；4. 厚壁细胞；5. 淀粉粒）

146. 瑞香狼毒（狼毒）Ruì Xiāng Láng Dú

本品为瑞香科植物狼毒 *Stellera chamaejasme* L. 的干燥根。散结，杀虫。

本品粉末黄白色。① 木栓细胞多边形。② 网状导管可见，具缘纹孔导管偶见。③ 纤维成束，壁较薄。④ 淀粉粒多为单粒，类圆形、盔帽形，层纹不明显，脐点点状或裂缝状。

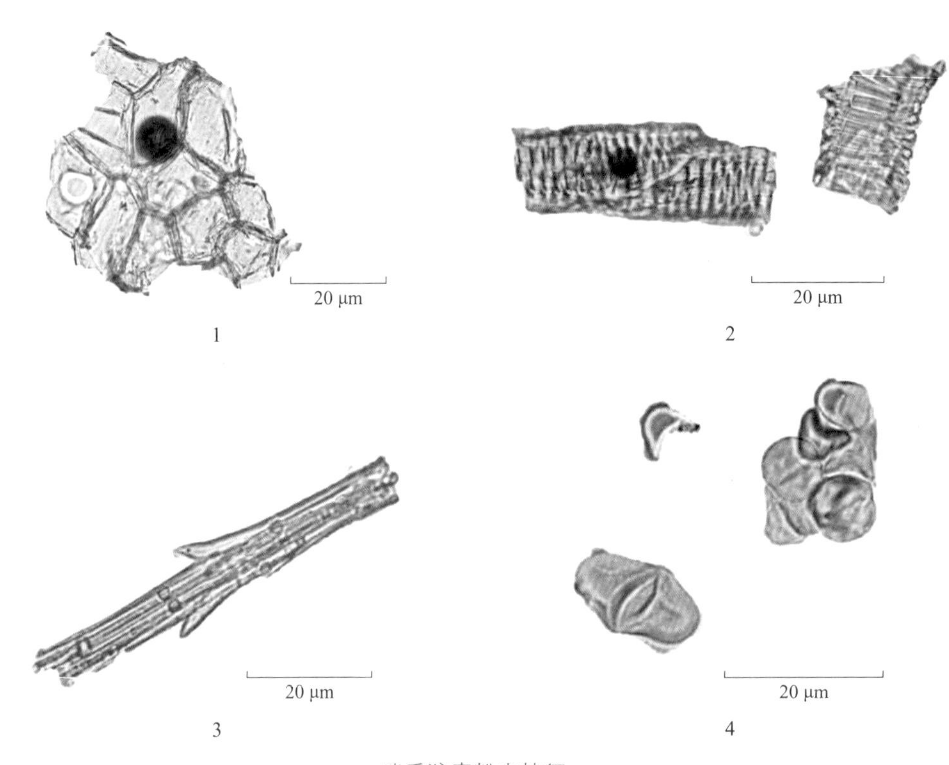

瑞香狼毒粉末特征

（1. 木栓细胞；2. 网纹导管；3. 纤维束；4. 淀粉粒）

S

147. 三分三 Sān Fēn Sān

本品为茄科山植物三分三*Anisodus acutangulus* C. Y. Wu et C. Chen ex C. Chen et C. L. Chen的干燥根。解痉止痛，活血。

本品粉末淡黄色。① 淀粉粒常见，多为单粒，少为复粒，脐点点状，层纹不明显。② 木栓细胞类方形、类长方形，排列紧密。③ 导管多为网纹导管。

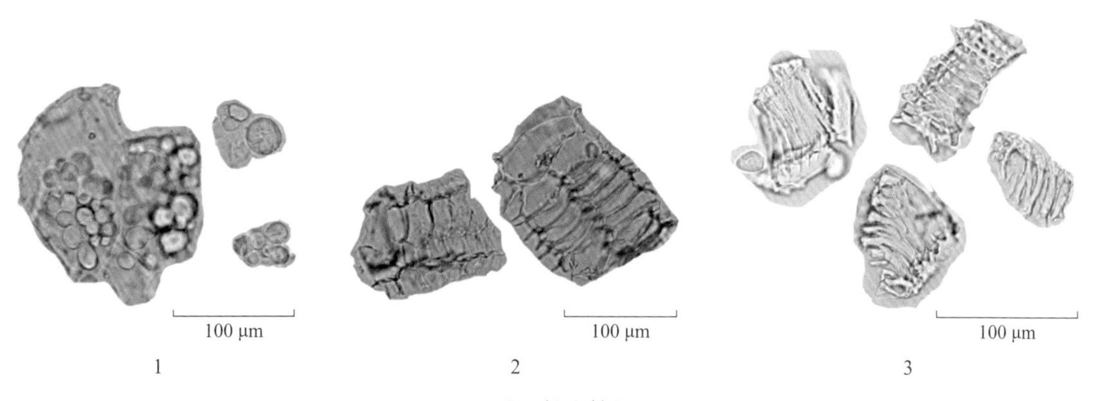

三分三粉末特征

（1. 淀粉粒；2. 木栓细胞；3. 导管）

148. 三尖杉 Sān Jiān Shān

本品为三尖杉科植物三尖杉*Cephalotaxus fortunei* Hook. 的干燥枝叶。抗癌。

本品粉末黑绿色。① 石细胞多见，多角形，常具分支。② 树脂块棕黄色。③ 纤维类长方形。④ 非腺毛多见。⑤ 气孔明显，浅黄色。⑥ 管胞长梭形，两端细，中部粗。

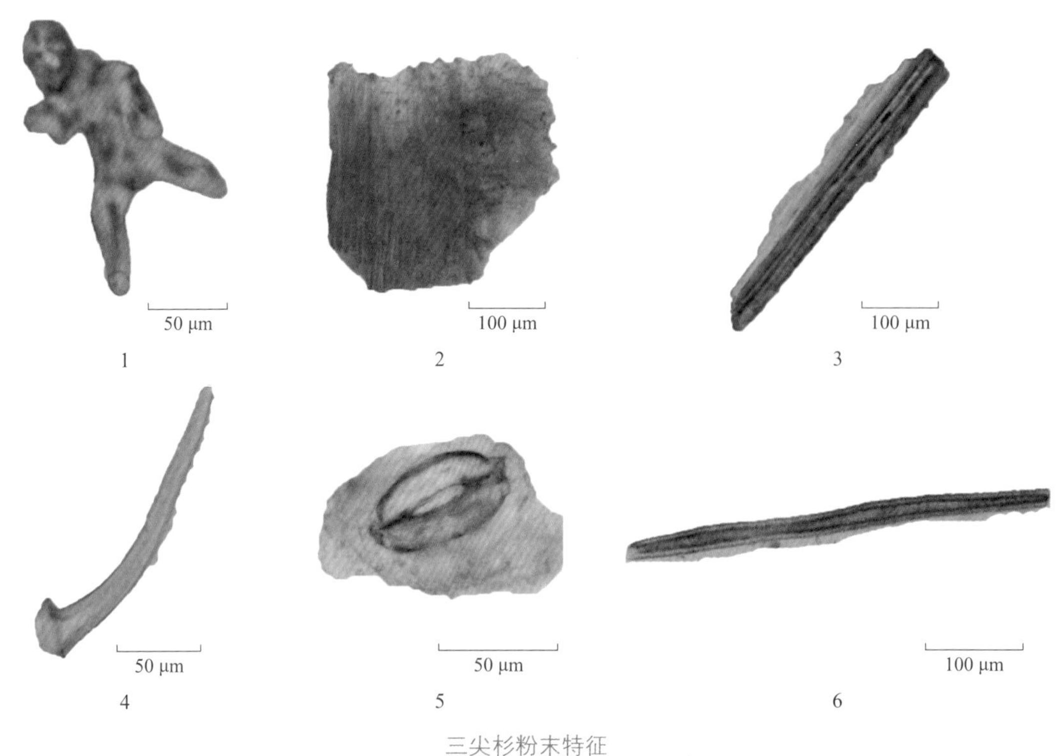

三尖杉粉末特征

（1. 石细胞；2. 树脂块；3. 纤维；4. 非腺毛；5. 气孔；6. 管胞）

149. 三颗针 Sān Kē Zhēn

本品为小檗科植物拟獴猪刺（假豪猪刺）*Berberis soulieana* Schneid.、小黄连刺（金花小檗）*Berberis wilsoniae* Hemsl.、细叶小檗 *Berberis poiretii* Schneid. 或匙叶小檗 *Berberis vernae* Schneid. 等同属数种植物的干燥根。清热燥湿，泻火解毒。

本品粉末黄棕色。① 韧皮纤维单个散在或数个成束，直径 12 ～ 30 μm，淡黄色至黄色，长梭形，末端钝圆、渐尖或平截，边缘有时微波状弯曲，孔沟明显。② 石细胞黄棕色，不规则形或类长圆形，直径 20 ～ 55 μm，纹孔及孔沟明显。③ 草酸钙方晶类方形或长方形，直径 8 ～ 25 μm，散在或存在于韧皮射线细胞中。④ 木栓细胞表面观类长方形或多角形。

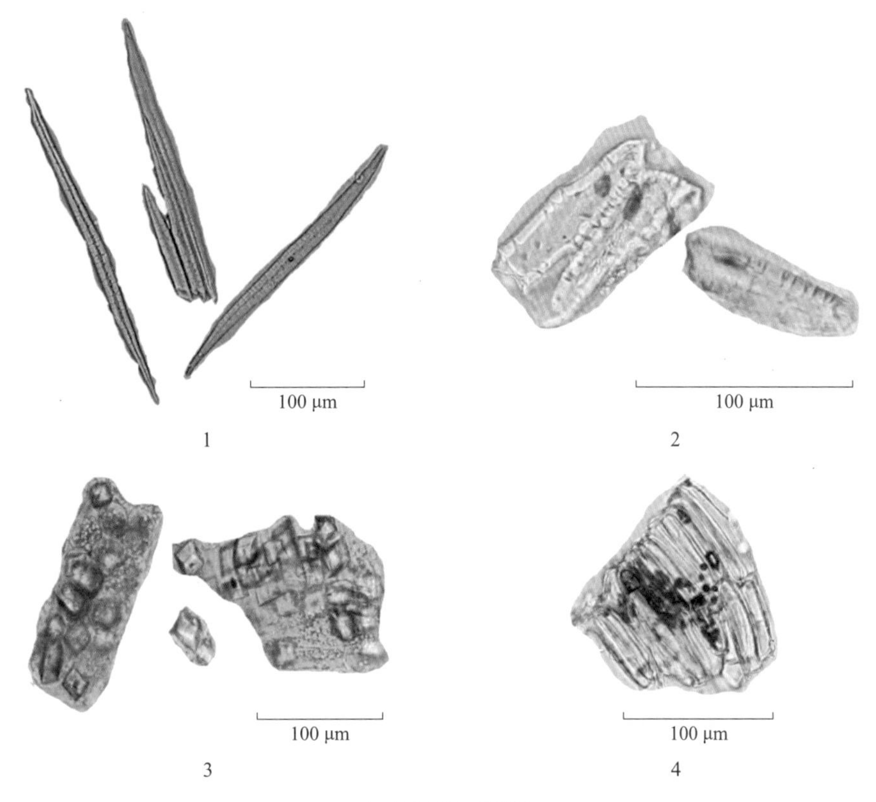

三颗针粉末特征

（1. 韧皮纤维；2. 石细胞；3. 草酸钙方晶；4. 木栓细胞）

150. 山慈菇 Shān Cí Gū

本品为兰科植物杜鹃兰 *Cremastra appendiculata* (D.Don) Makino、独蒜兰 *Pleione bulbocodioides* (Franch.) Rolfe 或云南独蒜兰 *Pleione yunnanensis* Rolfe 的干燥假鳞茎。清热解毒，化痰散结。

本品粉末黄白色。① 导管为螺纹导管、网纹导管，壁微木化。② 后生表皮细胞易见，表面观多角形，壁略增厚，黄棕色。③ 黏液细胞圆形、类圆形，内含黏液质。④ 黏液质内含草酸钙针晶，针晶常成束。

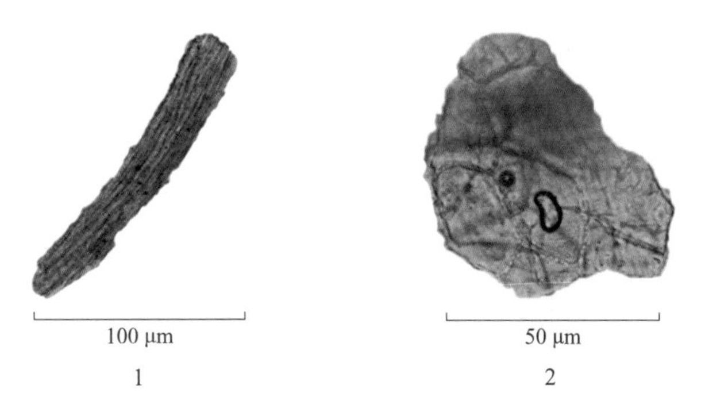

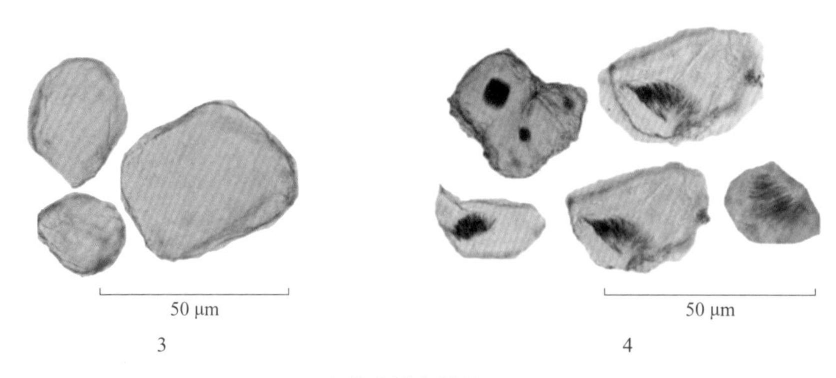

山慈菇粉末特征

（1. 导管；2. 后生表皮细胞；3. 黏液细胞；4. 草酸钙针晶）

151. 山豆根 Shān Dòu Gēn

本品为豆科植物越南槐 *Sophora tonkinensis* Gapnep. 的干燥根和根茎。清热解毒，消肿利咽。

本品粉末浅棕色。① 纤维或晶纤维无色或黄棕色；纤维细长，常扭曲，末端钝圆，壁极厚，非木化，初生壁明显，易与次生壁分离，表面有不规则裂纹，断面纵裂略成帚状，胞腔狭。② 含晶细胞类圆形、类长方形或稍不规则形，无色或淡黄色，内含草酸钙方晶，有的细胞内有分隔，含2～3个结晶。③ 木栓细胞黄棕色，常为多边形，壁厚。④ 草酸钙方晶双锥形、类方形、多面形或不规则形。

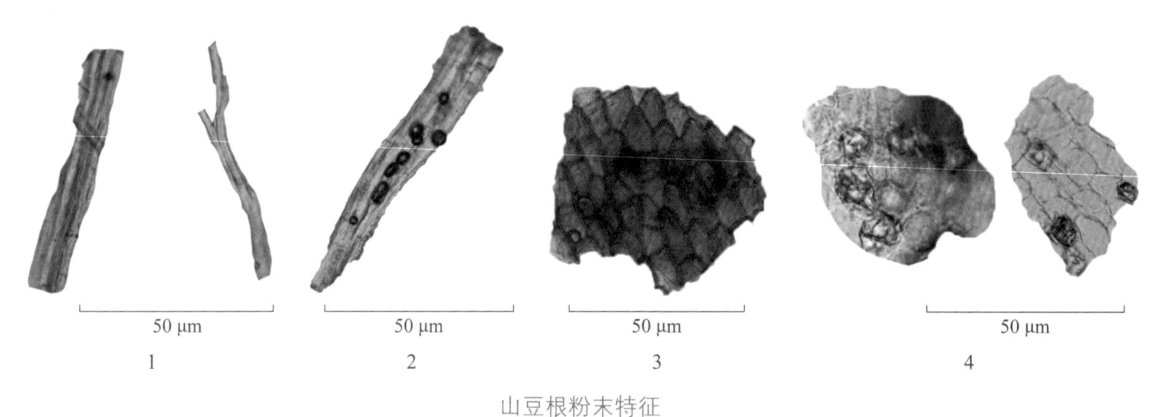

山豆根粉末特征

（1. 纤维；2. 晶鞘纤维；3. 木栓细胞；4. 草酸钙方晶）

152. 山兰 Shān Lán

本品为兰科植物山兰 *Oreorchis patens* (Lindl.) Lindl. 的干燥假鳞茎。清热解毒，消肿散结。

本品粉末黄白色。① 黏液细胞较大，单个完整或部分破碎，近椭圆形。② 草酸钙针晶多完整地存在于黏液细胞或薄壁细胞中，有时散在。③ 表皮细胞边缘淡棕色，壁较厚。④ 导管多为环纹导管，极少数为网纹导管，成束或单个散在。⑤ 下皮细胞四边形或者长多角形。

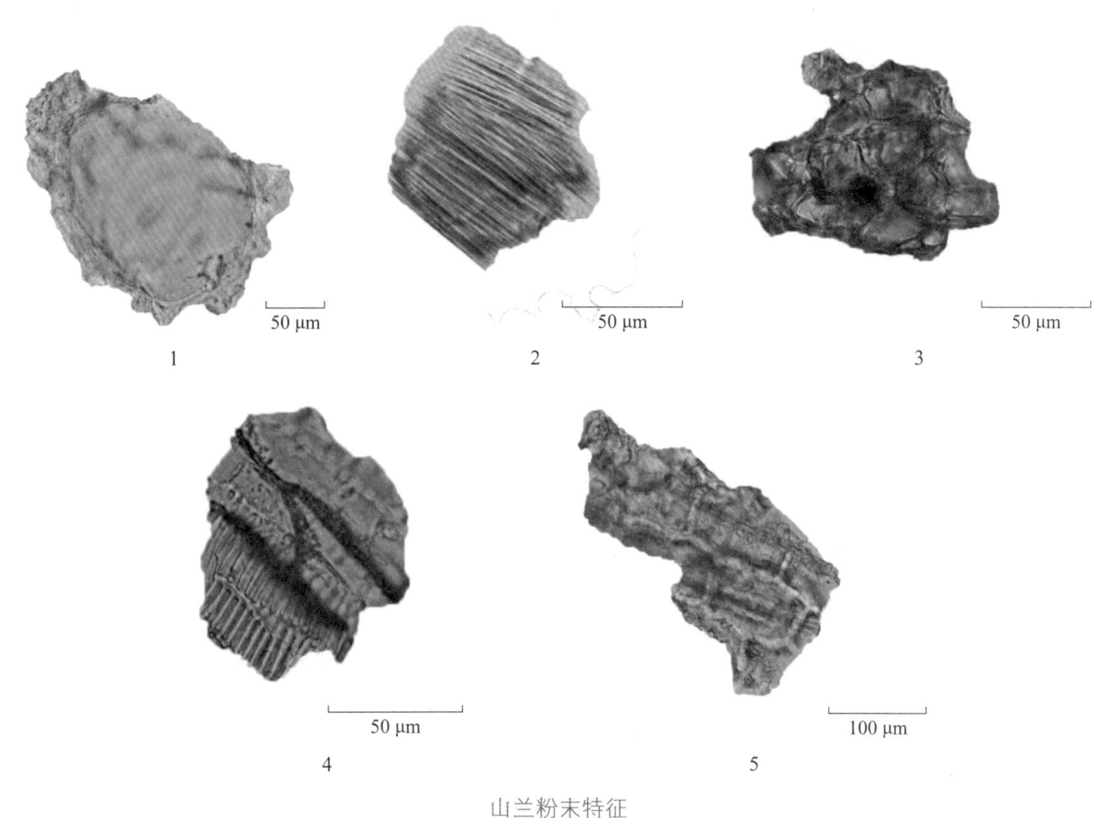

山兰粉末特征

（1. 黏液细胞；2. 草酸钙针晶；3. 表皮细胞；4. 导管；5. 下皮细胞）

153. 山芝麻 Shān Zhī Má

本品为锦葵植物山芝麻*Helicteres angustifolia* L.的干燥根或全株。清热解毒，止咳。

本品粉末浅灰棕色或浅绿灰色。① 韧皮纤维多，长条形，多破碎。② 方晶多，常整齐排列于纤维中。③ 木栓细胞棕红色，壁厚，含棕红色内容物。④ 纤维多，细长，两端破裂，内常含草酸钙方晶。⑤ 星状毛多，棕黄色。⑥ 具缘纹孔导管多见。⑦ 淀粉粒近球形，脐点点状或十字形。

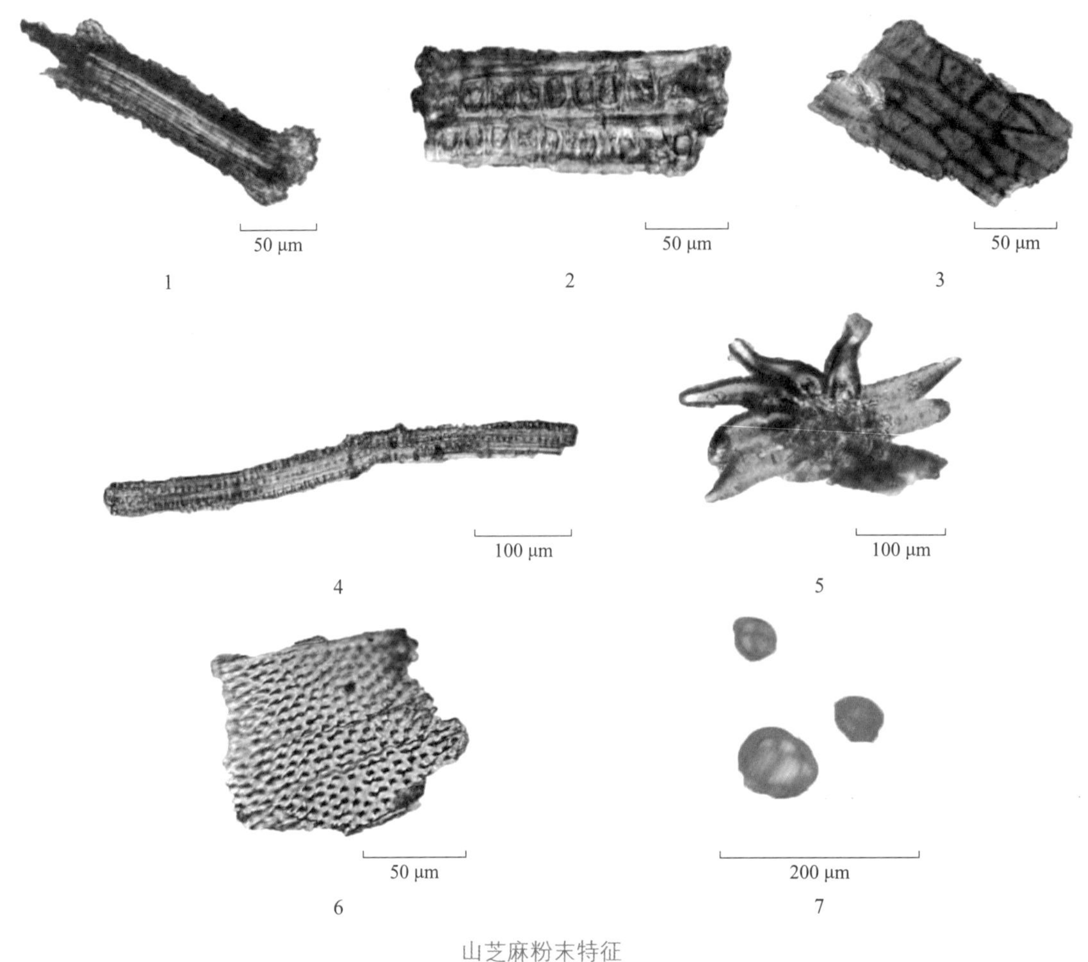

山芝麻粉末特征

（1. 韧皮纤维；2. 方晶；3. 木栓细胞；4. 纤维；5. 星状毛；6. 导管；7. 淀粉粒）

154. 商陆 Shāng Lù

本品为商陆科植物商陆*Phytolacca acinosa* Roxb.或垂序商陆*Phytolacca americana* L.的干燥根。逐水消肿，通利二便；外用解毒散结。

本品粉末灰白色。① 草酸钙针晶成束或散在，针晶纤细。② 纤维多成束，壁厚或稍厚，有多数十字形纹孔。③ 木栓细胞棕黄色，长方形或多角形，有的内含颗粒物。④ 单粒淀粉粒类圆形或长圆形，脐点短缝状、点状、星状和人字形，层纹不明显；复粒少数，由2～3个分粒组成。⑤ 导管多见，常为梯纹导管、网纹导管、孔纹导管。⑥ 非腺毛有时可见，由多个细胞组成，基部细胞圆球形，顶端细胞常为三角形。

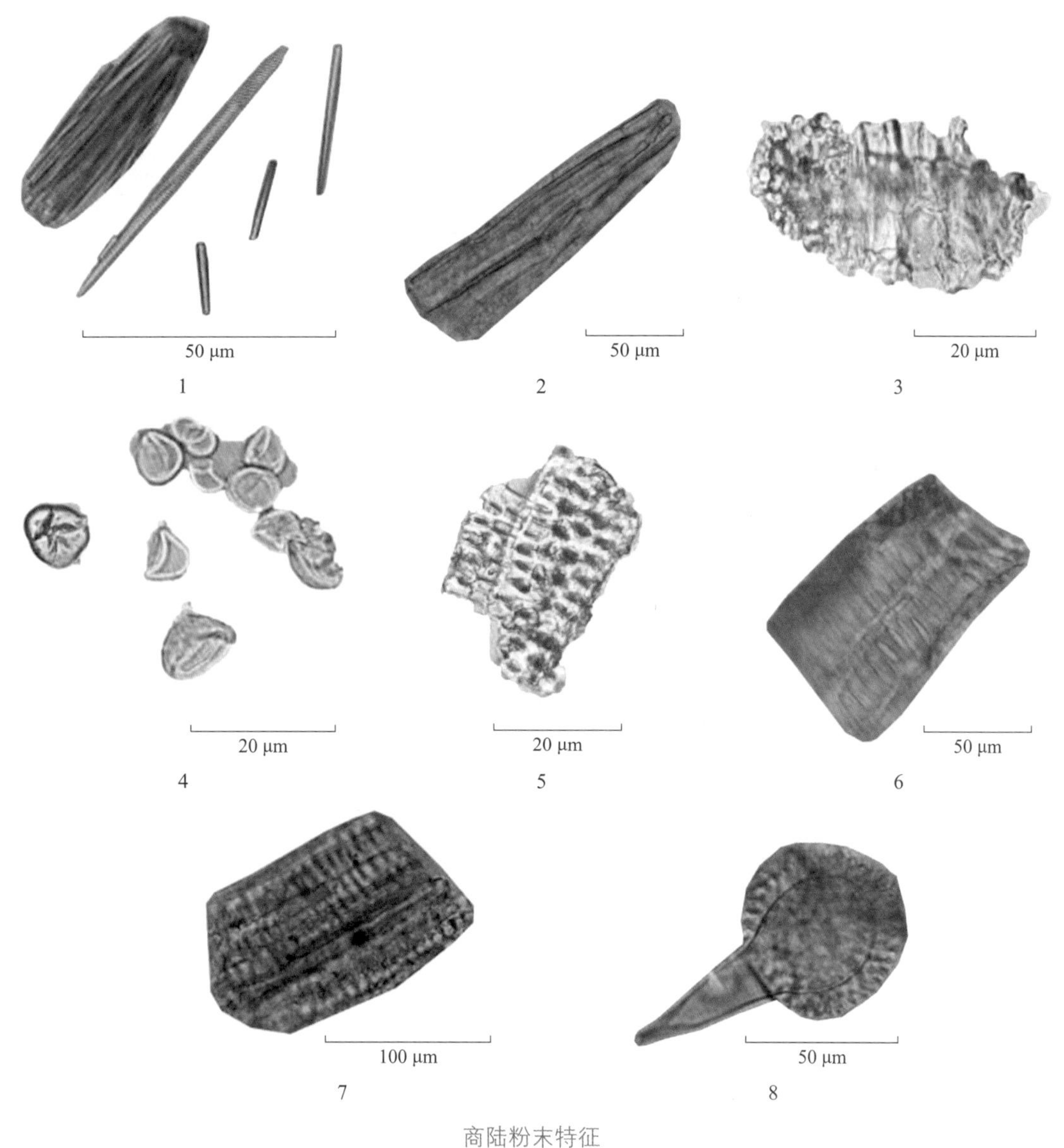

商陆粉末特征

（1. 草酸钙针晶；2. 纤维束；3. 木栓细胞；4. 淀粉粒；5～7. 导管；8. 非腺毛）

155. 杓儿菜 Sháo ér Cài

本品为菊科植物烟管头草 *Carpesium cernuum* L.的全草。清热解毒，消肿止痛。

本品粉末灰绿色。① 气孔可见，常为不定式。② 纤维成束，壁较厚，纹孔稀疏。③ 石细胞单个散在或成群，类圆形、多边形、类方形等，壁极厚，纹孔、层纹明显。④ 螺纹导管多见。⑤ 花粉粒类圆形，表面有刺状修饰物。⑥ 淀粉粒椭圆形、圆形，大小不一，单粒、复粒均有，脐点放射状。

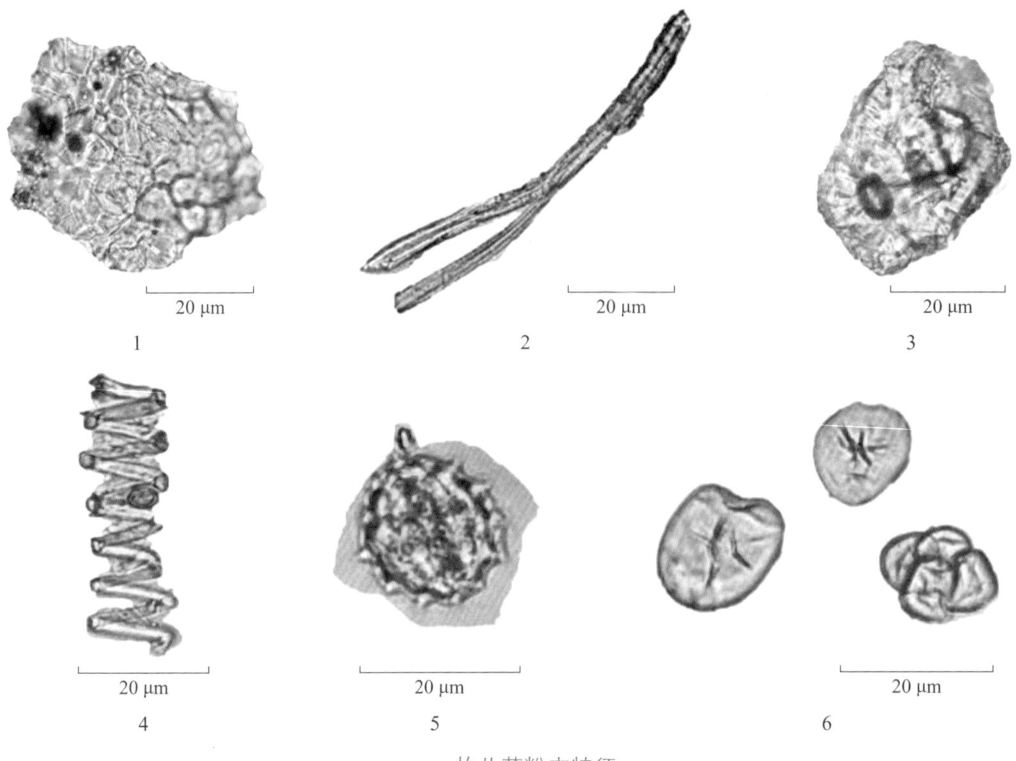

杓儿菜粉末特征

（1. 气孔；2. 纤维束；3. 石细胞；4. 螺纹导管；5. 花粉粒；6. 淀粉粒）

156. 蛇床子 Shé Chuáng Zǐ

本品为伞形科植物蛇床 *Cnidium monnieri* (L.) Cuss. 的干燥成熟果实。燥湿祛风，杀虫止痒，温肾壮阳。

本品粉末黄绿色。① 油管多破碎，内壁有金黄色分泌物，有时可见类圆形油滴。② 外果皮细胞表面观类方形或类多角形，多无色，壁网状增厚。③ 内果皮镶嵌层细胞浅黄色，表面观长条形，壁链珠状增厚。④ 内胚乳细胞多角形，内含糊粉粒和细小草酸钙簇晶。

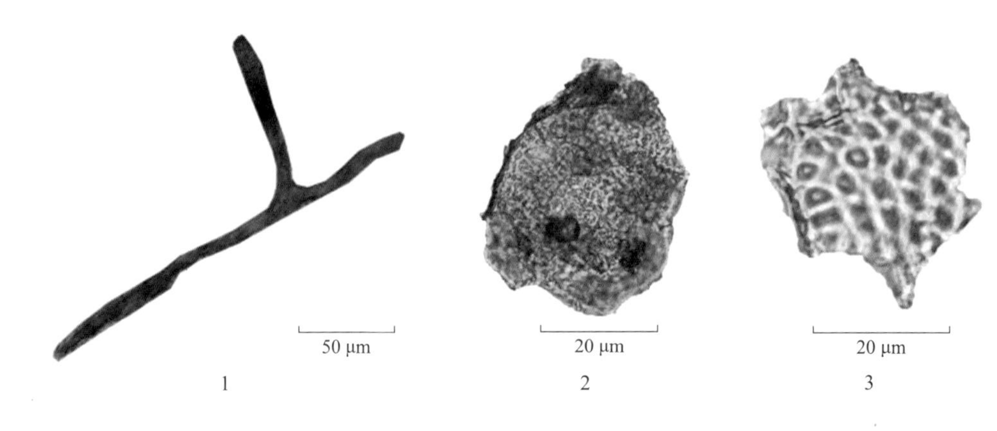

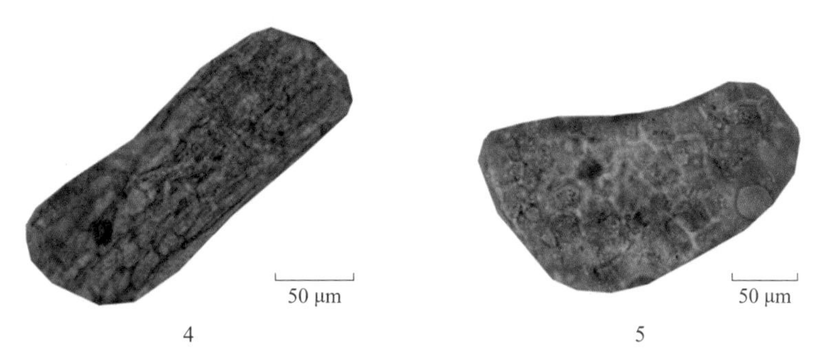

蛇床子粉末特征

（1～2. 油管；3. 外果皮细胞；4. 内果皮细胞；5. 胚乳细胞）

157. 蛇莓 Shé Méi

本品为蔷薇科植物蛇莓 *Duchesnea indica* (Andr.) Focke 的干燥全草。清热解毒，散瘀消肿，凉血止血。

本品粉末灰绿色。① 非腺毛较多，均为单细胞。② 螺纹导管或梯纹导管常见。③ 草酸钙簇晶众多，棱角大多短钝，有散在的小方晶。④ 叶表皮细胞壁略弯曲，气孔不定式。⑤ 淀粉粒较多，以单粒为主。

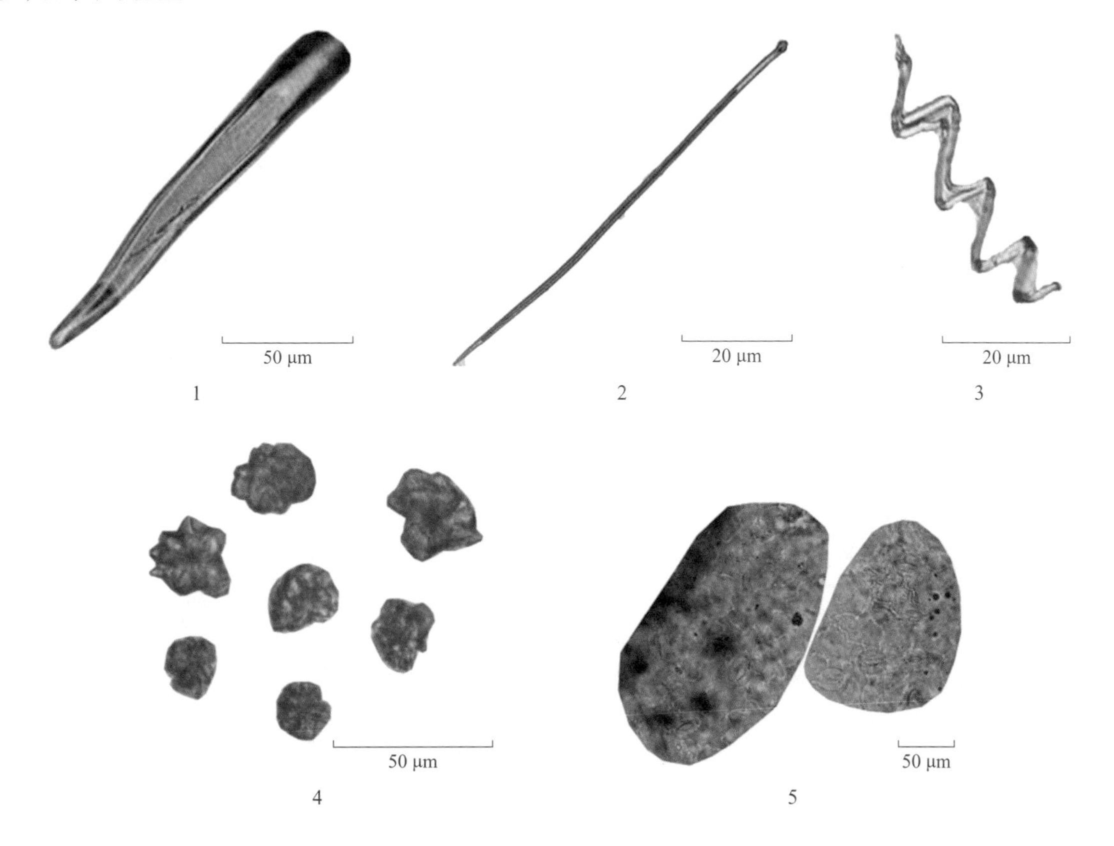

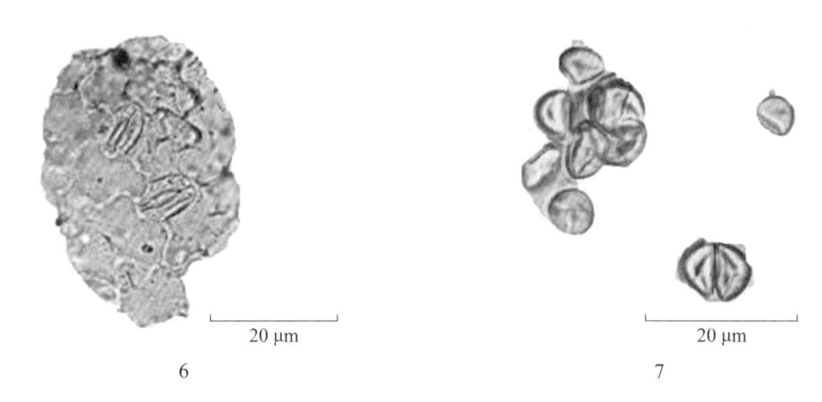

蛇莓粉末特征

（1～2. 非腺毛；3. 螺纹导管；4. 草酸钙簇晶；5～6. 气孔；7. 淀粉粒）

158. 升麻 Shēng Má

本品为毛茛科植物大三叶升麻*Cimicifuga heracleifolia* Kom.、兴安升麻*Cimicifuga dahurica* (Turcz.) Maxim.或升麻*Cimicifuga foetida* L.的干燥根茎。发表透疹，清热解毒，升举阳气。

本品粉末黄棕色。① 纤维单个或成束，梭形，有的一端粗大，一端细小，稍弯曲，末端渐尖、斜尖；有的圆钝具微凹或一侧尖突似短分叉状，纹孔人字状或十字状。② 导管主要为具缘纹孔导管，也有网纹导管、梯纹导管、螺纹导管。③ 木薄壁细胞类方形或类长方形，壁稍厚，纹孔圆点状。单粒淀粉粒类圆形、卵形，脐点明显，点状；复粒由2～14个分粒组成。④ 后生皮层细胞黄棕色，表面观多角形。

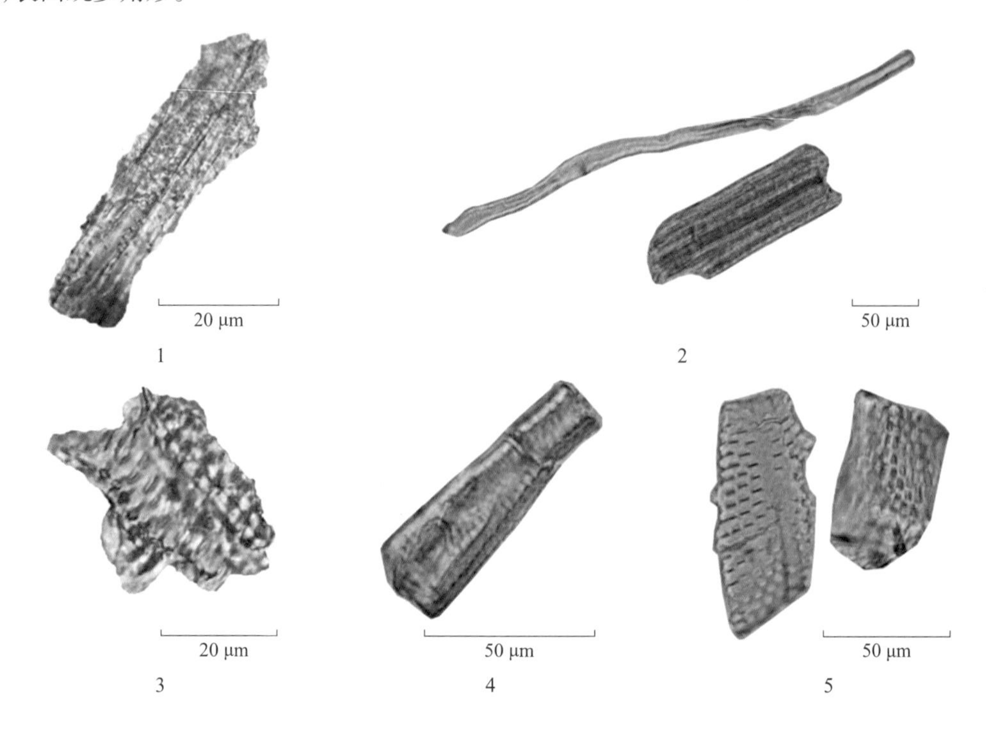

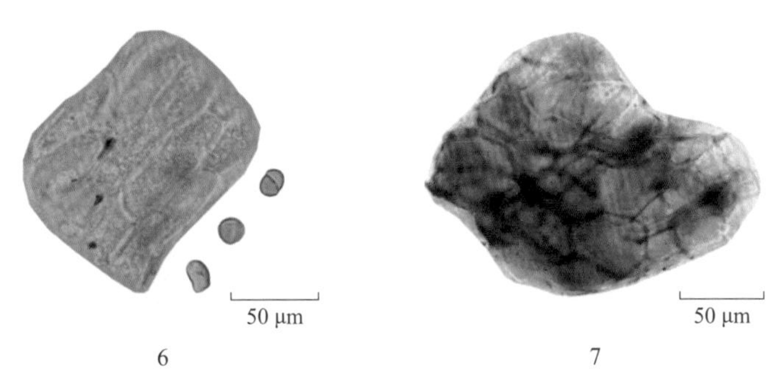

升麻粉末特征

（1～2. 纤维；3～5. 导管；6. 木薄壁细胞和淀粉粒；7. 后生皮层细胞）

159. 石榴皮 Shí Liu Pí

本品为石榴科植物石榴 *Punica granatum* L. 的干燥果皮。涩肠止泻，止血，驱虫。

本品粉末红棕色。① 石细胞类圆形、长方形或不规则形，少数分枝状，壁较厚，胞腔大，有的含棕色物。② 表皮细胞类方形或类长方形，壁略厚。③ 草酸钙簇晶可见，稀有方晶。④ 导管主要为螺纹导管及网纹导管。

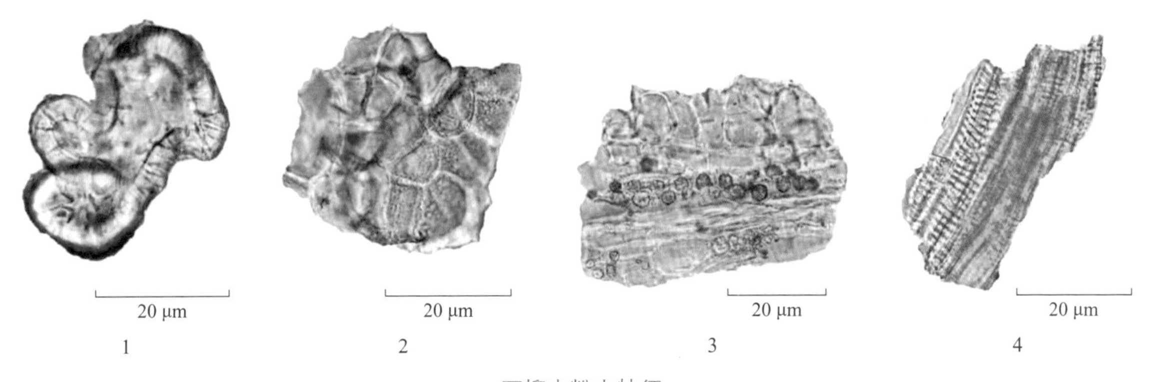

石榴皮粉末特征

（1. 石细胞；2. 表皮细胞；3. 草酸钙簇晶；4. 螺纹导管）

160. 石龙芮 Shí Lóng Ruì

本品为毛茛科植物石龙芮 *Ranunculus sceleratus* L. 的干燥全草。清热解毒，消肿散结，止痛，截疟。

本品粉末灰绿色。① 导管主要为螺纹导管、梯纹导管及孔纹导管。② 花粉粒圆形、类圆形，表面可见点状修饰物。③ 纤维成束，壁较薄，胞腔室大，明显可见。

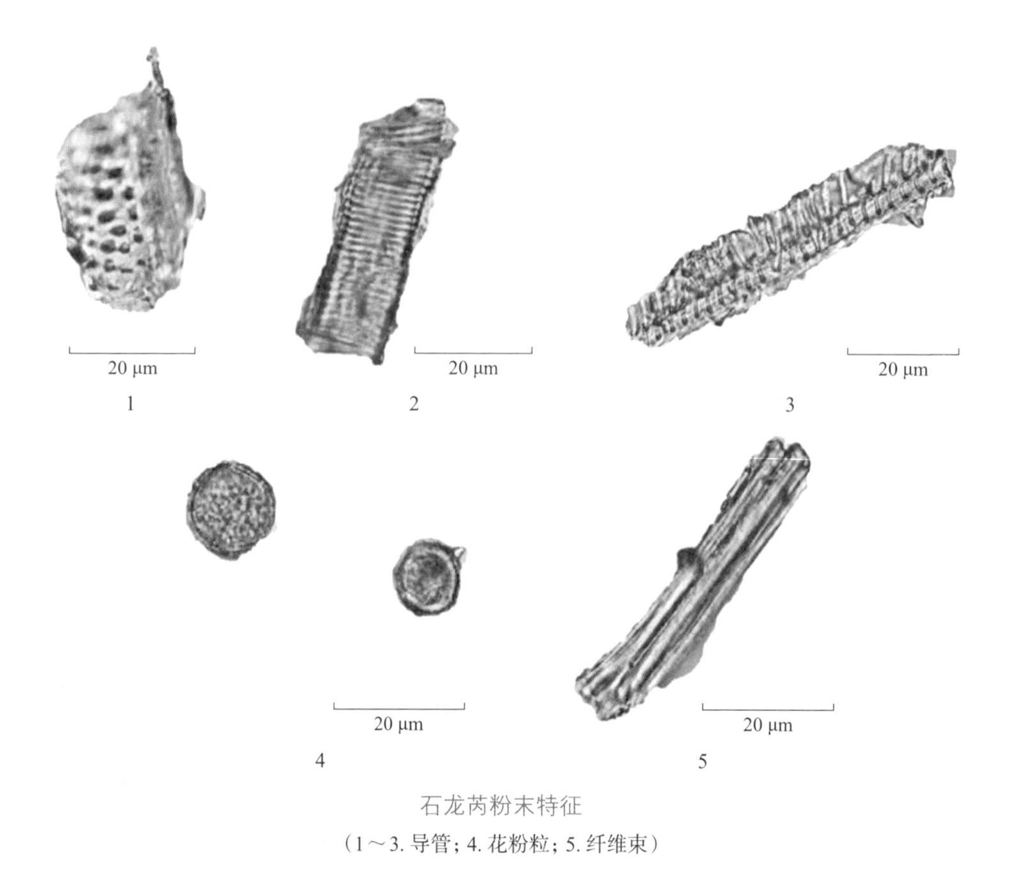

石龙芮粉末特征

（1～3. 导管；4. 花粉粒；5. 纤维束）

161. 石南藤 Shí Nán Téng

本品为胡椒科植物石南藤 *Piper wallichii* (Miq.) Hand.-Mazz. 的干燥茎、叶或全株。祛风湿，强腰膝，止痛，止咳。

本品粉末棕黄色或棕褐色。① 纤维多单个散在，细长。② 石细胞散在或成群，淡黄色或黄色，类方形或不规则形，长 40～70 μm，宽 20～40 μm，壁厚，孔沟及层纹明显。③ 螺纹导管细长，直径 20～40 μm。④ 非腺毛由 1～3 个细胞组成，外壁有明显疣状突起。⑤ 淀粉粒多为单粒，脐点、层纹均不明显。

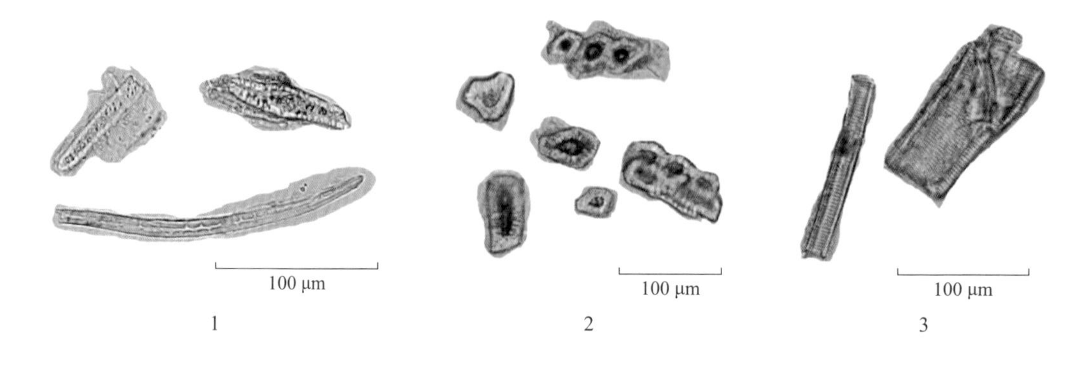

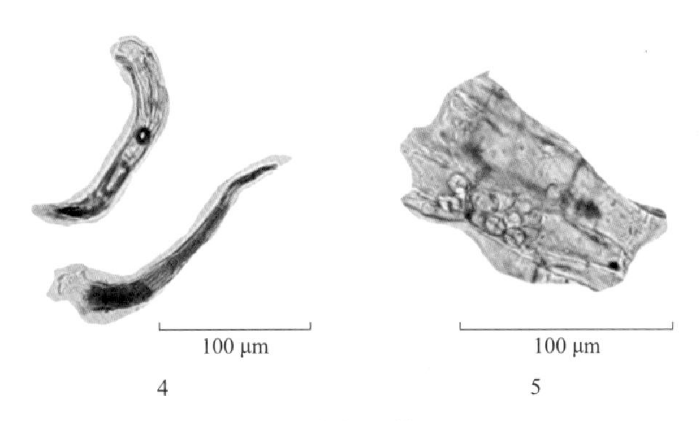

石南藤粉末特征

（1. 纤维；2. 石细胞；3. 导管；4. 非腺毛；5. 淀粉粒）

162. 石楠叶 Shí Nán Yè

本品为蔷薇科植物石楠 *Photinia serrulata* Lindl. 的干燥叶。祛风，通络，益肾。

本品粉末浅棕色。① 纤维众多，无色或淡黄色，多成束，破碎。② 纤维束周围的薄壁细胞内含有草酸钙方晶，形成晶鞘纤维。③ 草酸钙簇晶多存于叶肉薄壁细胞内。④ 导管多为螺纹导管及梯纹导管。⑤ 气孔直轴式。

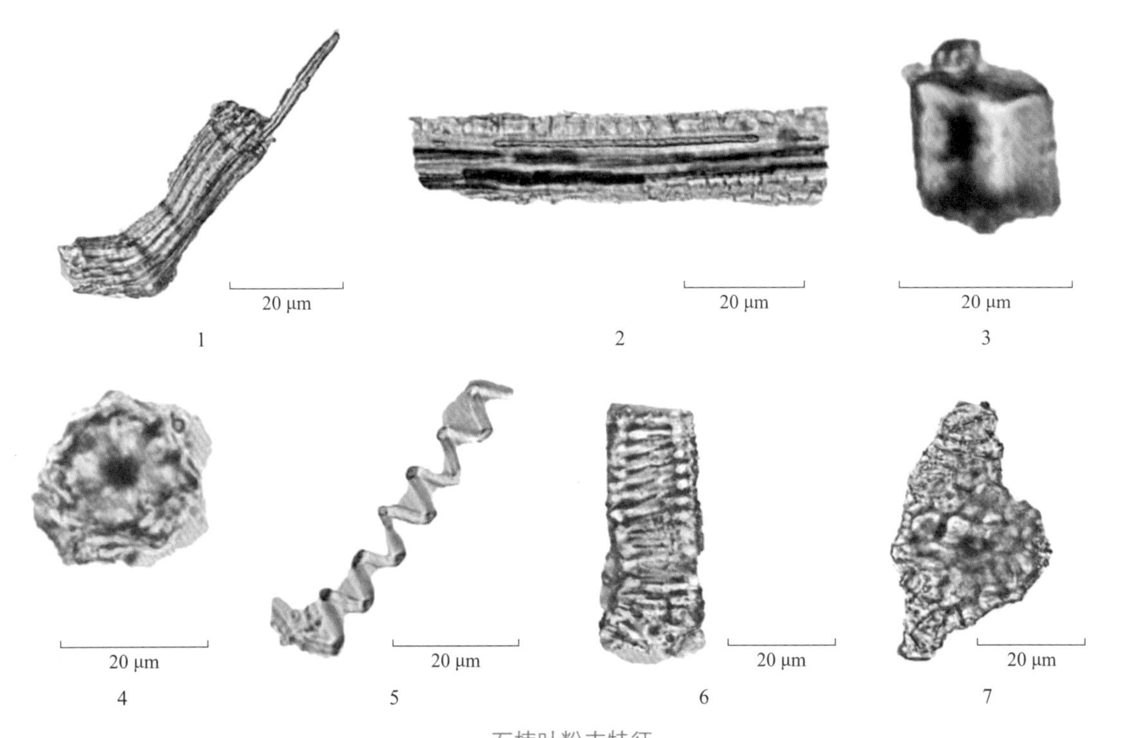

石楠叶粉末特征

（1. 纤维束；2～3. 晶鞘纤维、草酸钙方晶；4. 草酸钙簇晶；5～6. 导管；7. 气孔）

163. 石上柏 Shí Shàng Bǎi

本品为卷柏科植物深绿卷柏*Selaginella doederleinii* Hieron. 的干燥全草。清热解毒，抗癌，止血。

本品粉末黄绿色。① 管胞多为环纹管胞和梯纹管胞，侧壁纹孔明显。② 木化细胞类方形、类长方形、多边形，壁较厚，排列整齐、紧密。③ 表皮细胞类长方形，气孔不定式。

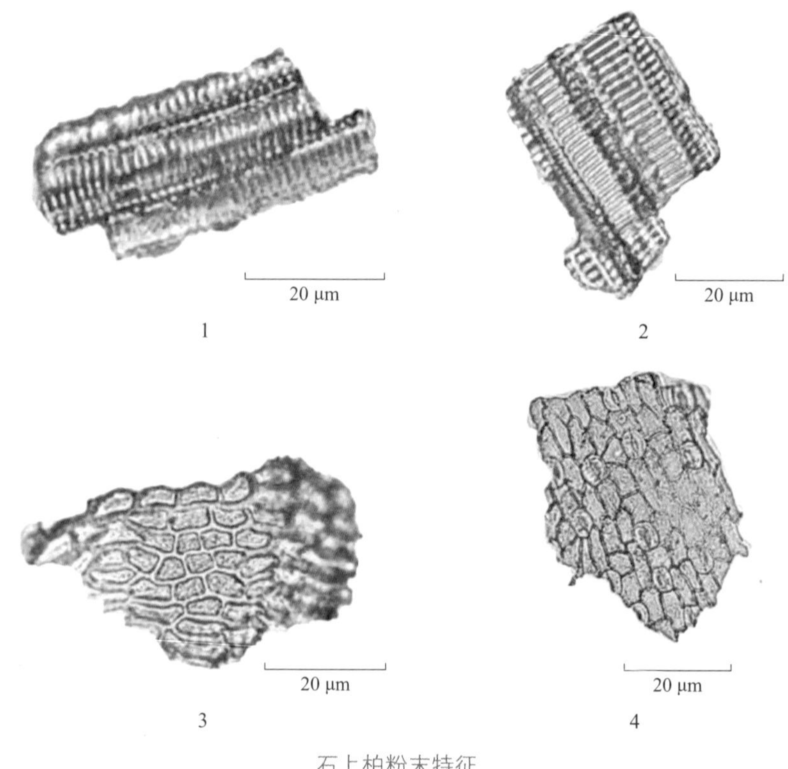

石上柏粉末特征

（1～2. 管胞；3. 木化细胞；4. 气孔）

164. 石蒜 Shí Suàn

本品为石蒜科植物石蒜*Lycoris radiata* (L'Hér.) Herb. 或中国石蒜*Lycoris chinensis* Traub 的干燥鳞茎。祛痰催吐，解毒散结。

本品粉末黄白色。① 表皮细胞长方形，壁薄，棕黄色。② 海绵组织细胞类方形、类圆形，无色，排列较疏松。③ 非腺毛线状，顶端较尖，常为单细胞。④ 螺纹导管、梯纹导管可见。⑤ 淀粉粒类椭圆形、类圆形，常为单粒，脐点偏向一侧，一字状。

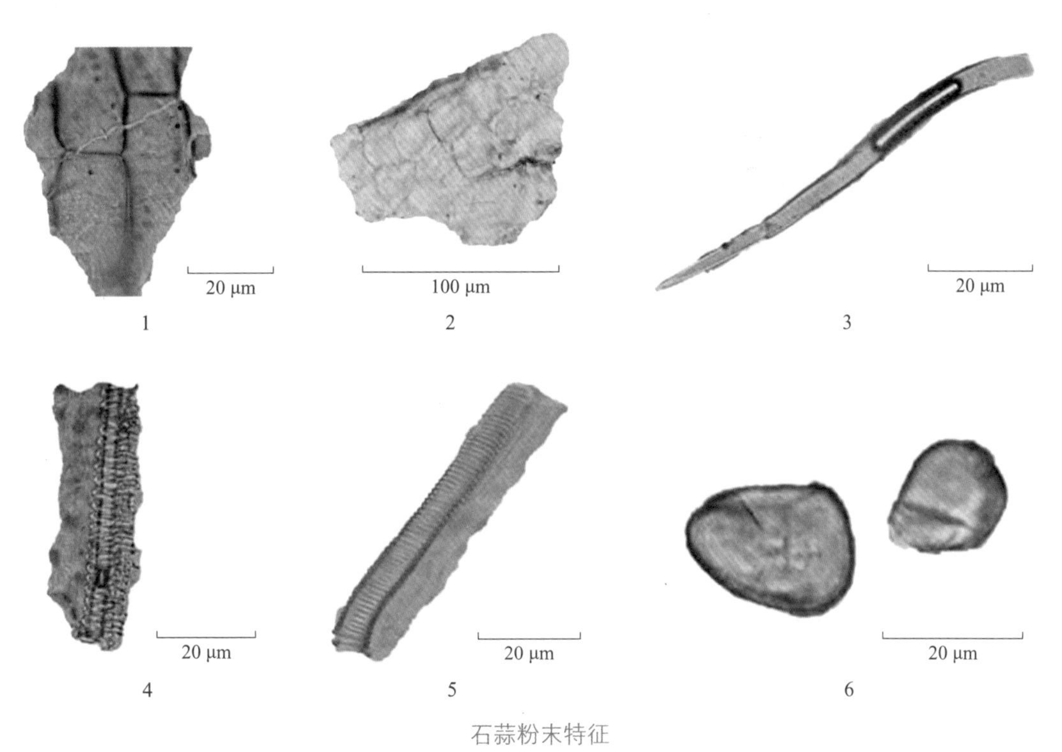

石蒜粉末特征

（1. 表皮细胞；2. 海绵组织细胞；3. 非腺毛；4～5. 螺纹导管、梯纹导管；6. 淀粉粒）

165. 鼠李皮 Shǔ Lǐ Pí

本品为鼠李科植物鼠李 *Rhamnus davurica* Pall. 或乌苏里鼠李 *Rhamnus ussuriensis* J. Vass. 的干燥树皮。清热，通便。

本品粉末黄棕色。① 石细胞常见，类长方形或弯曲，形状多变。② 木纤维棕黄色，成束存在。③ 木栓细胞壁厚，棕色，常类方形、多边形，排列紧密。④ 草酸钙结晶常见。

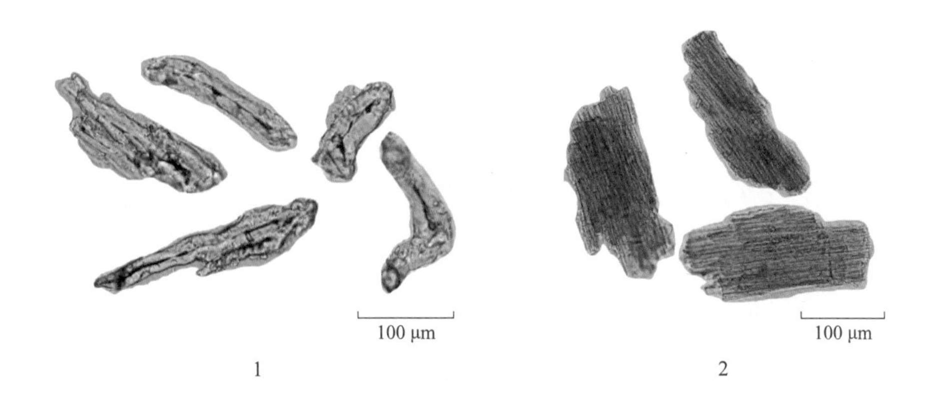

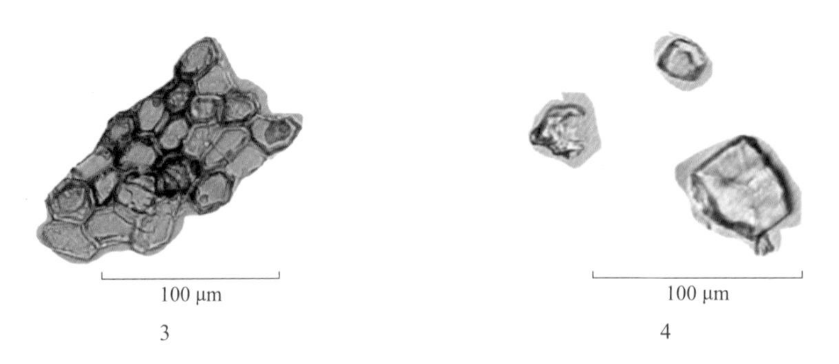

鼠李粉末特征

（1. 石细胞；2. 木纤维；3. 木栓细胞；4. 草酸钙结晶）

166. 双参 Shuāng Shēn

本品为忍冬科植物双参 *Triplostegia glandulifera* Wall. ex DC.的干燥根。健脾益肾，活血调经，止崩漏，解毒。

本品粉末黄灰色。① 淀粉粒多为单粒，卵形、类圆形或类椭圆形，脐点人字形、点状或短缝状；复粒由2～8个分粒组成。② 草酸钙簇晶散在于薄壁细胞中，直径7～24 µm。③ 木栓细胞淡黄棕色，表面观类长方形、多角形，壁较厚。④ 导管主要为网纹导管，直径15～25 µm，具缘纹孔导管偶见。⑤ 薄壁细胞类长方形、多角形或类圆形，长40～60 µm，宽15～50 µm。

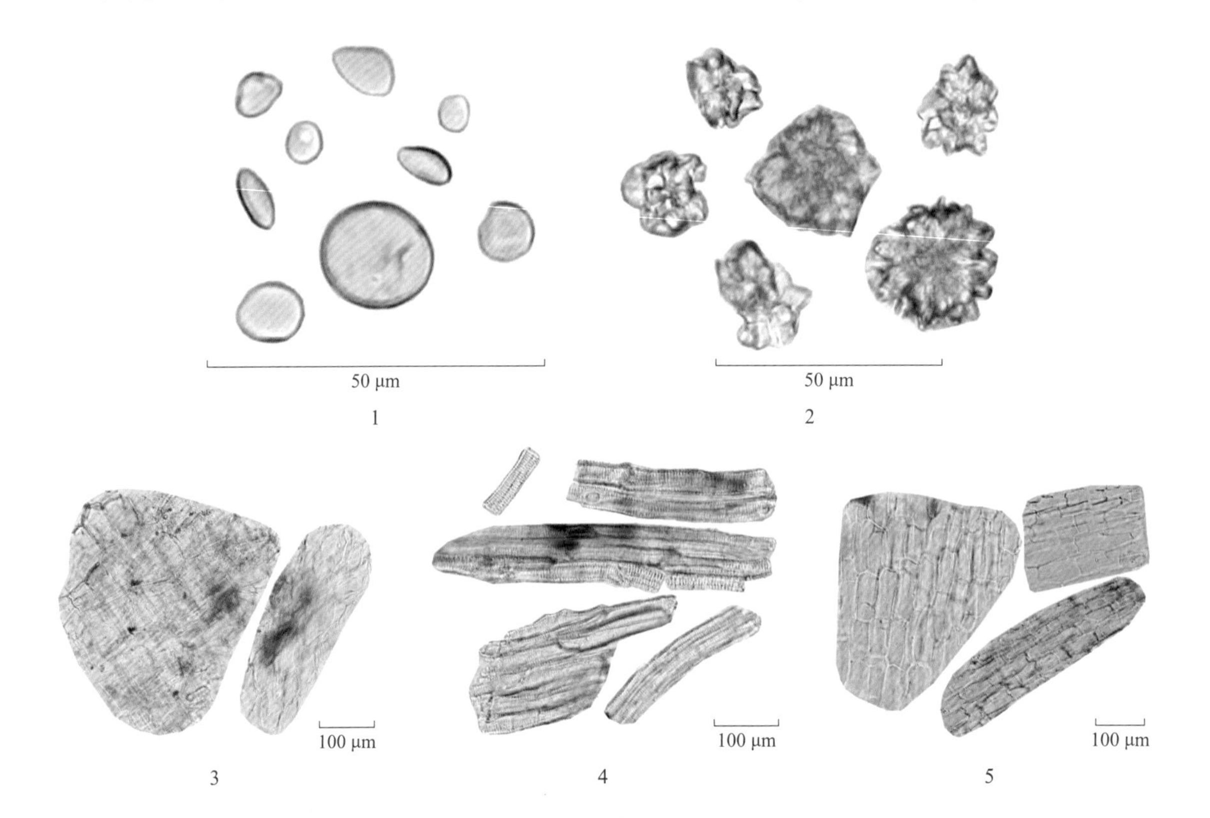

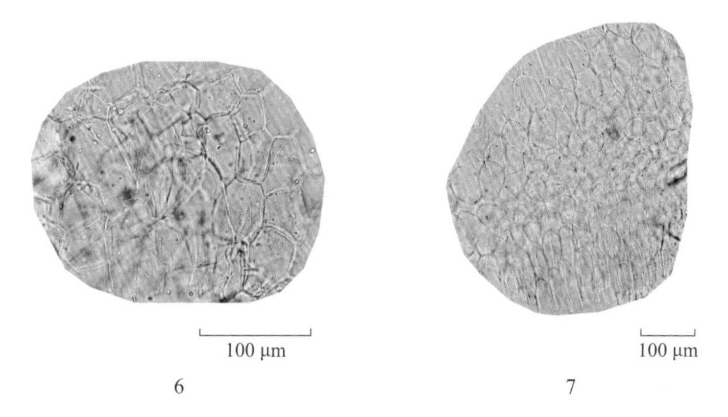

双参粉末特征

（1. 淀粉粒；2. 草酸钙簇晶；3. 木栓细胞；4. 导管；5～7. 薄壁细胞）

167. 双飞蝴蝶 Shuāng Fēi Hú Dié

本品为夹竹桃科植物七层楼 *Tylophora floribunda* Miq. 的干燥根。祛风化痰，通经散瘀。

本品粉末棕灰色。① 导管多为螺纹导管。② 木纤维壁厚，其上可见壁孔。③ 韧皮纤维多成束存在。④ 乳汁管多数，棕黄色或浅棕黄色。⑤ 石细胞多成群存在，壁较厚，孔道明显。⑥ 油细胞黄色，圆形或类圆形。

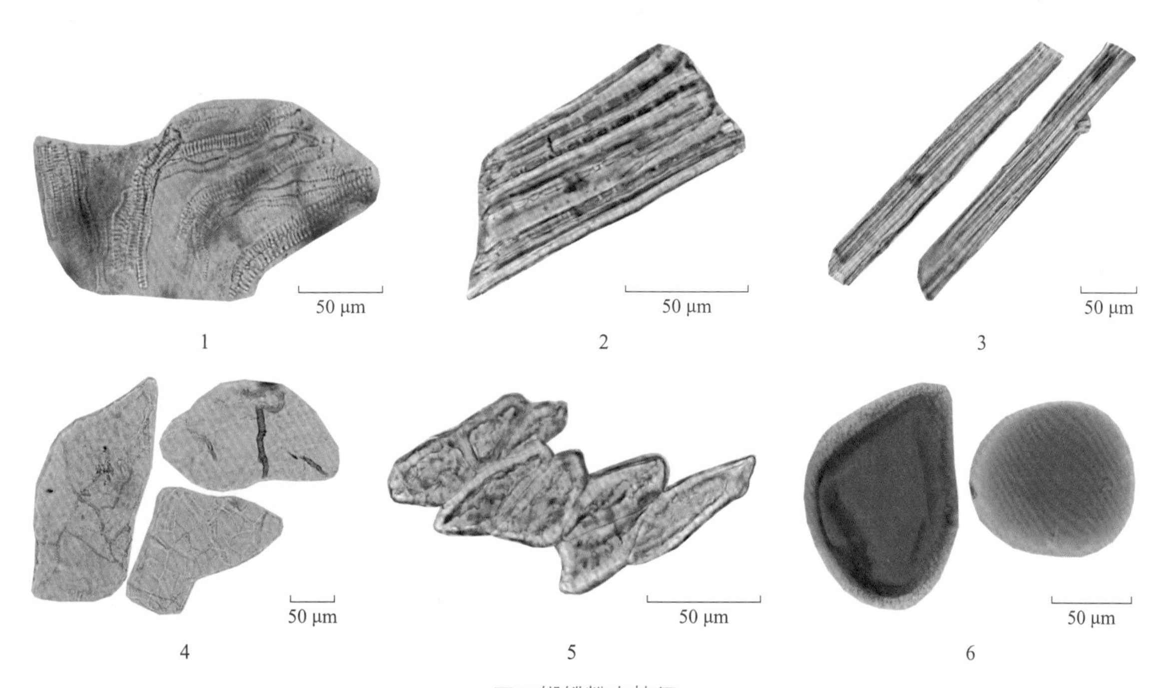

双飞蝴蝶粉末特征

（1. 导管；2. 木纤维；3. 韧皮纤维；4. 乳汁管；5. 石细胞；6. 油细胞）

168. 水茄根 Shuǐ Qié Gēn

本品为茄科植物水茄*Solanum torvum* Sw.的干燥根。散瘀，通经，消肿，止痛，止咳。

本品粉末黄褐色。① 木栓细胞类方形或多角形。② 薄壁细胞中常见砂晶，有的充满整个细胞，形成砂晶囊。③ 孔纹导管较多，螺纹导管较少，直径30～52 μm。④ 纤维碎片多见，常成束存在，有时其旁边的薄壁细胞中可见大量草酸钙砂晶。⑤ 淀粉粒单粒、复粒均有，脐点线状或人字形。

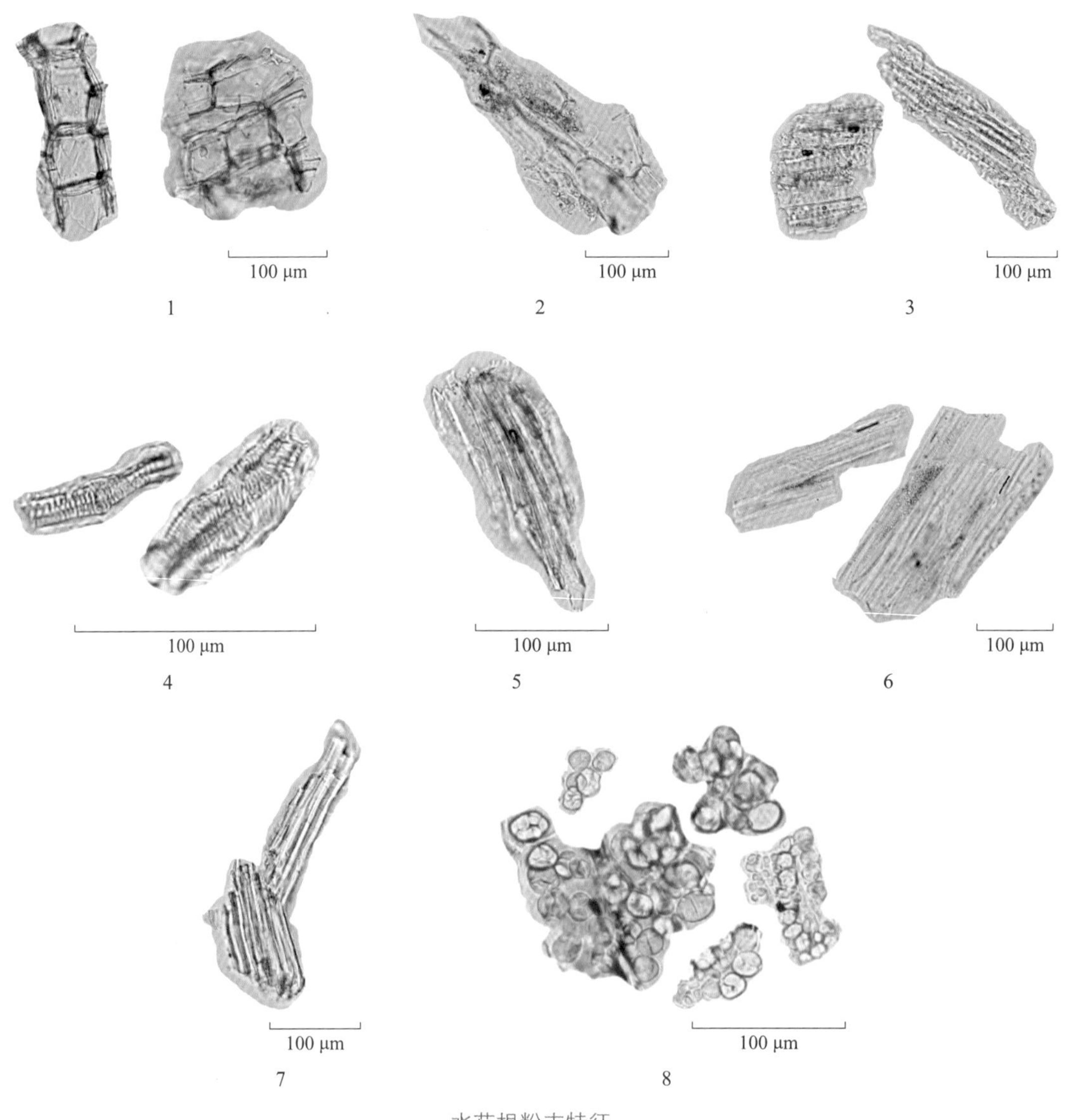

水茄根粉末特征

（1. 木栓细胞；2. 薄壁细胞及砂晶；3～4. 导管；5～7. 纤维束；8. 淀粉粒）

169. 水仙 Shuǐ Xiān

本品为石蒜科植物水仙*Narcissus tazetta* subsp. *chinensis* (M. Roem.) Masam. & Yanagih. 的干燥鳞茎。清热解毒，散结消肿。

本品粉末浅灰白色。① 环纹导管、梯纹导管多成束存在。② 针晶多数，单个散在或聚集成束，存在于薄壁细胞中。③ 淀粉粒多见，常为单粒。

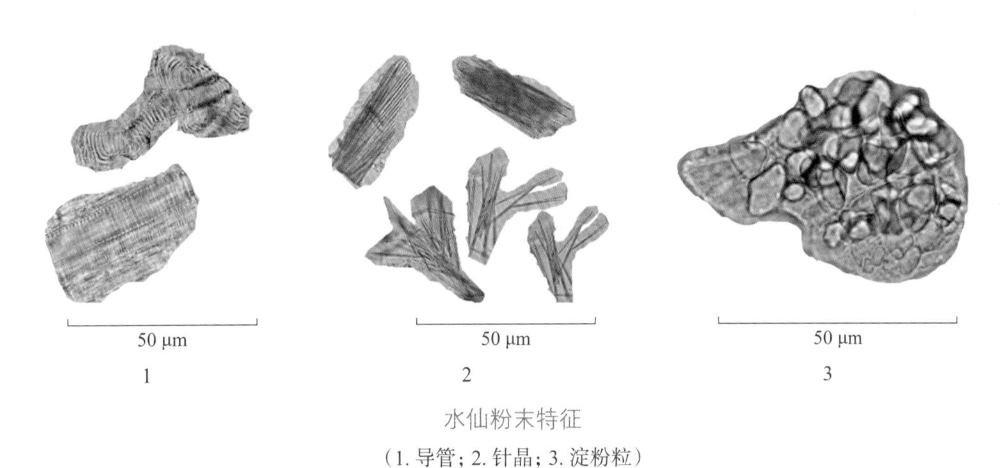

水仙粉末特征
（1. 导管；2. 针晶；3. 淀粉粒）

170. 四块瓦 Sì Kuài Wǎ

本品为金粟兰科植物宽叶金粟兰*Chloranthus henryi* Hemsl. 或多穗金粟兰*Chloranthus multistachys* Pei的干燥根及根茎。祛风除湿，活血散瘀。

本品粉末黄褐色。① 木栓细胞棕褐色，类方形，壁厚。② 梯纹导管、孔纹导管多见。③ 纤维长圆柱形或梭形，壁较薄，胞腔内有颗粒状物质。④ 棕色块较多。⑤ 石细胞较多，方形、类方形，壁厚，胞腔较大。

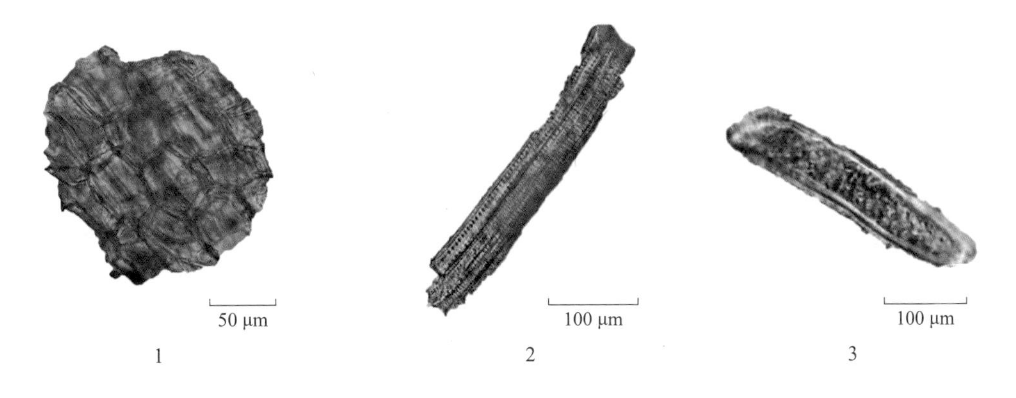

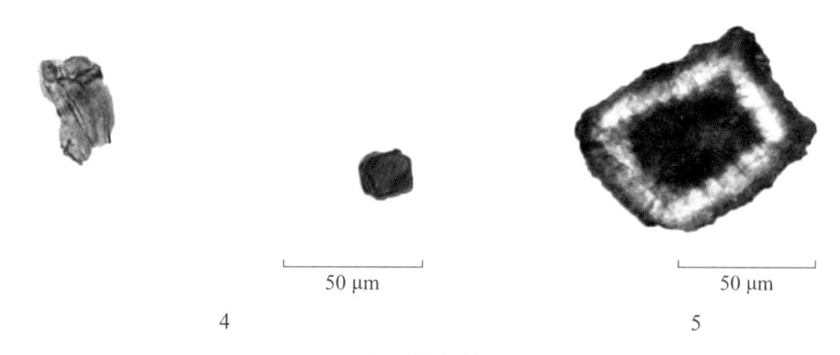

四块瓦粉末特征

（1. 木栓细胞；2. 导管；3. 纤维；4. 棕色块；5. 石细胞）

171. 苏铁果 Sū Tiě Guǒ

本品为苏铁科植物苏铁 *Cycas revoluta* Thunb. 的干燥种子。平肝降压，镇咳祛痰，收敛固涩。

本品粉末棕黄色。① 石细胞较多，方形、类方形、多边形，壁极厚，层纹、孔道明显。② 淀粉粒多见，常为单粒，圆形、类圆形，脐点一字形、十字形、人字形等，层纹可见。③ 种皮细胞棕黄色，多边形、类方形，壁厚。

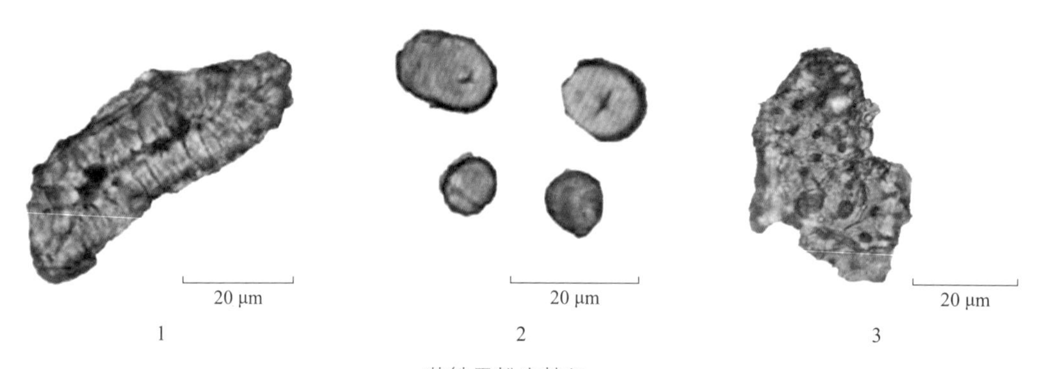

苏铁果粉末特征

（1. 石细胞；2. 淀粉粒；3. 种皮细胞）

172. 算盘子 Suàn Pán Zi

本品为叶下珠科植物算盘子 *Glochidion puberum* (L.) Hutch. 的干燥果实、根、叶。清热解毒，止泻利湿，祛风活络。

本品粉末淡黄绿色。① 木栓细胞浅黄色，多方形，内含许多小颗粒。② 非腺毛多断裂，壁木化程度高，基部似石细胞，纹孔纵裂成缝状，顶端钝圆。③ 导管主为螺纹导管、梯纹导管和具缘纹孔导管。④ 石细胞类圆形或类方形、类多角形，变形或稍有延长。⑤ 纤维多为纤维束。⑥ 草酸钙簇晶较多，棱角较尖锐。⑦ 果皮细胞少见，形状规则。

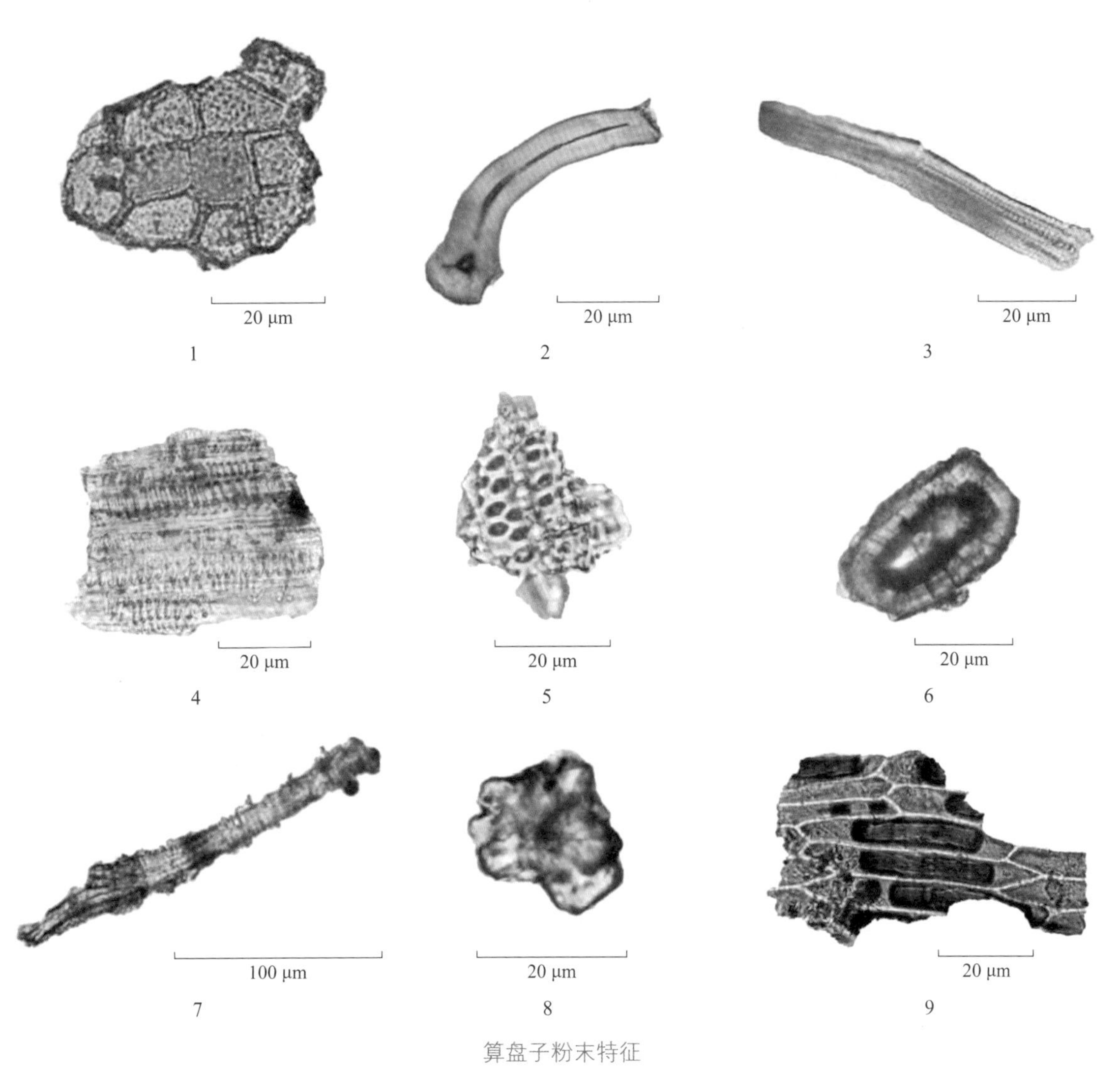

算盘子粉末特征

（1. 木栓细胞；2. 非腺毛；3～5. 导管；6. 石细胞；7. 纤维；8. 草酸钙簇晶；9. 果皮细胞）

T

173. 太白米 Tài Bái Mǐ

本品为百合科植物假百合*Notholirion bulbuliferum* (Lingelsh.) Stearn的干燥鳞茎。理气和胃，祛风止咳。

本品粉末浅黄白色。① 淀粉粒多为单粒，圆形、盔帽状或椭圆形，直径10～35 μm，脐点及层纹不明显；复粒少见，由2个分粒组成。② 纤维多成片存在，棕黄色，末端常平截；较长者长210～360 μm，直径20～45 μm；较短者长70～115 μm，直径20～38 μm。③ 薄壁细胞类圆形或长方形，胞腔内可见晶体。④ 螺纹导管可见。

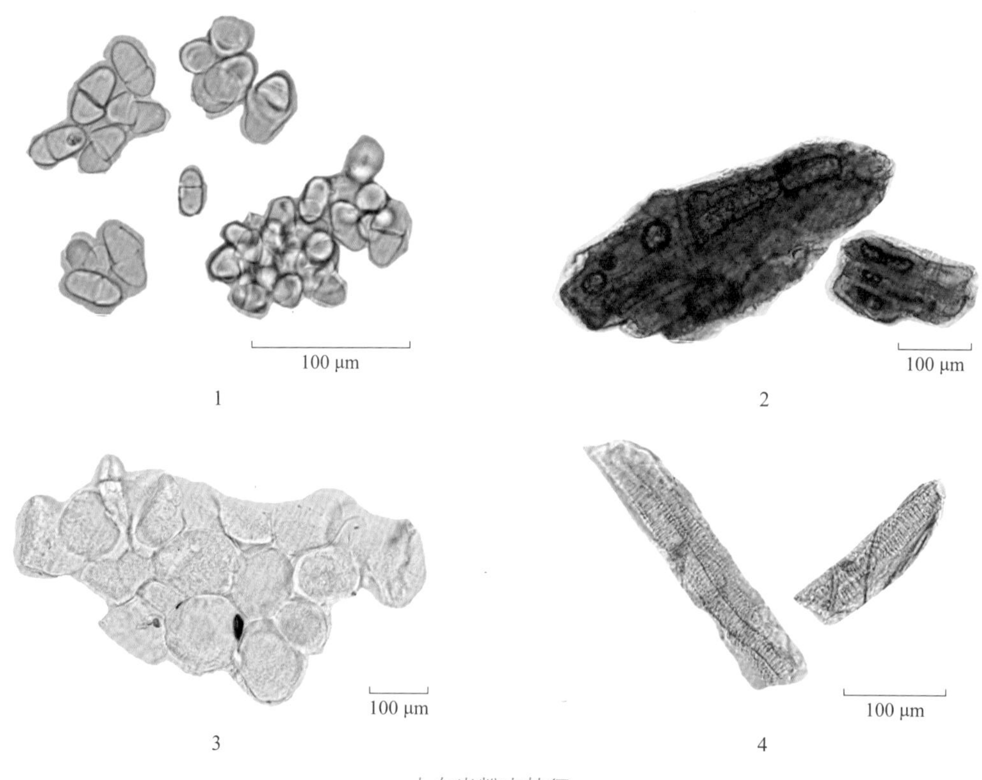

太白米粉末特征

（1. 淀粉粒；2. 纤维；3. 薄壁细胞；4. 导管）

174. 桃儿七 Táo ér Qī

本品为小檗科植物桃儿七 *Sinopodophyllum hexandrum* (Royle) Ying的干燥根及根茎。祛风除湿,止咳止痛,活血解毒。

本品粉末浅棕黄色。① 薄壁细胞中含有大量的淀粉粒。淀粉粒圆形、类圆形,单粒、复粒均有;复粒由2～5分粒组成。② 木薄壁细胞类长方形,壁略增厚成念珠状。

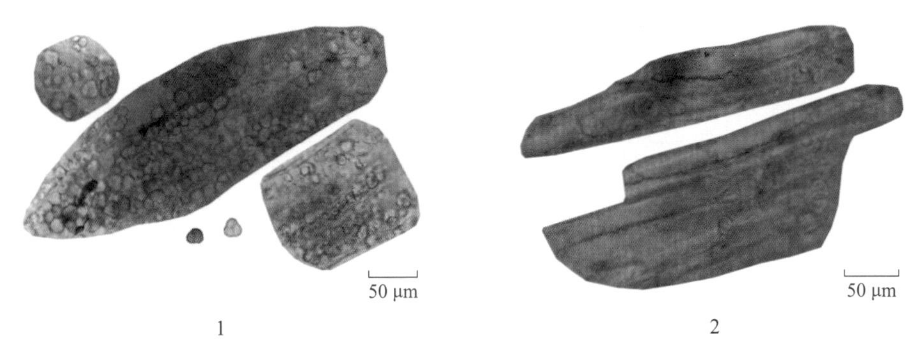

桃儿七粉末特征

(1. 薄壁细胞与淀粉粒;2. 木薄壁细胞)

175. 藤乌 Téng Wū

本品为毛茛科植物瓜叶乌头 *Aconitum hemsleyanum* Pritz.的干燥块根。祛风除湿,活血镇痛,搜风祛湿,补肾壮阳。

本品粉末浅灰黄色。① 石细胞椭圆形、类圆形、长条形或不规则形,壁较厚,纹孔及孔沟明显,少数可见纹理。② 淀粉粒单粒类圆形或长圆形,脐点点状,有的不明显;复粒由2～4个分粒组成。

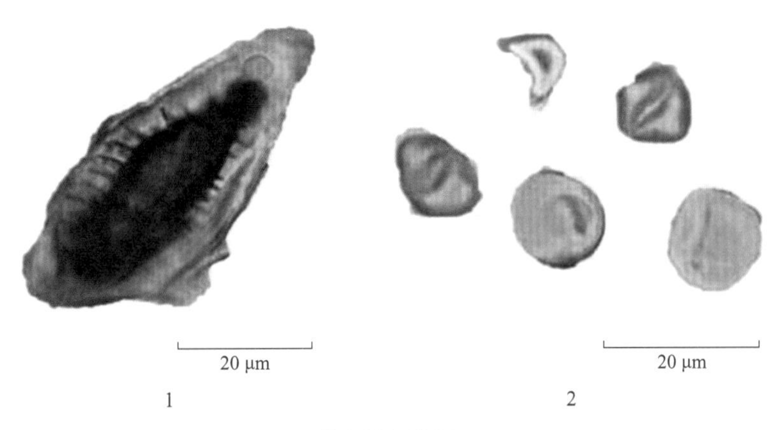

藤乌粉末特征

(1. 石细胞;2. 淀粉粒)

176. 天浆壳 Tiān Jiāng Ké

本品为夹竹桃科植物萝藦*Cynanchum rostellatum* (Turcz.) Liede & Khanum的干燥果壳。清肺化痰,散瘀止痛。

本品粉末浅棕黄色。① 导管多为螺纹导管或环纹导管。② 木纤维和韧皮纤维成束存在。③ 草酸钙簇晶散在。④ 淀粉粒多为单粒,成片聚集,脐点、层纹不明显。⑤ 乳汁管多见,长管状。

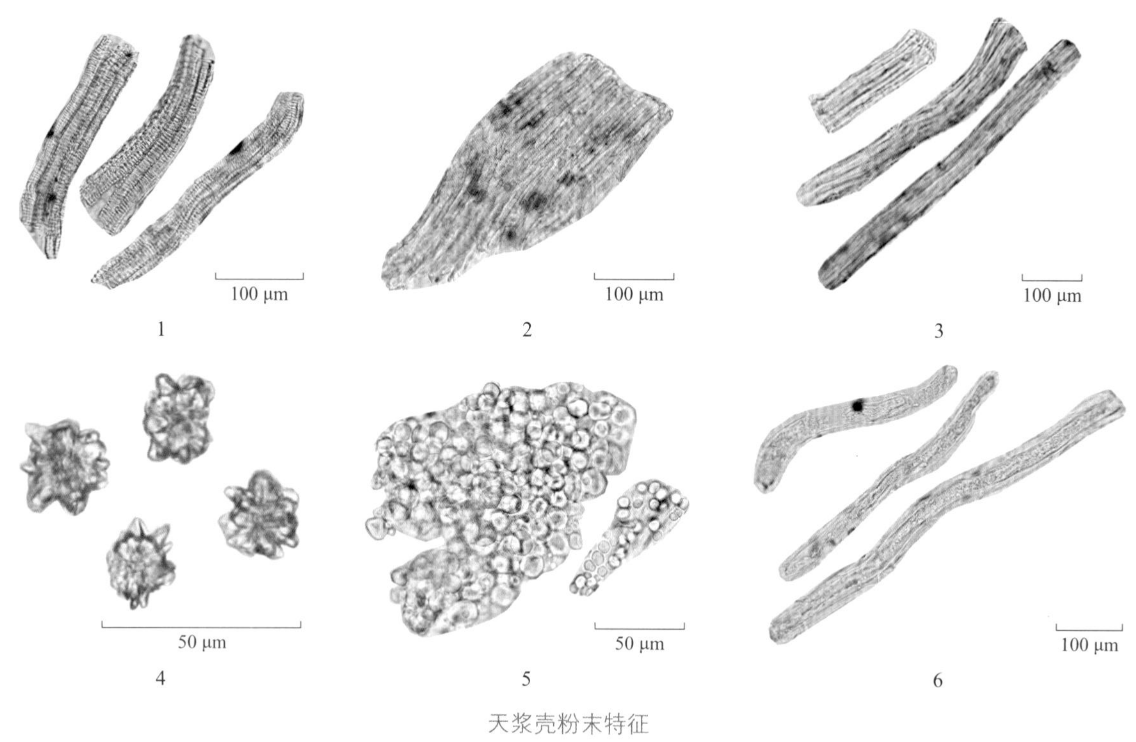

天浆壳粉末特征

(1. 导管; 2～3. 木纤维、韧皮纤维; 4. 草酸钙簇晶; 5. 淀粉粒; 6. 乳汁管)

177. 天名精 Tiān Míng Jīng

本品为菊种植物天名精*Carpesium abrotanoides* L.的干燥全草。清热,化痰,解毒,杀虫,破瘀,止血。

本品粉末灰黄色至绿黄色。① 导管碎片较多,多为螺纹导管,亦可见网纹导管、孔纹导管。② 纤维众多,一类细长而较直,多数成束,先端倾斜或较长,壁略厚,胞腔较大; 另一类较短,略弯曲,亦多数成束,先端较钝,壁较厚,壁孔及孔沟明显。③ 非腺毛由2～4个细胞组成,基部细胞略呈方形。④ 淀粉粒常见,多为单粒。⑤ 石细胞方形或长方形,壁厚,纹孔明显。

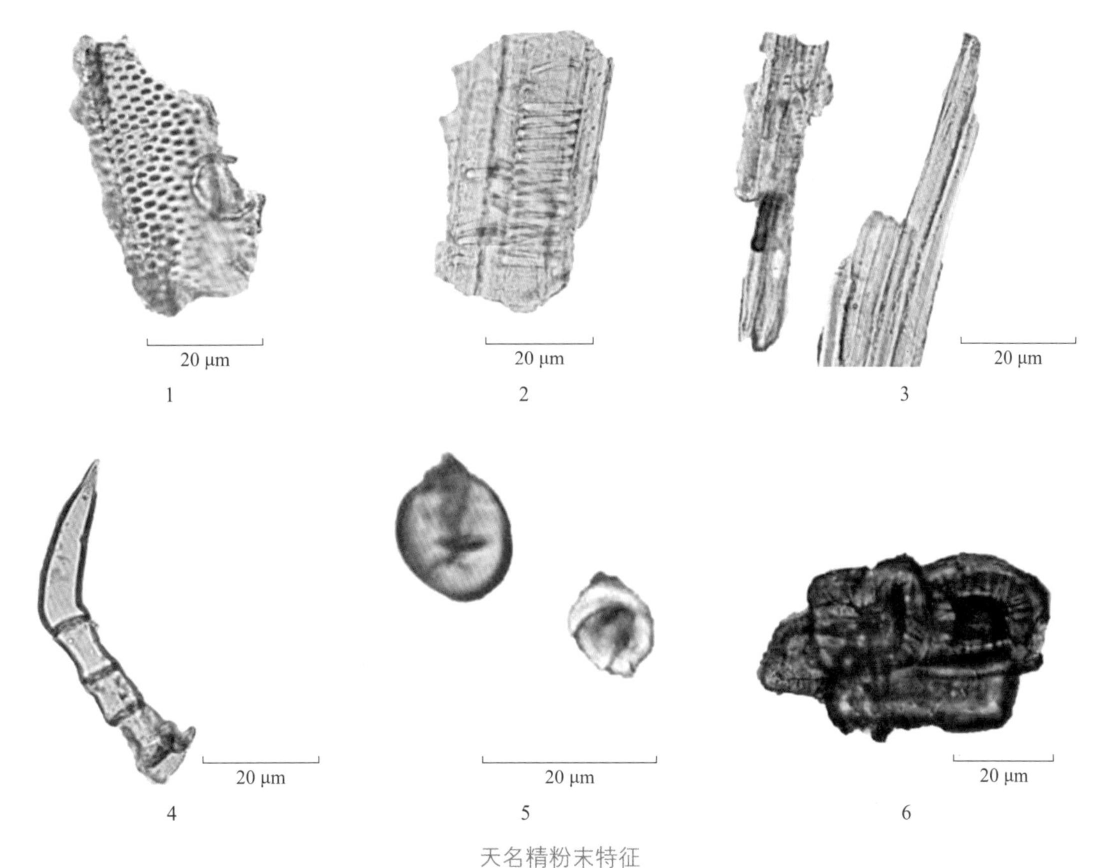

天名精粉末特征

（1～2. 具缘纹孔导管、螺纹导管；3. 纤维；4. 非腺毛；5. 淀粉粒；6. 石细胞）

178. 天南星 Tiān Nán Xīng

本品为天南星科植物天南星（一把伞南星）*Arisaema erubescens* (Wall.) Schott.、异叶天南星（天南星）*Arisaema heterophyllum* Blume.或东北天南星*Arisaema amurense* Maxim.的干燥块茎。散结消肿。

本品粉末淡黄白色。① 淀粉粒单粒圆球形、半球形或不规则形，脐点圆点状、星状、裂缝状、三叉状，大粒层纹隐约可见；复粒甚多，由2～10个分粒组成，脐点多且不明显。② 草酸钙针晶散在，或成束存在于黏液细胞中。

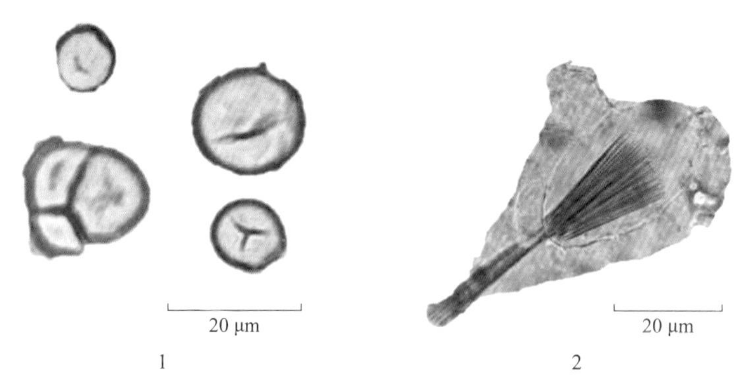

天南星粉末特征
（1. 淀粉粒；2. 草酸钙针晶）

179. 天仙子 Tiān Xiān Zǐ

本品为茄科植物莨菪（天仙子）*Hyoscyamus niger* L.的干燥成熟种子。解痉止痛，平喘，安神。

本品粉末灰褐色。① 种皮外表皮细胞表面观不规则多角形或长多角形，垂周壁呈波状弯曲；断面观呈波状突起。② 子叶细胞众多，壁薄，平直，无色，含油滴。③ 胚乳细胞众多，壁稍厚，含糊粉粒及油滴。

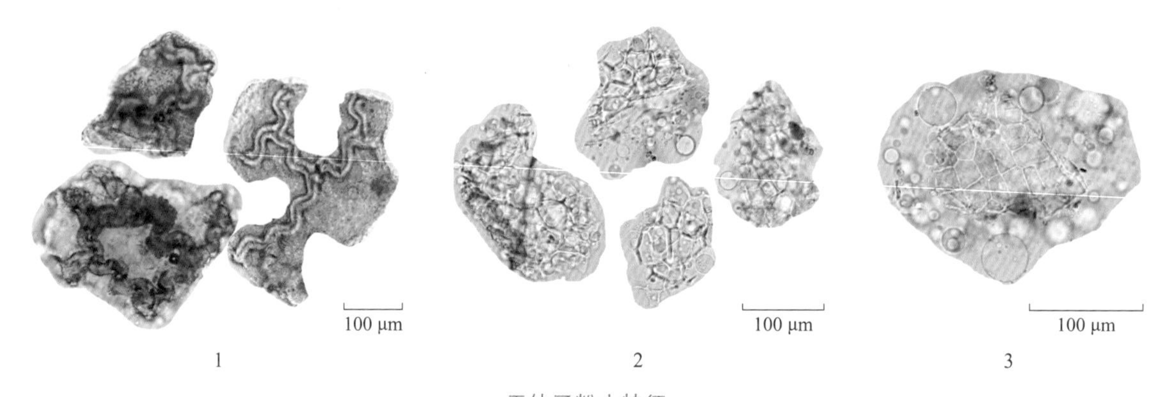

天仙子粉末特征
（1. 种皮外表皮细胞；2. 子叶细胞；3. 胚乳细胞）

180. 铁棒锤 Tiě Bàng Chuí

本品为毛茛科植物铁棒锤*Aconitum pendulum* Busch的干燥块根。祛风止痛，散瘀止血，消肿拔毒。

本品粉末灰黄白色。① 铁棒锤的复粒淀粉粒由2～5个分粒组成，脐点V形或点状；伏毛铁棒锤的复粒淀粉粒由2～3个分粒组成，脐点多角星形或线形。② 导管多为网纹导管和螺纹导管。

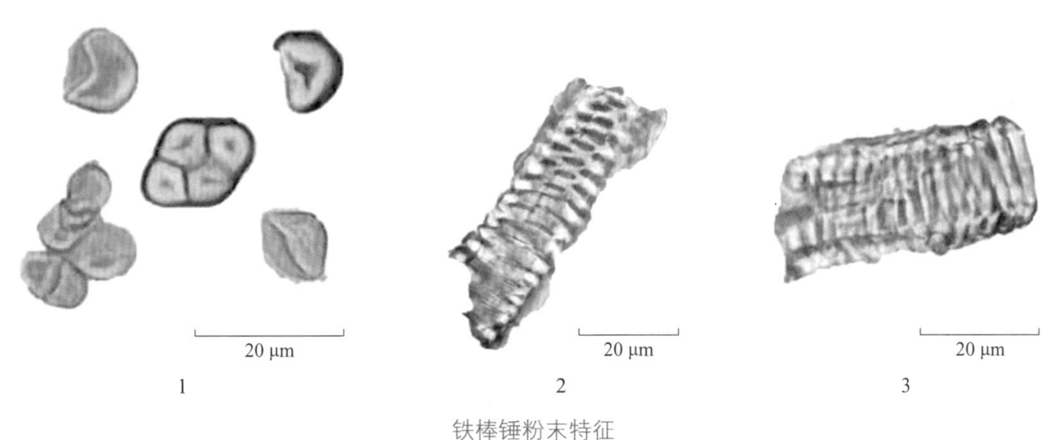

铁棒锤粉末特征

（1. 淀粉粒；2～3. 网纹导管、螺纹导管）

181. 铁线莲 Tiě Xiàn Lián

本品为毛茛科植物铁线莲*Clematis florida* Thunb.或重瓣铁线莲*Clematis florida* var. *flore-pleno* D. Don的干燥全株或根。利尿，通络，理气通便，解毒。

本品粉末浅棕色。① 木栓细胞较多，细长方形。② 石细胞类长椭圆形、长方形、不规则分枝状，壁厚，层纹明显。③ 纤维较多，长梭形，壁厚，可见纹孔。④ 导管多为具缘纹孔导管，亦可见螺纹导管。⑤ 皮层细胞表面观椭圆形，断面观长方形，排列紧密。

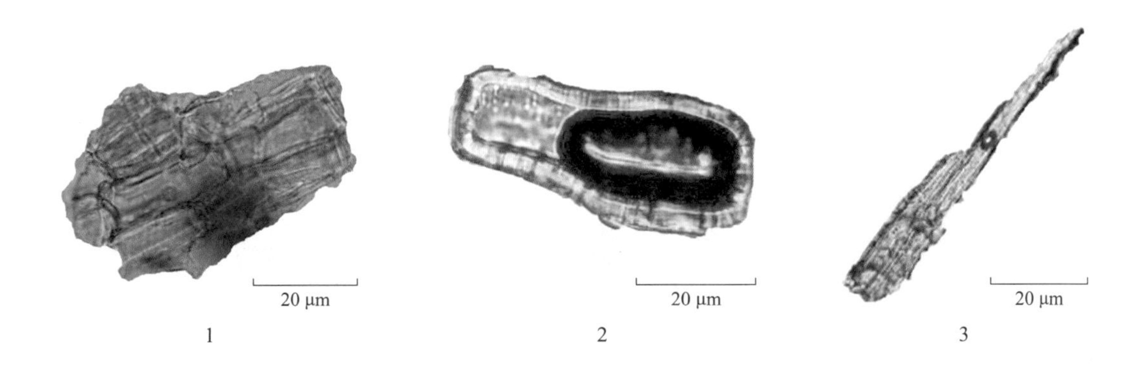

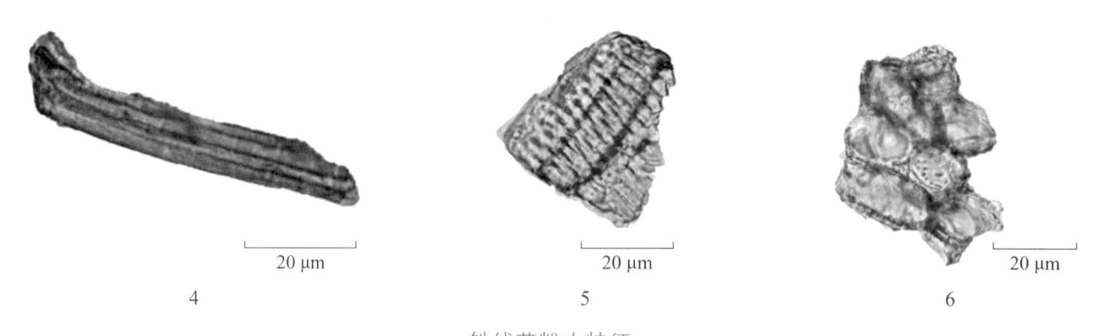

铁线莲粉末特征

（1. 木栓细胞；2. 石细胞；3～4. 纤维；5. 具缘纹孔导管；6. 皮层细胞）

182. 头顶一颗珠 Tóu Dǐng Yì Kē Zhū

本品为百合科植物吉林延龄草 *Trillium camschatcense* Ker Gawler或延龄草 *Trillium tschonoskii* Maxim. 的干燥根茎及根。镇静、止痛、活血，止血。

本品粉末浅黄色。① 草酸钙针晶多见，成束或散在。② 淀粉粒众多，单粒圆形、长圆形、三角状卵形等，脐点点状、条状或人字形，层纹不明显；偶见2～3个分粒组成的复粒。③ 网纹导管、梯纹导管多见。④ 根被细胞类长方形，淡黄棕色，壁细波状。

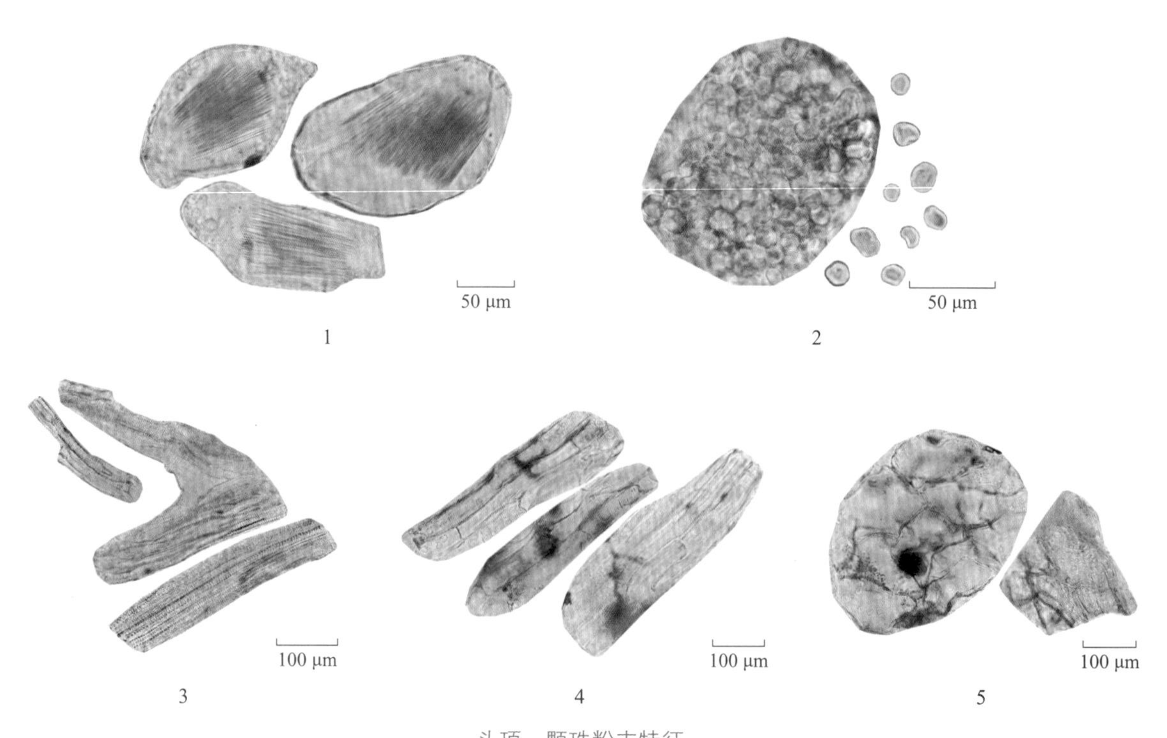

头顶一颗珠粉末特征

（1. 草酸钙针晶；2. 淀粉粒；3. 导管；4～5. 根被细胞）

183. 土荆芥 Tǔ Jīng Jiè

本品为苋科植物土荆芥*Dysphania ambrosioides* (L.) Mosyakin & Clemants的干燥全草。祛风除湿,杀虫止痒,活血消肿。

本品粉末灰绿色。① 种皮碎片棕红色,细胞长多角形,壁略增厚。② 导管多为螺纹导管,具缘纹孔导管偶见。③ 花粉粒圆球形或椭圆形,表面有颗粒状的突起。

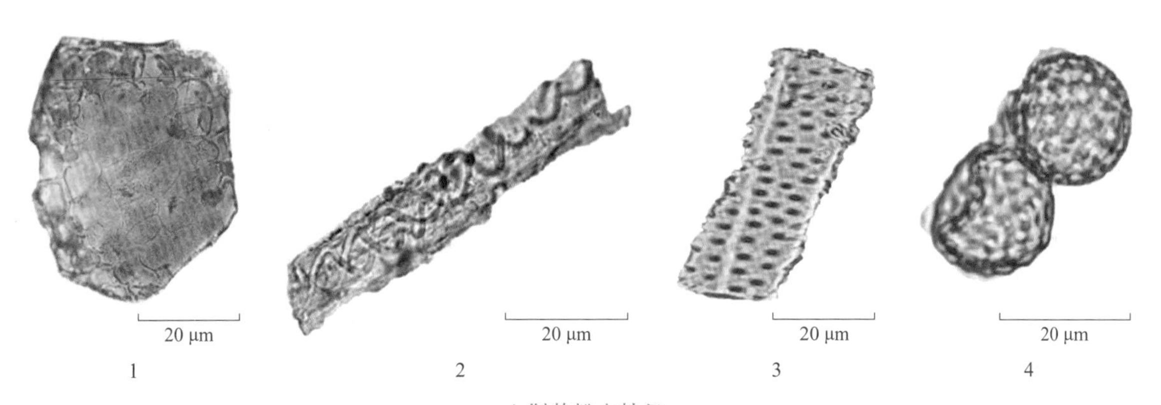

土荆芥粉末特征

(1. 种皮碎片; 2～3. 螺纹导管、纹孔导管; 4. 花粉粒)

184. 土木香 Tǔ Mù Xiāng

本品为菊科植物土木香*Inula helenium* L.的干燥根。健脾和胃,行气止痛,安胎。

本品粉末淡黄棕色。① 菊糖众多,无色,不规则碎块状。② 导管多为螺纹导管、网纹导管。③ 木纤维单个散在或成束,长梭形,末端倾斜,具斜纹孔。

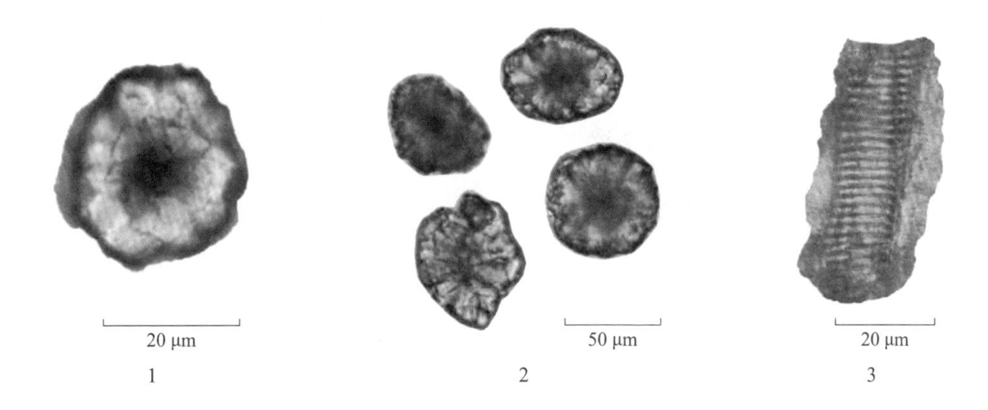

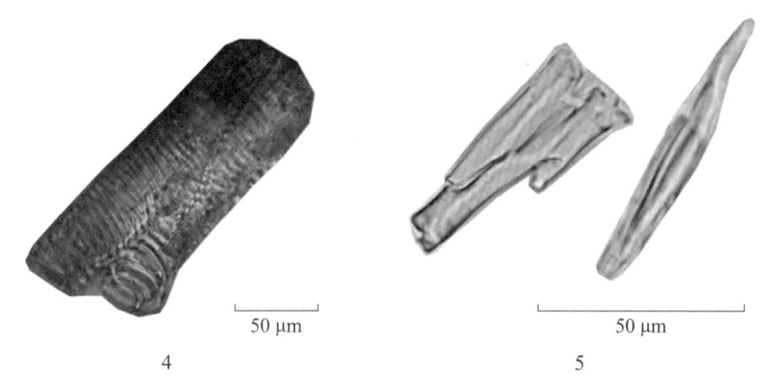

土木香粉末特征

（1～2. 菊糖；3～4. 导管；5. 木纤维）

185. 土细辛 Tǔ Xì Xīn

本品为马兜铃科植物杜衡*Asarum forbesii* Maxim.或其同属多种植物的干燥全草。祛风散寒，消瘀行水，活血止痛，解毒。

本品粉末棕黄色。① 导管多为梯纹导管或孔纹导管，螺纹导管少见。② 纤维成束，有时可见草酸钙结晶。③ 油细胞类圆形，多见。④ 淀粉粒可见，单粒、复粒均有。

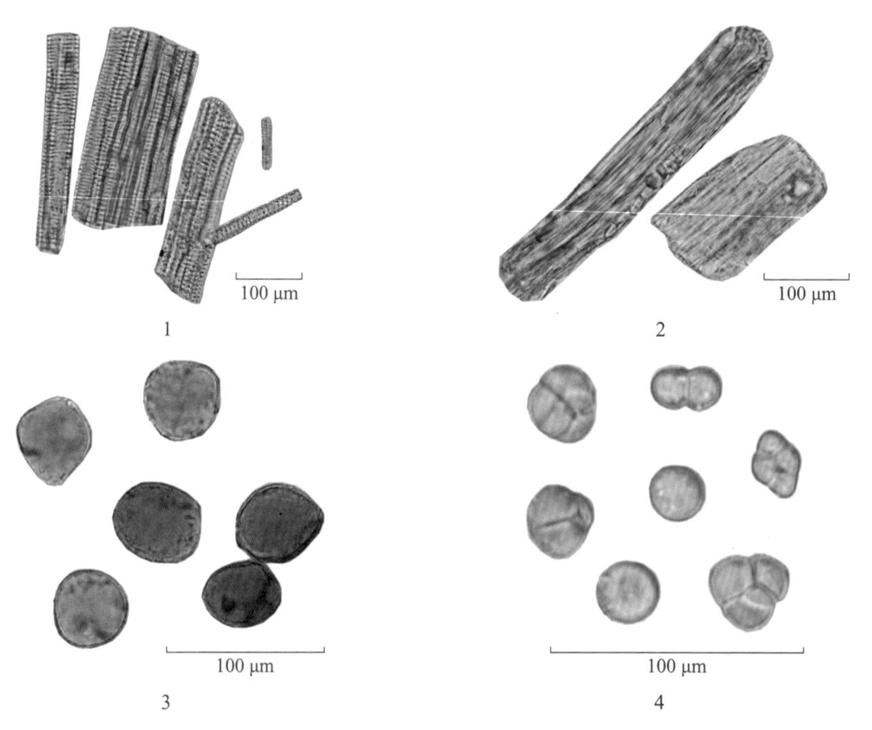

土细辛粉末特征

（1. 导管；2. 纤维；3. 油细胞；4. 淀粉粒）

186. 土一枝蒿 Tǔ Yì Zhī Hāo

本品为菊科植物云南蓍*Achillea wilsoniana* Heimerl ex Hand.- Mazz.的干燥全草。祛风除湿，散瘀止痛，解毒消肿。

本品粉末黄绿色。① 非腺毛常为单细胞，顶端较钝，稍弯曲。② 气孔可见，常为不定式。③ 种皮栅状细胞偶见，排成2列。④ 导管常为螺纹导管、梯纹导管。

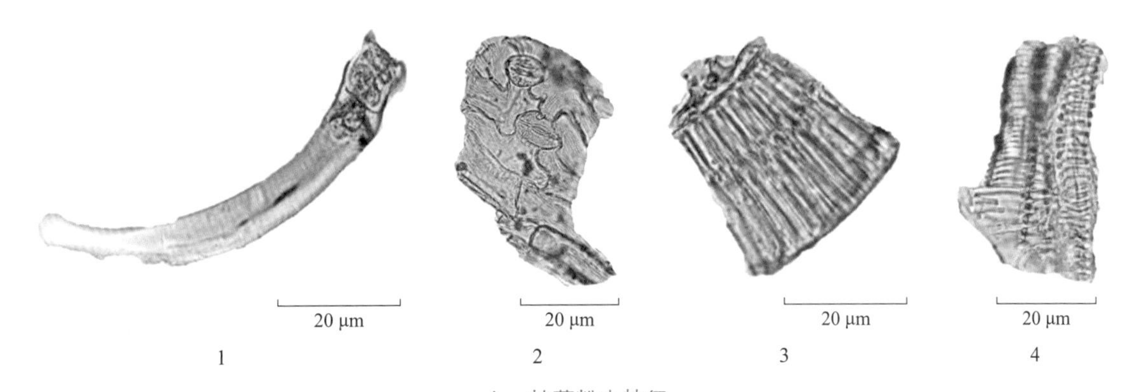

土一枝蒿粉末特征

（1. 非腺毛；2. 气孔；3. 栅状细胞；4. 螺纹导管）

W

187. 娃儿藤(三十六荡) Wá ér Téng

本品为夹竹桃科植物娃儿藤 *Tylophora ovata* (Lindl.) Hook. ex Steud. 的干燥全草。祛风除湿，散瘀止痛。

根　粉末淡黄色。① 石细胞长多角形，孔沟不明显。② 淀粉粒众多，常为单粒，类圆形，层纹不明显。③ 纤维较少，常分散，纹孔八字状排列。④ 气孔轴式为不定式。⑤ 非腺毛由多个细胞组成，常与表皮细胞相连。⑥ 方晶与砂晶多而细小，存在于细胞中。

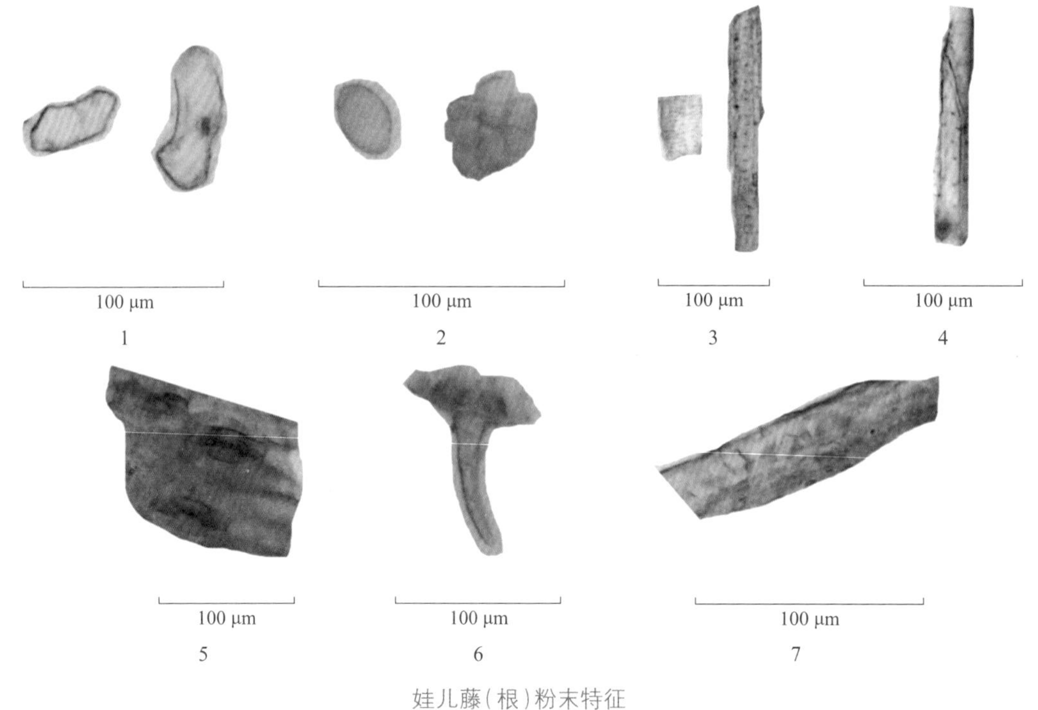

娃儿藤(根)粉末特征

(1. 石细胞；2. 淀粉粒；3～4. 纤维；5. 气孔；6. 非腺毛；7. 方晶)

188. 瓦草 Wǎ Cǎo

本品为石竹科黏萼蝇子草 *Silene viscidula* Kom. 的干燥根。镇痛，止血，清热，利尿。

本品粉末浅黄白色。① 草酸钙簇晶多见，常单个存在，棱角较钝。② 导管可见，常为网纹导管。③ 淀粉粒可见，圆形、椭圆形，常为单粒，脐点点状或人字状，层纹较明显。

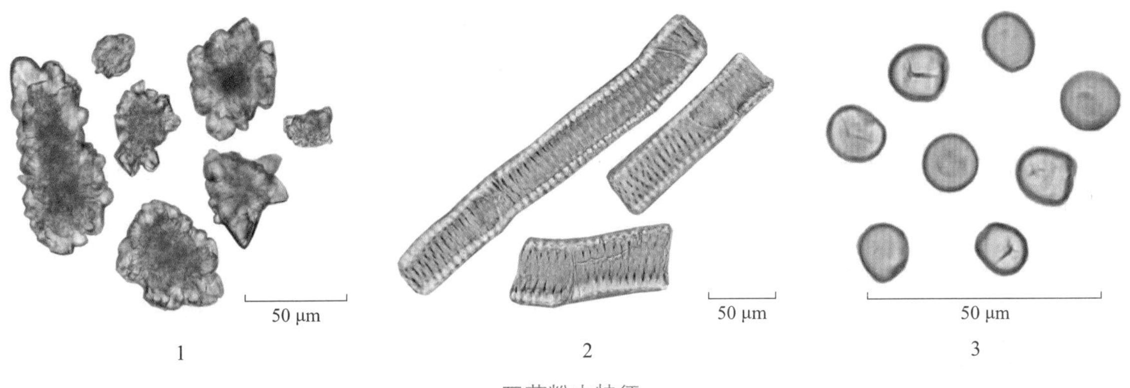

瓦草粉末特征

（1. 草酸钙簇晶；2. 导管；3. 淀粉粒）

189. 万年青 Wàn Nián Qīng

本品为天门冬科植物万年青 *Rohdea japonica* (Thunb.) Roth 的干燥根及根茎。清热解毒，强心利尿，凉血止血。

本品粉末灰黄色。① 淀粉粒较多见，常为单粒，脐点点状。② 草酸钙针晶存在于长椭圆形的黏液细胞中或随处散在。③ 导管为具缘纹孔导管、网纹导管、螺纹导管和梯纹导管。④ 木栓细胞类方形。

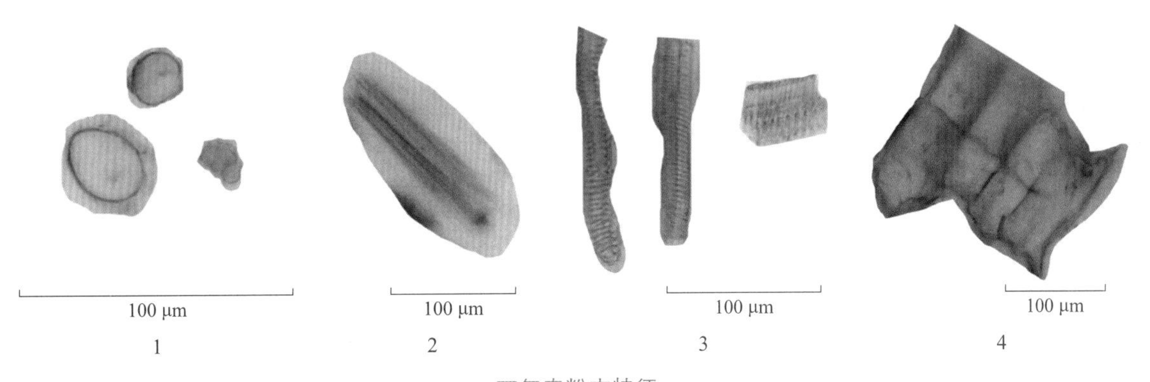

万年青粉末特征

（1. 淀粉粒；2. 草酸钙针晶；3. 导管；4. 木栓细胞）

190. 望江南子 Wàng Jiāng Nán Zǐ

本品为豆科植物望江南 *Cassia occidentalis* L. 的干燥种子。清肝，健胃，通便，解毒。

本品粉末黄棕色或黄绿色。① 种皮栅状细胞多排列成片，无色或淡黄色，长方形，排列稍不整齐，胞腔明显，位于细胞1/3处的光辉带有的可见有的不可见，表面观多呈类多边形，壁较厚，有时可见细胞被较厚的角质层。② 种皮细胞无色或黄棕色，侧面（断面）观多呈哑铃状，通常两端较膨大，外壁和内壁稍厚，表面观类圆形、类多角形。③ 角质层碎片多透明、光亮。④ 内胚乳细胞壁黏液质化，胞腔内含黄棕色物质。⑤ 子叶碎片中栅栏组织长圆柱状，海绵细胞类圆形。

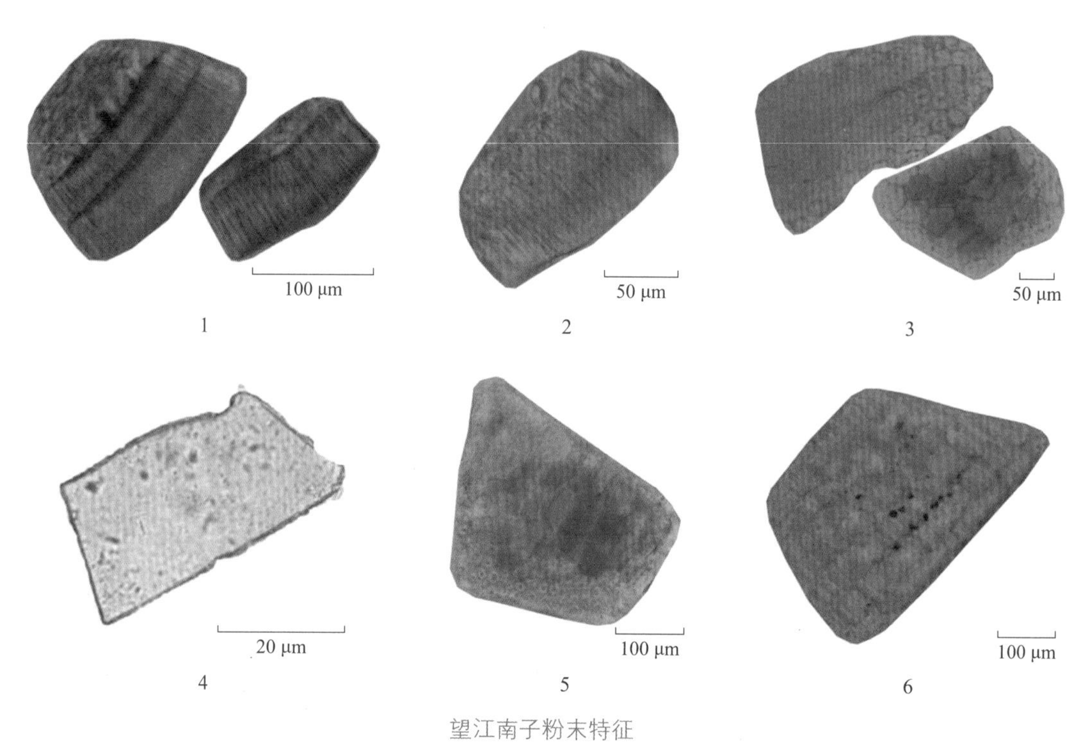

望江南子粉末特征

（1～2. 种皮栅状细胞；3. 种皮细胞；4. 角质层碎片；5. 内胚乳细胞；6. 子叶栅栏组织和海绵组织）

191. 乌桕根 Wū Jiù Gēn

本品为大戟科植物乌桕 *Triadica sebiferum* (L.) Small 的干燥根。泻火逐水，利尿消肿。

本品粉末黄白色。① 簇晶散在或存在于薄壁细胞中，棱角短而钝。② 晶鞘纤维常见。③ 纤维成束或单个散在，胞腔线形，偶有分叉。④ 石细胞类椭圆形或类长方形，壁厚，胞腔较小，孔沟不明显。⑤ 导管多为具缘纹孔导管。⑥ 单粒淀粉粒类圆形，脐点点状、裂缝状；复粒淀粉粒由2～4个分粒组成。

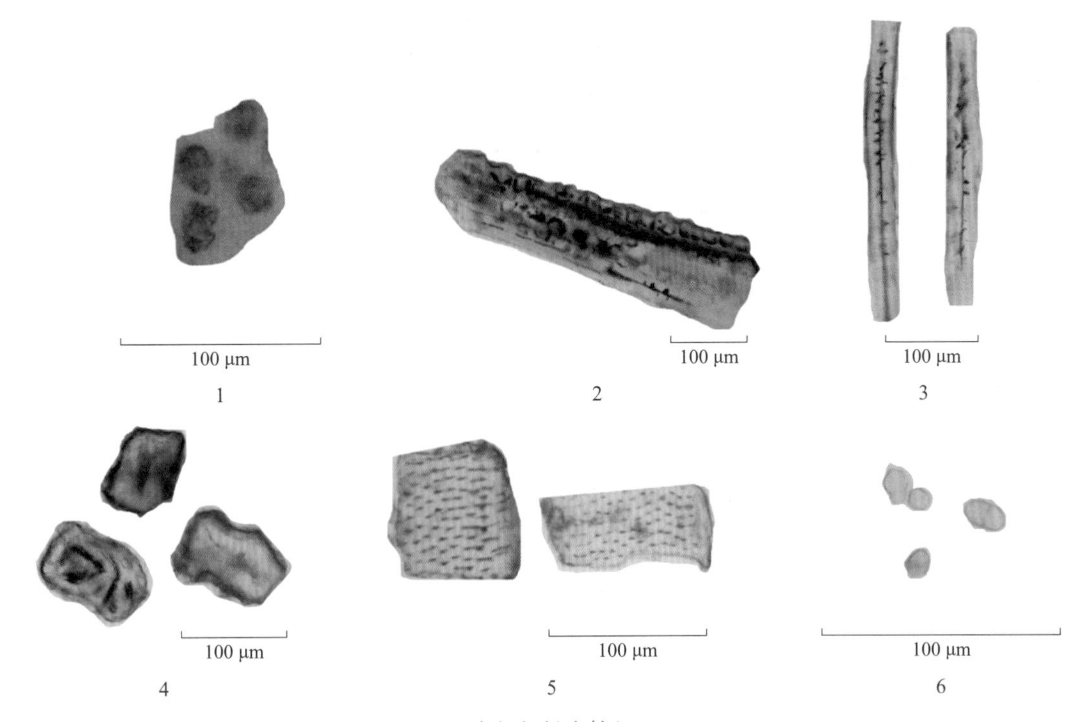

乌桕根粉末特征

（1. 簇晶；2. 晶鞘纤维；3. 纤维；4. 石细胞；5. 导管；6. 淀粉粒）

192. 无根藤 Wú Gēn Téng

本品为樟科植物无根藤 *Cassytha filiformis* L. 的干燥全草。清热利湿，凉血止血。

本品粉末灰绿色。① 线状非腺毛众多，长 20～150 μm，黄棕色或黄褐色，由单细胞构成，胞腔狭窄或宽，基部常弯曲。② 导管多见，主要为螺纹导管和具缘纹孔导管，螺纹导管直径约为 20 μm，具缘纹孔导管直径为 30～40 μm。③ 气孔平轴式，排列整齐。④ 皮层细胞类长方形或多边形。⑤ 髓部薄壁细胞类圆形，常成片存在。⑥ 纤维多成束。

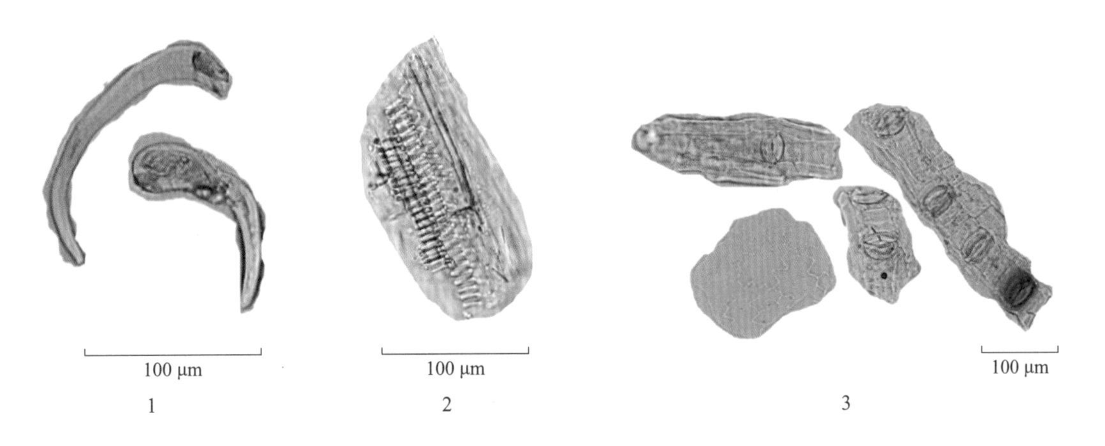

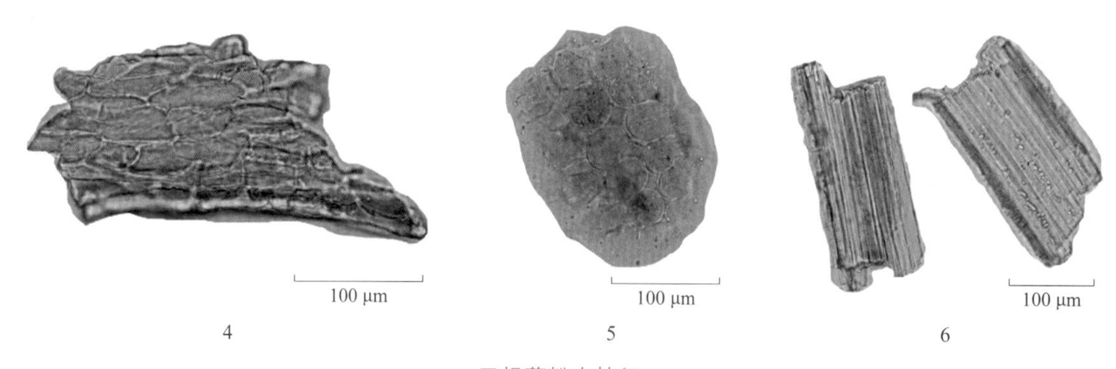

无根藤粉末特征

（1. 非腺毛；2. 导管；3. 气孔；4. 皮层细胞；5. 髓薄壁细胞；6. 纤维）

193. 无患子 Wú Huàn Zǐ

本品为无患子科植物无患子 *Sapindus saponaria* L.的干燥成熟果实。清热祛痰，消积杀虫。

本品粉末棕色，极黏稠。① 草酸钙簇晶散在。② 内果皮细胞狭长，以长轴方向在不同细胞层嵌列，方晶镶嵌其中。③ 纤维多为成束的晶鞘纤维。④ 螺纹导管可见。⑤ 石细胞单个散在。

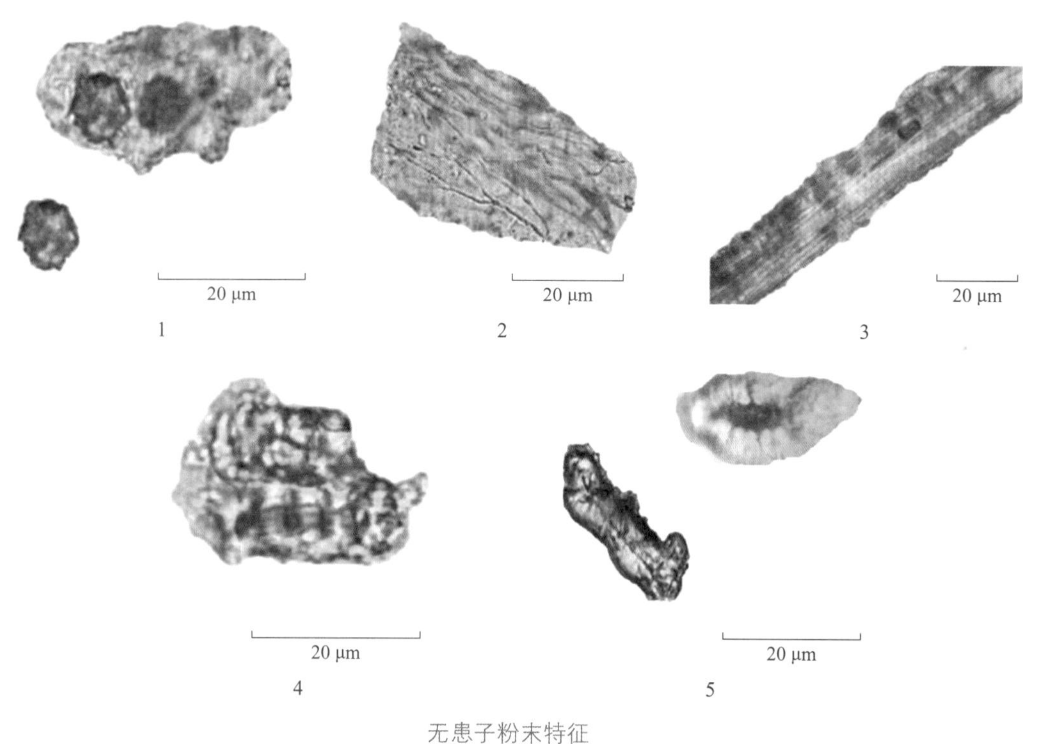

无患子粉末特征

（1. 草酸钙簇晶；2. 内果皮细胞；3. 晶鞘纤维；4. 螺纹导管；5. 石细胞）

194. 无患子树皮 Wú Huàn Zǐ Shù Pí

本品为无患子科植物无患子 *Sapindus saponaria* L. 的干燥树皮。解毒,利咽,祛风杀虫。

本品粉末深棕黄色。① 石细胞单个或成群,类方形、多边形、不规则形,壁厚,层纹、孔道明显。② 韧皮纤维成束,壁极厚,与大量草酸钙方晶形成晶鞘纤维。③ 韧皮薄壁细胞长方形,壁念珠状增厚,其内有时含草酸钙方晶。④ 木栓细胞多边形,深棕色至棕黄色,壁较厚,排列紧密。

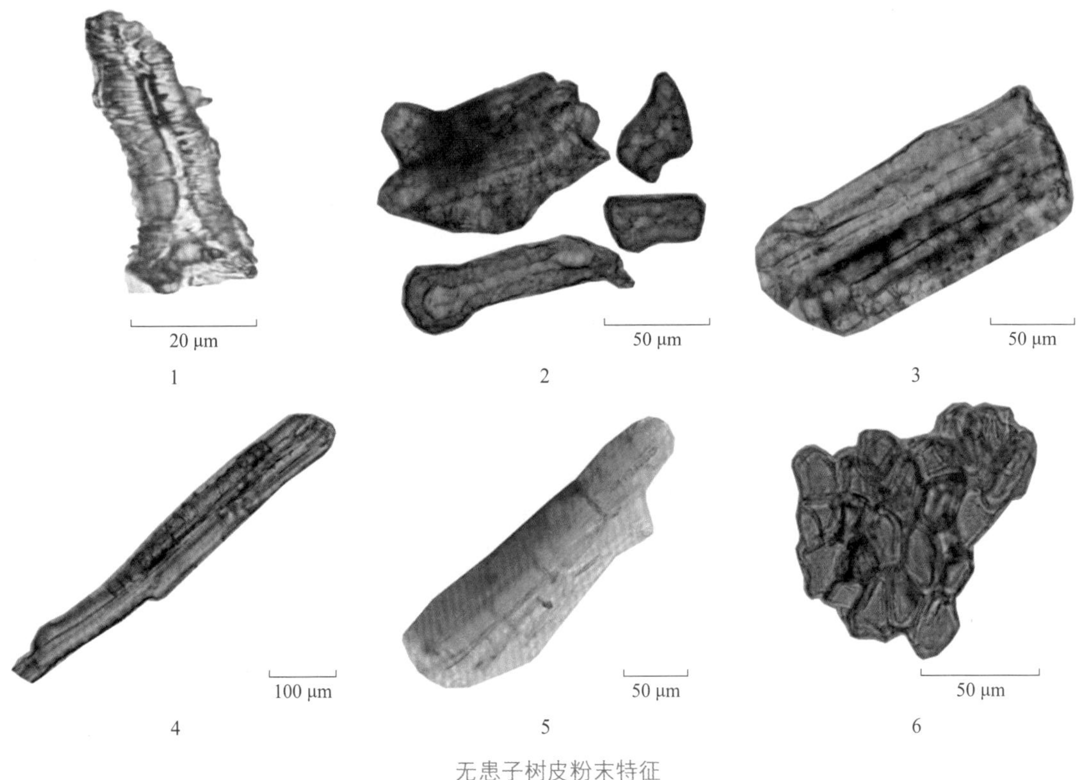

无患子树皮粉末特征

(1～2. 石细胞; 3～4. 韧皮纤维及草酸钙方晶; 5. 韧皮薄壁细胞; 6. 木栓细胞)

195. 无毛崖爬藤(九节莲) Wú Máo Yá Pá Téng

本品为葡萄科植物无毛崖爬藤 *Tetrastigma obtectum* var. *glabrum* (H. Lév. & Vant.) Gagnep. 的干燥根、全草。活血解毒,祛风湿。

本品粉末浅棕色。① 淀粉粒类圆形,成群或单个存在,大小不一,常为单粒,脐点常点状。② 草酸钙簇晶可见,较小,直径 15～45 μm。③ 草酸钙针晶常聚集成针晶束,长约 50 μm。

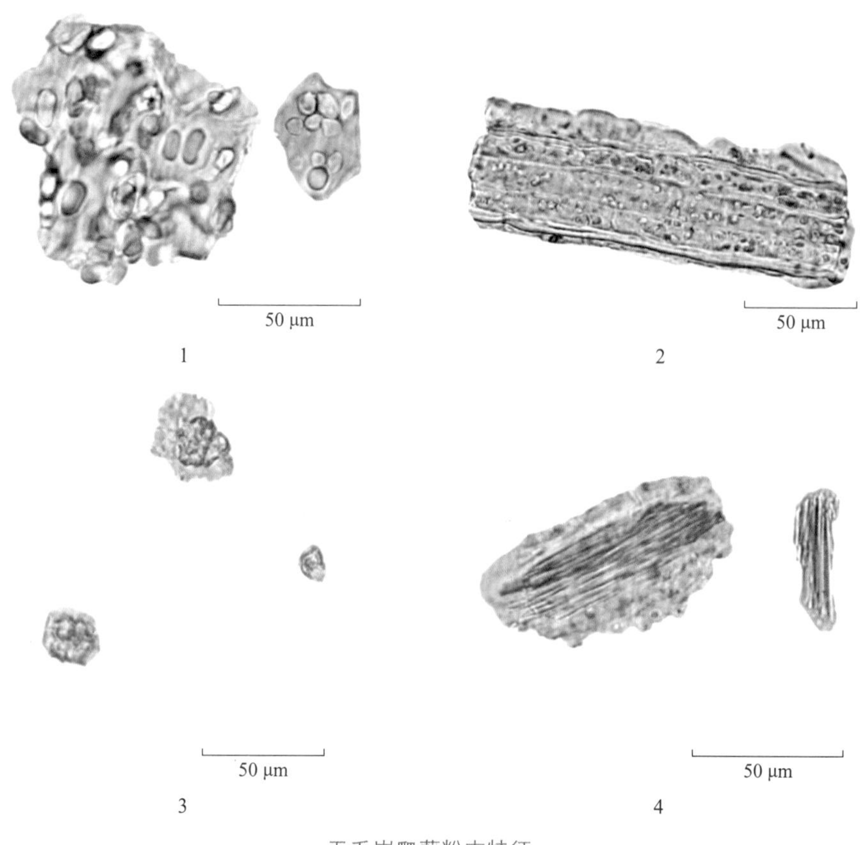

无毛崖爬藤粉末特征

（1～2. 薄壁细胞及淀粉粒；3. 草酸钙簇晶；4. 草酸钙针晶）

196. 吴茱萸 Wú Zhū Yú

本品为芸香科植物吴茱萸*Evodia rutaecarpa* (Juss.) Benth.、石虎*Evodia rutaecarpa* (Juss.) Benth. var. *officinalis* (Dode) Huang 或疏毛吴茱萸*Evodia rutaecarpa* (Juss.) Benth. var. *bodinieri* (Dode) Huang的干燥近成熟果实。散寒止痛，降逆止呕，助阳止泻。

本品粉末褐色。① 非腺毛由2～6个细胞组成，壁疣明显，有的胞腔内含棕黄色至棕红色物。② 腺毛头部由7～14个细胞组成，椭圆形，常含黄棕色物；柄部由2～5个细胞组成。③ 草酸钙簇晶较多，方晶偶见。④ 石细胞类圆形或长方形，胞腔大。⑤ 油室碎片有时可见，淡黄色。⑥ 网纹导管、具缘纹孔导管偶见。

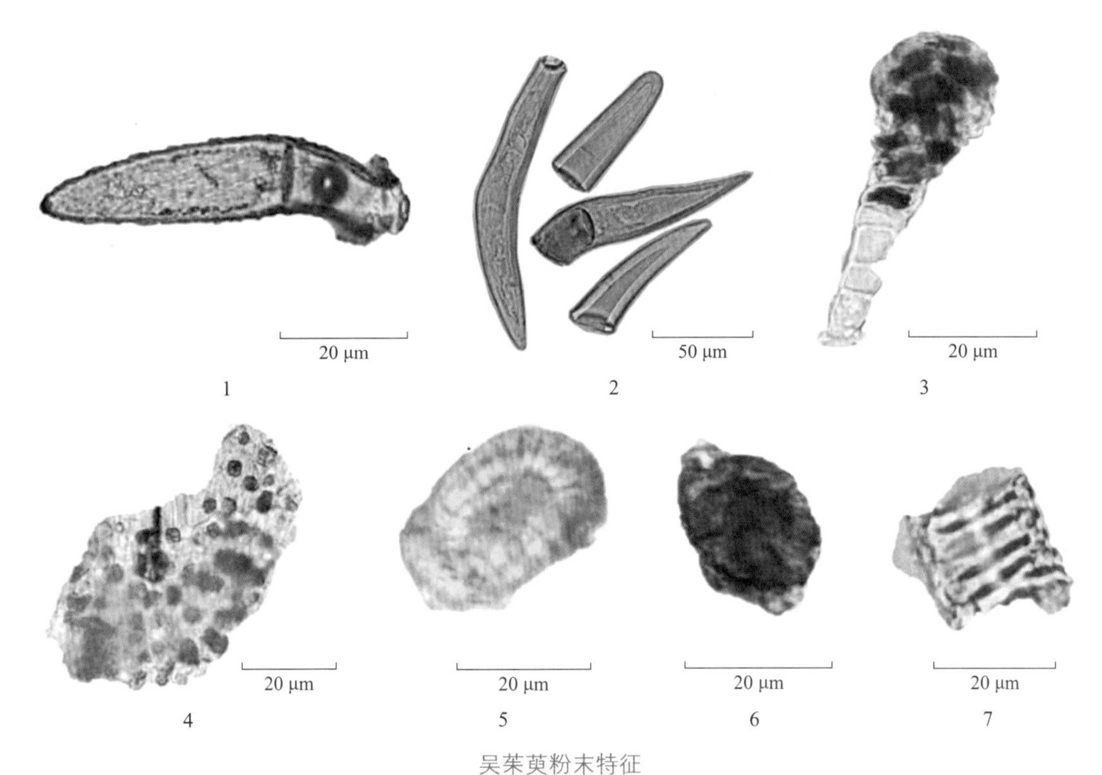

吴茱萸粉末特征

（1～2. 非腺毛；3. 腺毛；4. 草酸钙簇晶；5. 石细胞；6. 油室碎片；7. 导管）

197. 五色梅 Wǔ Sè Méi

本品为马鞭草科植物马缨丹 *Lantana camara* L. 的干燥地上部分。清热解毒，祛风止痒。

本品粉末棕黄色。① 非腺毛众多，常为单细胞，有的壁疣明显。② 纤维常成束，碎片状，长 320～850 μm，直径 20～35 μm。③ 导管为螺纹导管、网纹导管或具缘纹孔导管。④ 下表皮细胞形状不规则，气孔可见。⑤ 分泌细胞多见，直径 25～32 μm，类圆形，内含橙黄色油滴。

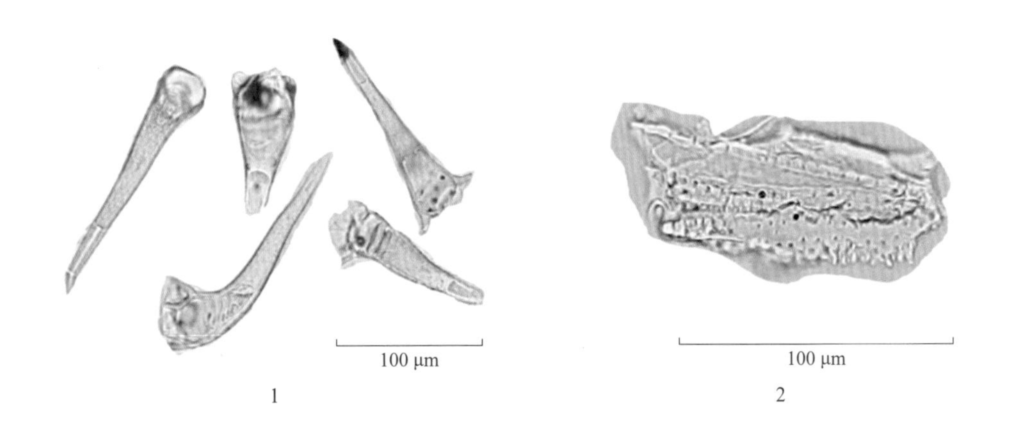

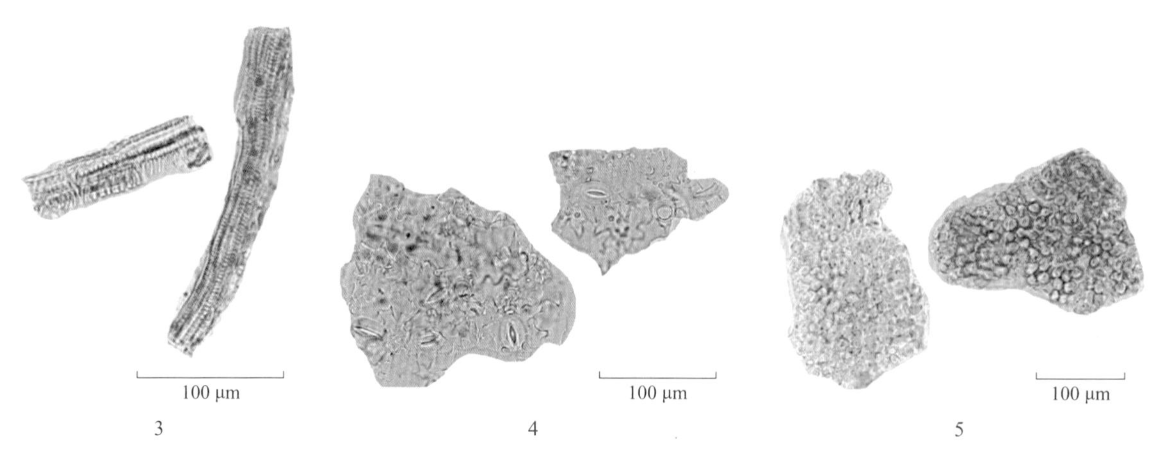

五色梅显微特征

（1. 非腺毛；2. 纤维；3. 导管；4. 气孔；5. 分泌细胞）

X

198. 豨莶草 Xī Xiān Cǎo

本品为菊科植物豨莶 *Siegesbeckia orientalis* L.、腺梗豨莶 *Siegesbeckia pubescens* Makino 或毛梗豨莶 *Siegesbeckia glabrescens* Makino 的干燥地上部分。祛风湿，利关节，解毒。

本品粉末黄绿色。① 叶上表皮细胞垂周壁略平直，可见少数气孔；下表皮气孔不定式。② 叶上、下表皮多见非腺毛，常断裂，完整者由1～8个细胞组成，有的细胞缢缩。③ 头状大腺毛头部类圆形或半圆形，由多个细胞组成；柄部常断裂，细胞排成3～7列。④ 叶下表皮可见双列细胞小腺毛，顶面观长圆形或类圆形，两两相对排列似气孔。⑤ 花粉粒类圆形，表面有刺状纹饰，具3孔沟。

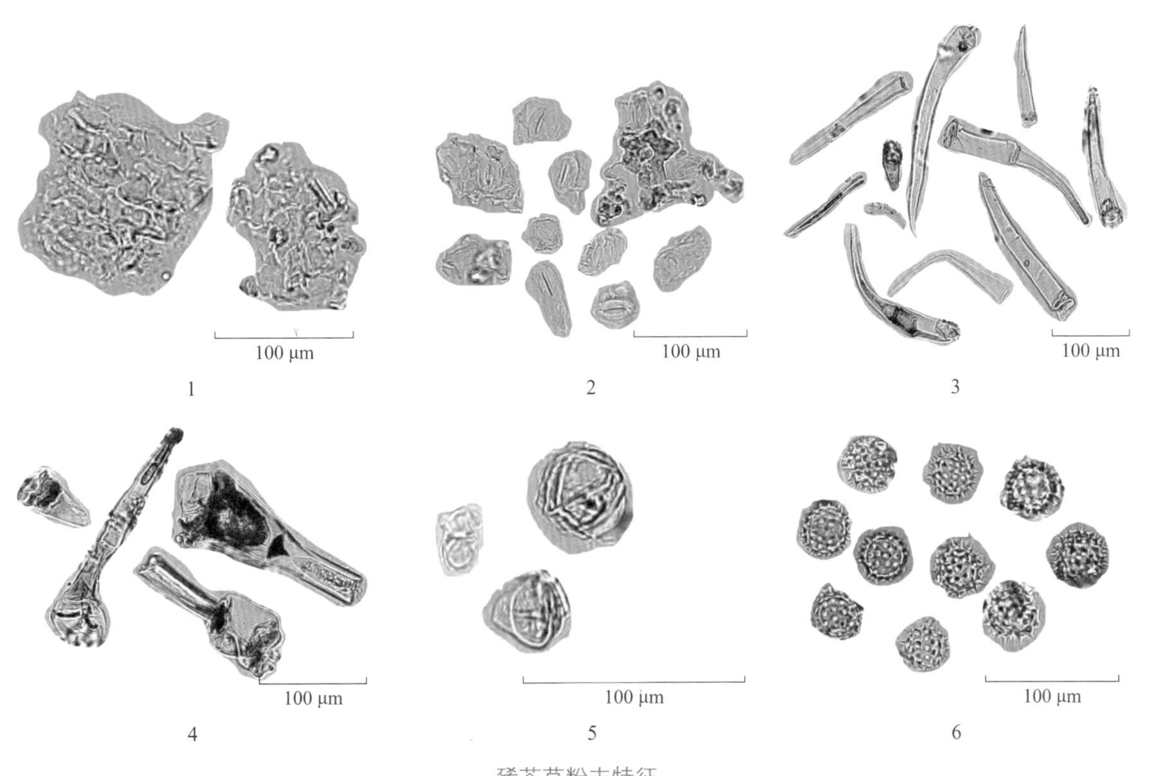

豨莶草粉末特征

（1～2. 叶上表皮细胞、叶下表皮细胞和气孔；3. 非腺毛；4. 腺毛；5. 小腺毛；6. 花粉粒）

199. 喜马拉雅紫茉莉 Xǐ Mǎ Lā Yǎ Zǐ Mò Lì

本品为紫茉莉科植物喜马拉雅紫茉莉 *Mirabilis himalaica* (Edgew.) Heimerl的干燥根。温阳利水。

本品粉末灰白色。① 淀粉粒众多，单粒圆形、椭圆形或类多边形，脐点点状或飞鸟状；复粒由2～8个分粒组成。② 草酸钙针晶多见，长12～130 μm。③ 导管主为梯纹导管或网纹导管，直径25～35 μm。

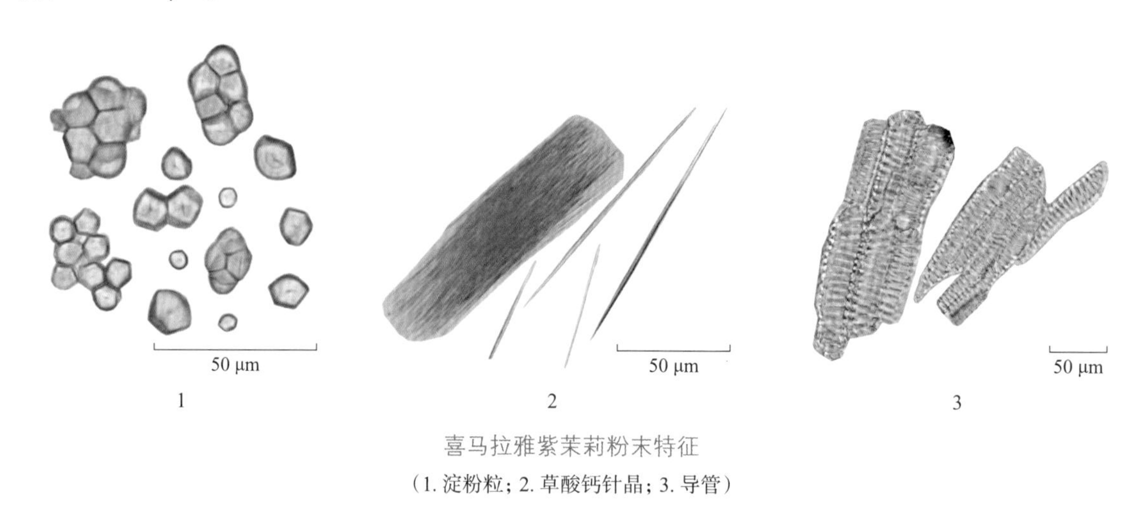

喜马拉雅紫茉莉粉末特征

（1. 淀粉粒；2. 草酸钙针晶；3. 导管）

200. 喜树 Xǐ Shù

本品为蓝果树科植物喜树 *Camptotheca acuminata* Decne. 的干燥果实。抗癌，清热，杀虫。

本品粉末浅棕色。① 木薄壁细胞类长方形，壁较厚，纹孔可见。② 草酸钙方晶和纤维束形成晶鞘纤维，易察见。③ 纤维常聚集成纤维束，壁厚，腔室常为一条缝线。④ 石细胞常为类方形、类圆形、多边形等，单个或聚集成群，壁较厚，浅棕黄色，孔道明显。

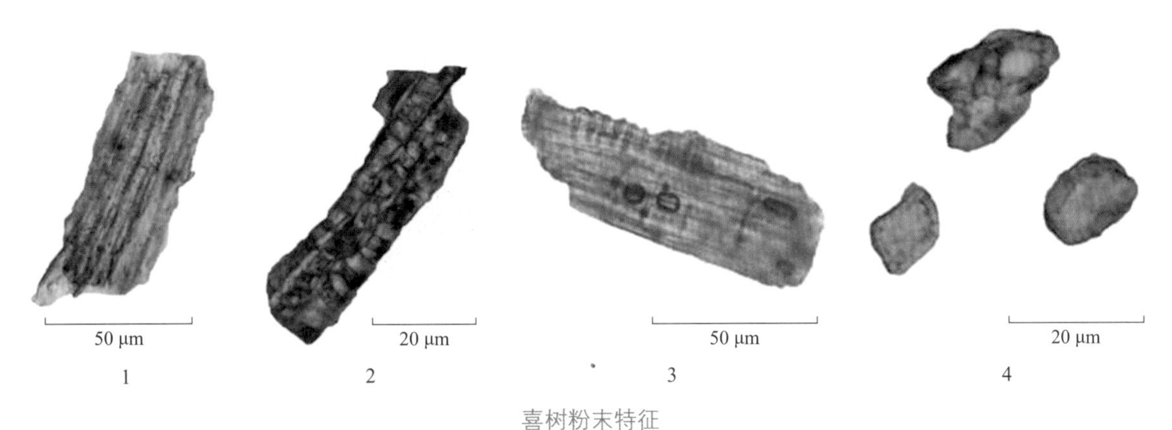

喜树粉末特征

（1. 木薄壁细胞；2. 晶鞘纤维；3. 纤维；4. 石细胞）

201. 夏至草 Xià Zhì Cǎo

本品为唇形科植物夏至草 *Lagopsis supina* (Steph.) Ikonn.-Gal. 的干燥全草。养血调经。

本品粉末亮绿色。① 叶上、下表皮细胞垂周壁波状弯曲，具不定式气孔及腺鳞。② 茎表皮细胞表面观长方形，侧面观多角形。③ 非腺毛有两种：一种为1～3个细胞组成的线形非腺毛；另一种为单细胞非腺毛，外壁有短刺。④ 腺毛有3种：一种腺头为球状单细胞，腺柄为单细胞细胞；另一种腺头和腺柄都由2个细胞组成；第三种是腺鳞，多由7～8个细胞组成，叶表皮上面的腺鳞具有细长纹理。⑤ 导管多为螺纹导管、具缘纹孔导管。⑥ 花粉粒为球状，外壁带短刺及疣状雕纹，3个萌发孔。⑦ 花冠表皮细胞乳头状。

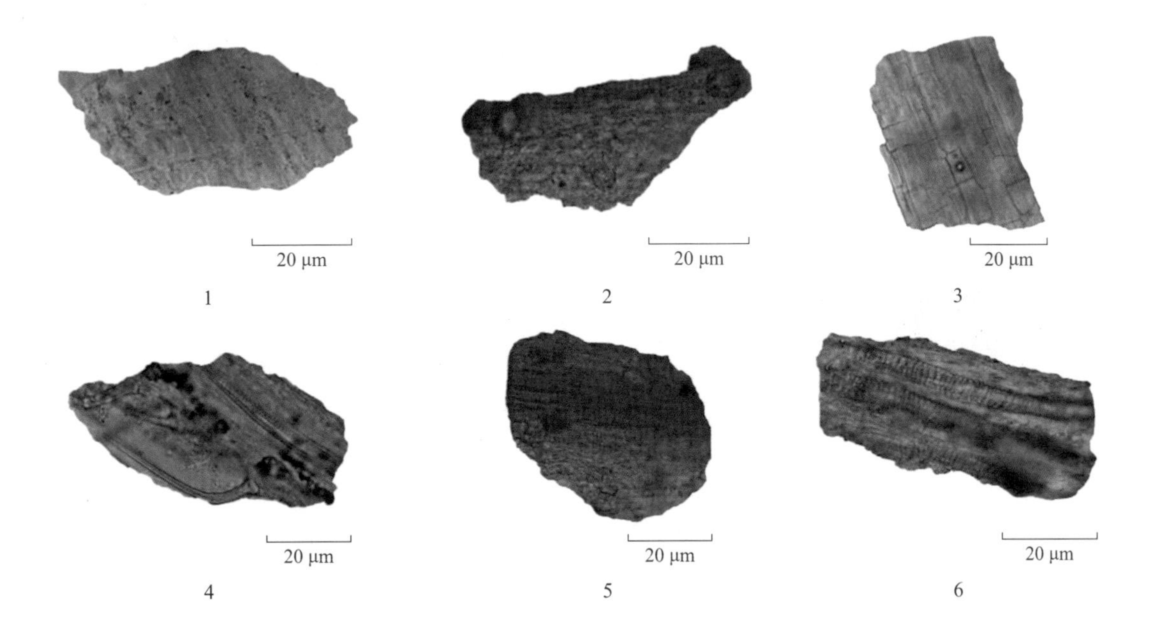

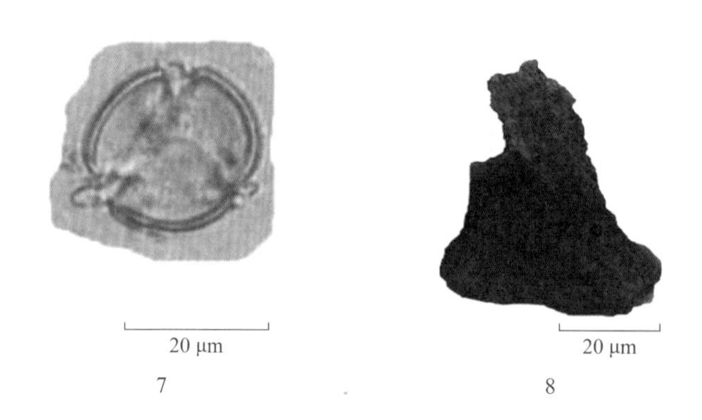

夏至草粉末特征

（1～2. 气孔、腺鳞；3. 茎表皮细胞；4. 非腺毛；5. 腺毛；6. 螺纹导管；7. 花粉粒；8. 花冠表皮细胞）

202. 仙茅 Xiān Máo

本品为石蒜科植物仙茅 *Curculigo orchioides* Gaertn. 的干燥根茎。补肾阳，强筋骨，祛寒湿。

本品粉末灰白色。① 草酸钙针晶束众多。黏液细胞完整者类圆形或类长圆形，有的内含草酸钙针晶束。② 纤维有两种类型：一种纤维长条形，一端钝圆，另一端平截，或两端钝圆，壁平滑；另一种纤维较宽短，一端平截，一端斜尖，可见孔沟及圆形纹孔。③ 导管主要为梯纹导管，螺纹导管可见。④ 后生皮层细胞木栓化，黄棕色，壁略厚。⑤ 淀粉粒众多，单粒类圆形、半圆形、类椭圆形、盔状或不规则形，脐点点状、裂隙状或人字形，层纹不明显；复粒由2～4个分粒组成。

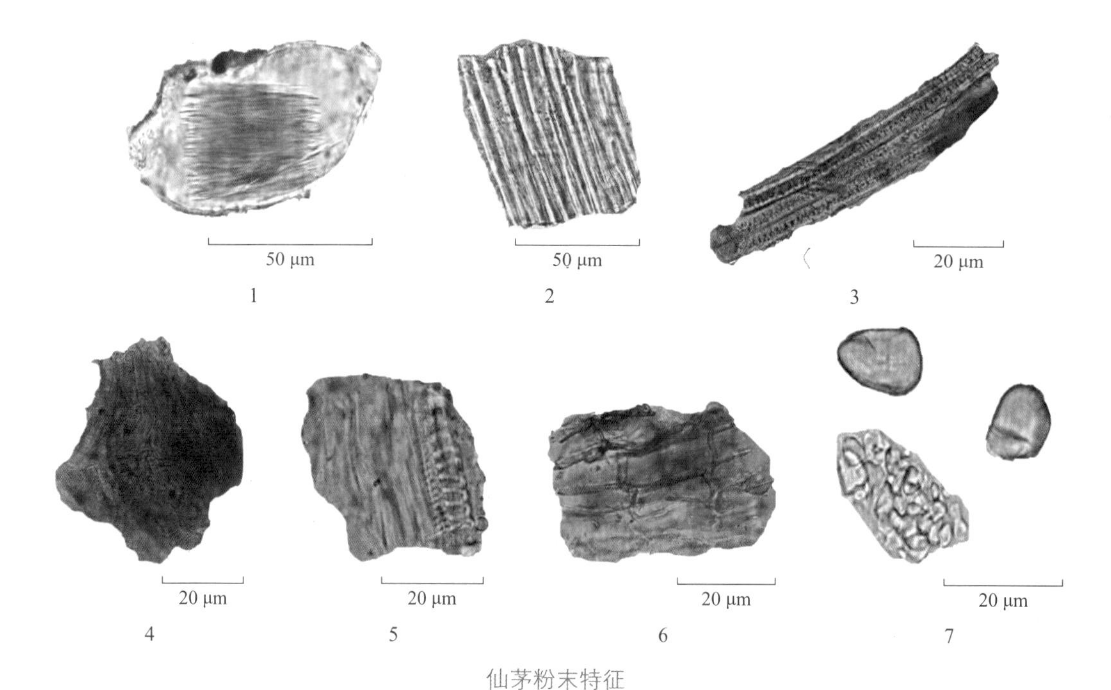

仙茅粉末特征

（1. 草酸钙针晶束和黏液细胞；2～3. 纤维束；4～5. 导管；6. 后生皮层细胞；7. 淀粉粒）

203. 相思子 Xiāng Sī Zǐ

本品为豆科植物相思子 *Abrus precatorius* L. 的干燥成熟种子。涌吐，杀虫。

本品粉末棕褐色。① 栅状细胞成束或散离，排列紧密，壁厚，胞腔狭长，多数胞腔内可见紫红色或紫黑色色素，两端平截，长 150～230 μm，宽 7～20 μm。② 子叶细胞多角形，壁厚，内含黄棕色糊粉粒团块。

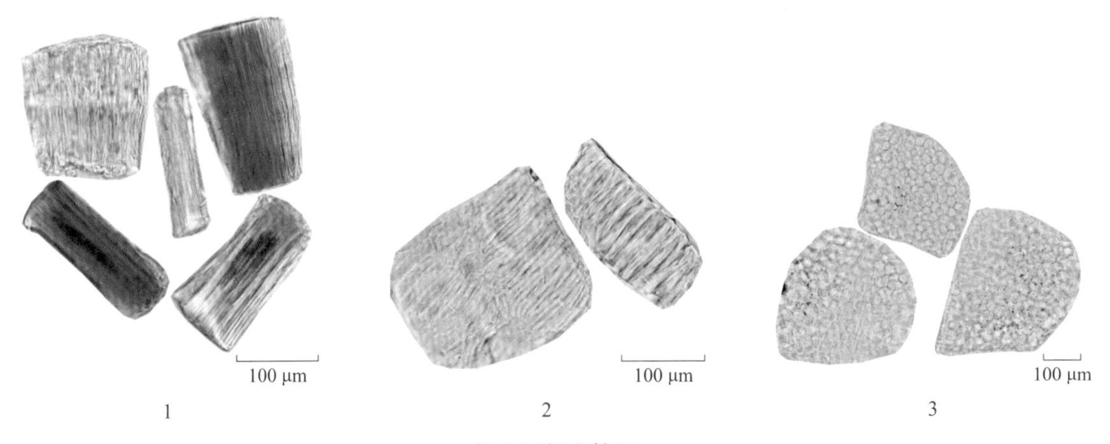

相思子粉末特征

（1～2. 栅状细胞；3. 子叶细胞）

204. 香加皮 Xiāng Jiā Pí

本品为萝藦科植物杠柳 *Periploca sepium* Bge. 的干燥根皮。利水消肿，祛风湿，强筋骨。

本品粉末淡棕色。① 乳汁管内含无色油滴状物。② 木栓细胞壁薄，平直或微波状弯曲，黄棕色。③ 草酸钙方晶多存在于薄壁细胞中，含晶细胞常纵向连接，结晶排列成行。④ 淀粉粒脐点点状，复粒由 2～7 个分粒组成。

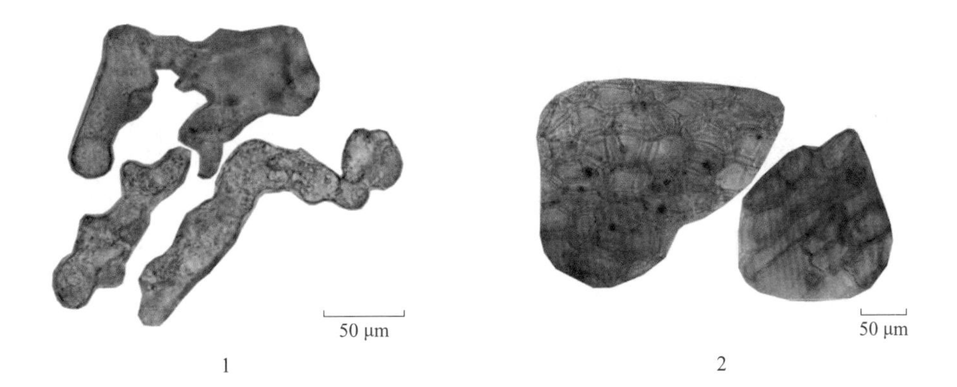

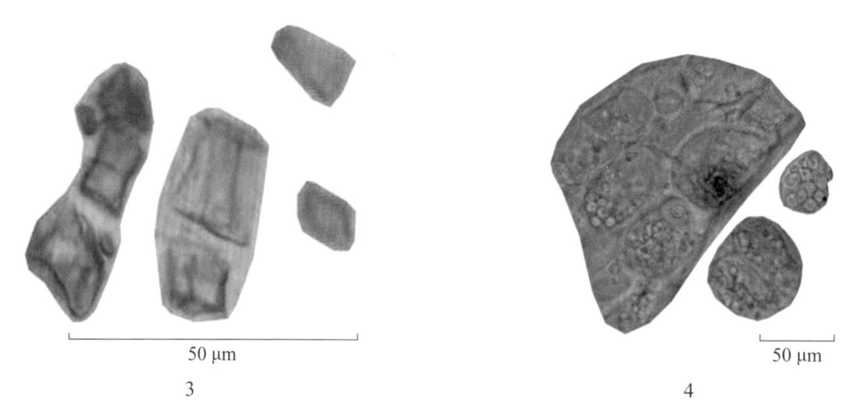

香加皮粉末特征

（1. 乳汁管；2. 木栓细胞；3. 草酸钙方晶；4. 淀粉粒）

205. 小贯众 Xiǎo Guàn Zhòng

本品为鳞毛蕨科植物贯众 *Cyrtomium fortunei* J. Sm. 的干燥带叶柄残基的根茎。清热平肝，解毒杀虫，止血。

本品粉末深棕色。① 表皮细胞多边形，深棕色至浅棕色，排列紧密。② 梯纹管胞、网纹管胞多见。③ 淀粉粒圆形、椭圆形，单粒、复粒均有，脐点分支状。④ 树脂道可见，内含棕黄色树脂。⑤ 草酸钙方晶偶见。⑥ 非腺毛棒状、纺锤状，由多个细胞组成。

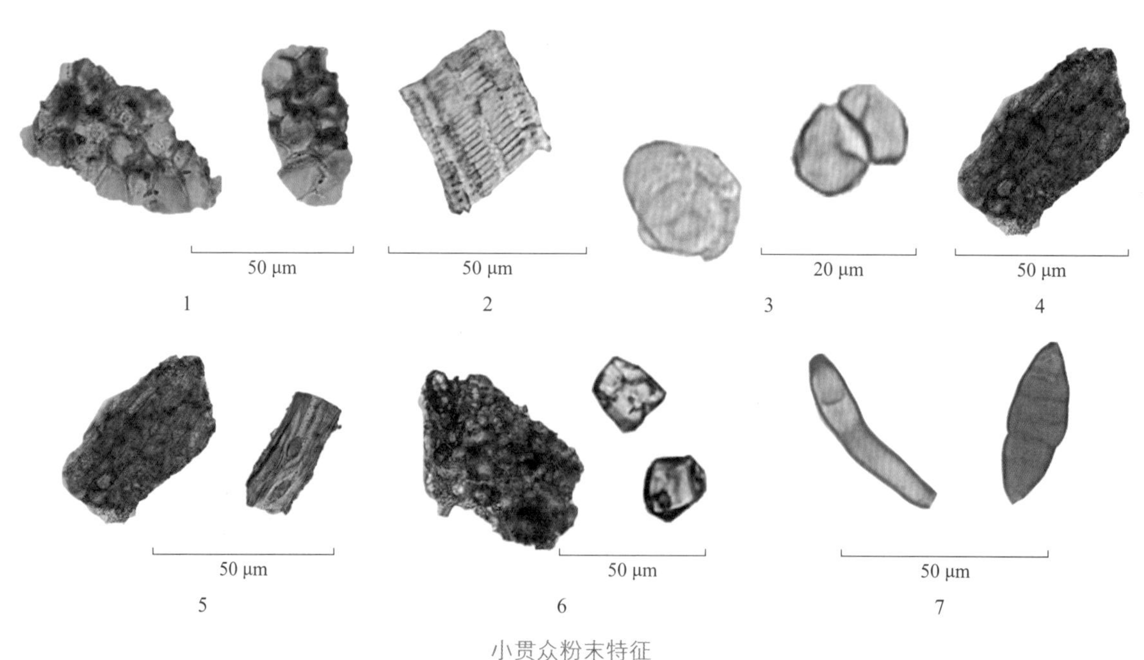

小贯众粉末特征

（1. 表皮细胞；2. 管胞；3. 淀粉粒；4～5. 树脂道；6. 草酸钙方晶；7. 非腺毛）

206. 小柿子 Xiǎo Shì Zi

本品为叶下珠科植物钝叶黑面神*Breynia retusa* (Dennst.) Alston的干燥根。清热解毒，止血止痛。

本品粉末棕黄色。① 导管多见，常为网纹导管或梯纹导管。② 木栓细胞棕黄色，类方形或多角形，排列紧密、整齐。③ 木纤维多成束，纹孔明显。④ 草酸钙簇晶多见，常排列成行。

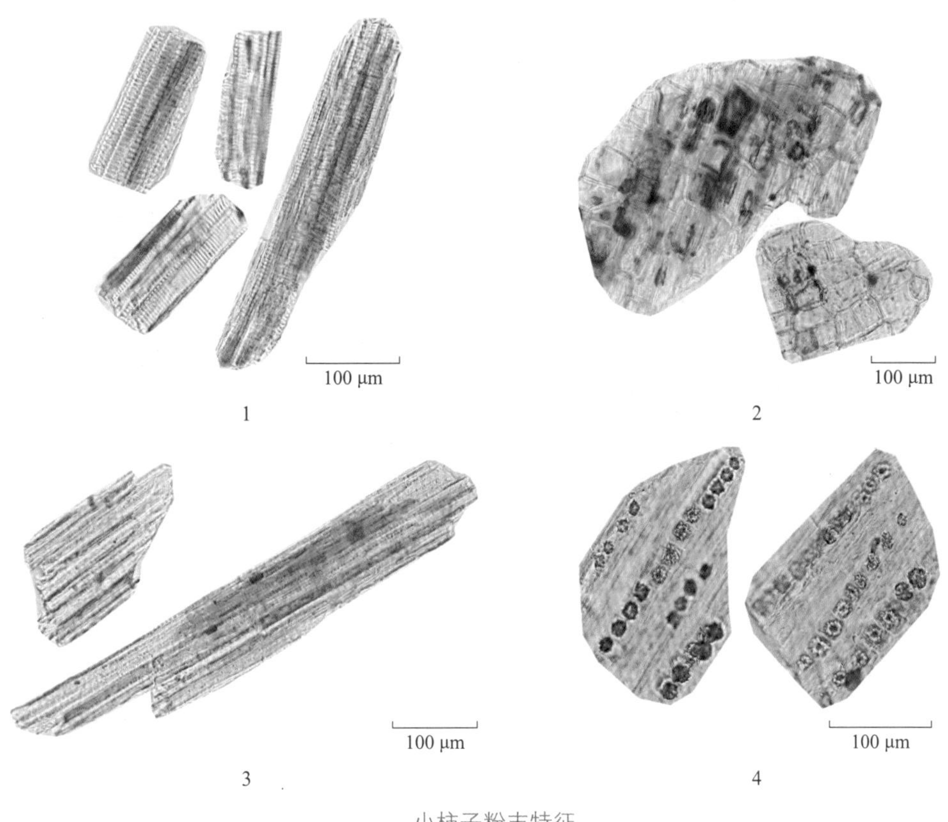

小柿子粉末特征

（1. 导管；2. 木栓细胞；3. 木纤维；4. 草酸钙簇晶）

207. 萱草根 Xuān Cǎo Gēn

本品为阿福花科植物萱草*Hemerocallis fulva* (L.) L.的干燥根。清热利尿，凉血止血。

本品粉末黄棕色。① 草酸钙针晶众多，针晶成束存在于黏液细胞中或散在，长20～100 μm。② 薄壁细胞中含棕色或棕黄色物。③ 树脂道碎片易见，内含红棕色块状分泌物。④ 螺纹导管及环纹导管直径100～500 μm。

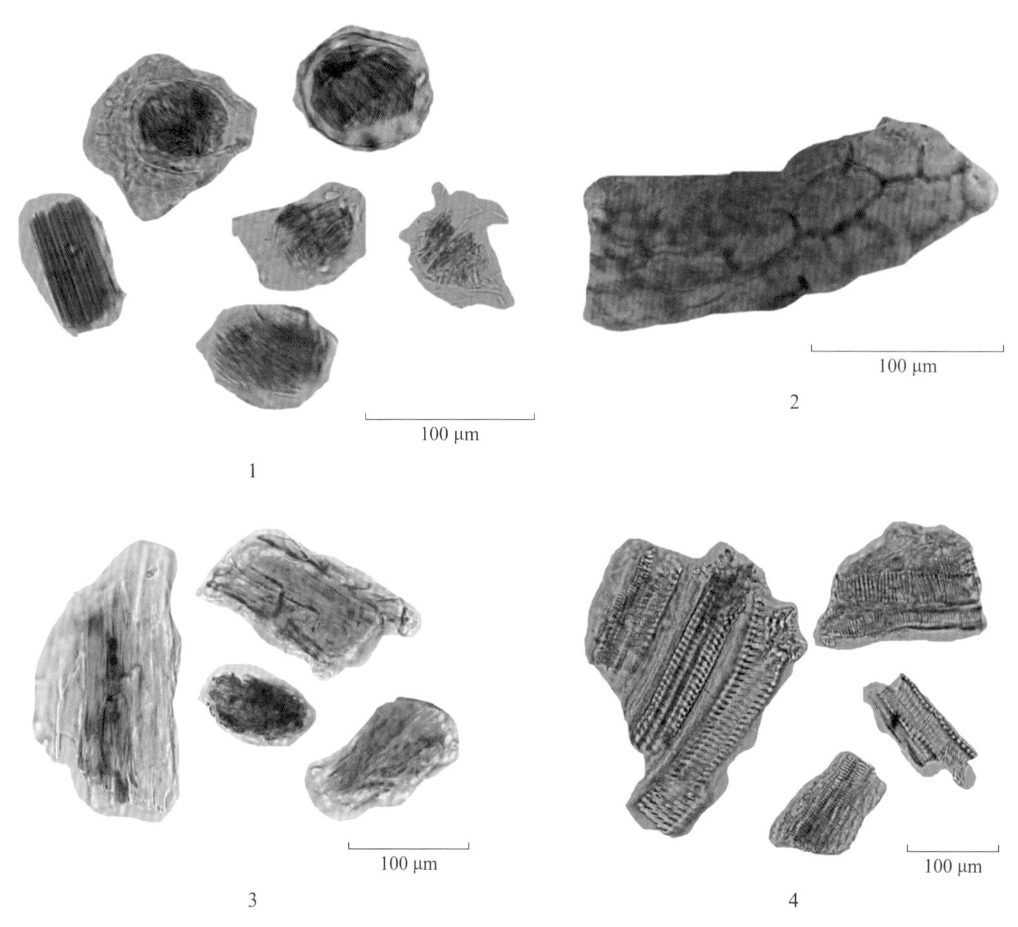

萱草根粉末特征

（1. 草酸钙针晶；2. 薄壁细胞；3. 树脂道碎片；4. 导管）

208. 雪胆 Xuě Dǎn

本品为葫芦科植物曲莲*Hemsleya amabilis* Diels的干燥块根。清热解毒，抗菌消炎，健胃，利湿，止痛，止血。

本品粉末黄色。① 淀粉粒众多，类圆形，多为单粒，复粒由3～4个分粒组成，脐点点状。② 石细胞较多，类圆形、方形、类三角形或长椭圆形，壁增厚不等。③ 导管多为网纹导管，环纹导管偶见。④ 木栓细胞长多边形，棕红色至浅棕色。

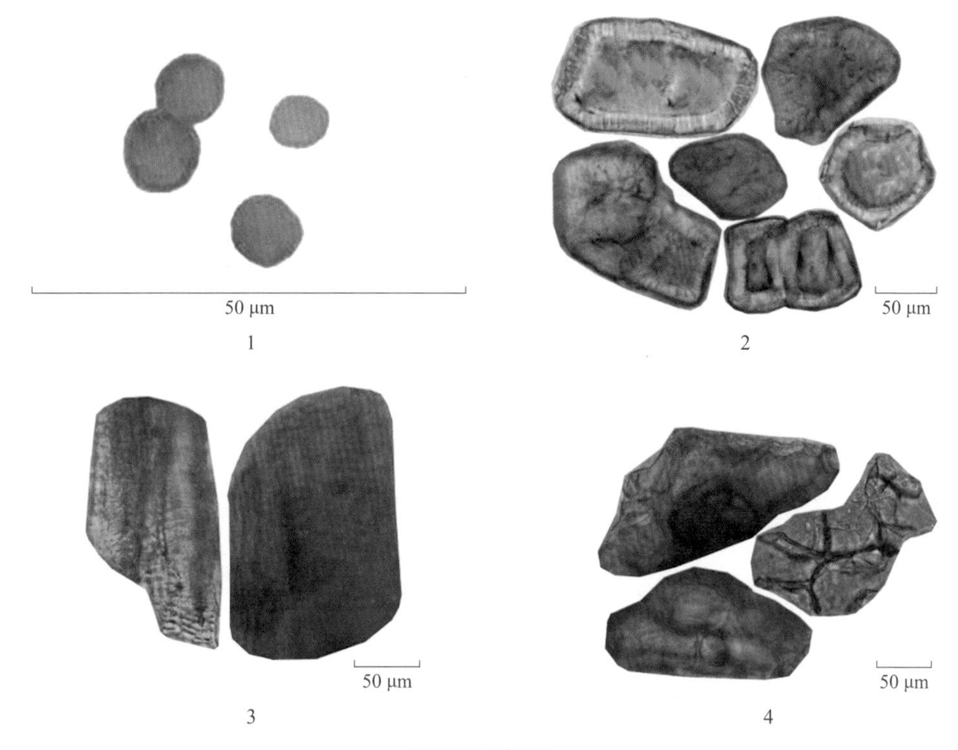

雪胆粉末特征

（1. 淀粉粒；2. 石细胞；3. 导管；4. 木栓细胞）

209. 雪莲花 Xuě Lián Huā

本品为菊科植物水母雪兔子 *Saussurea medusa* Maxim. 的干燥带根全草。补肾壮阳，调经止血。

本品粉末黄灰色至黄绿色。① 花瓣顶端表皮细胞分化成乳头状绒毛。② 纤维大多成束，末端渐尖，壁较厚，具胞腔。③ 花粉粒类圆形，外壁有疣状突起，萌发孔3个。④ 非腺毛由5～10个细胞组成，基部为4～8个方形细胞，顶端1个细胞特长，毛状，胞腔狭。⑤ 导管多为螺纹导管、梯纹导管或网纹导管。⑥ 气孔可见，多为不等式。

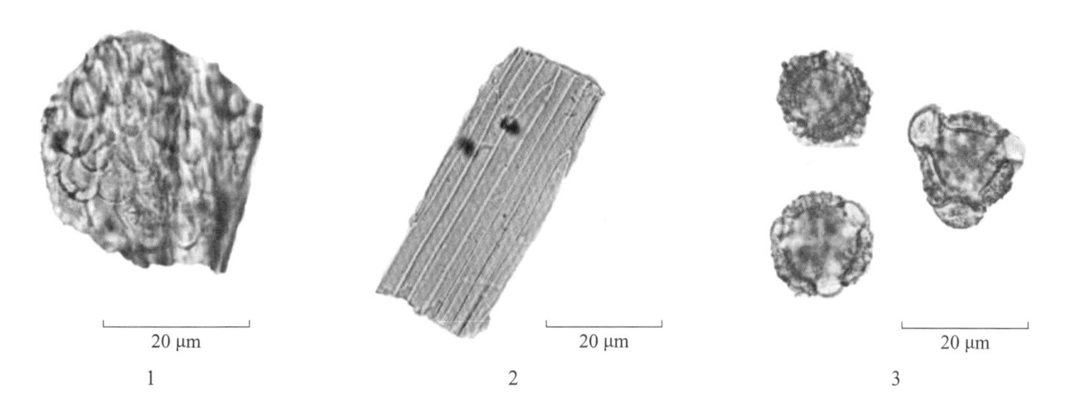

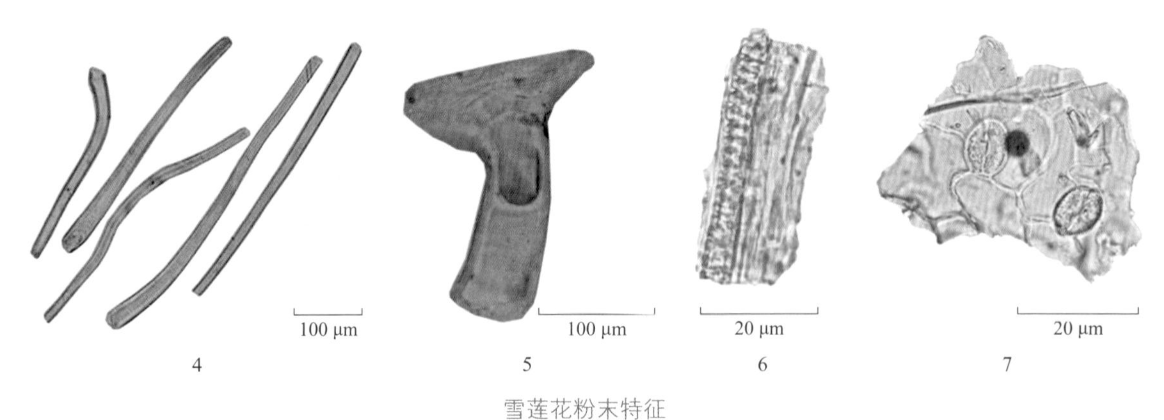

雪莲花粉末特征

（1. 花瓣顶端碎片；2. 纤维束；3. 花粉粒；4～5. 非腺毛；6. 导管；7. 气孔）

210. 血三七 Xǔe Sān Qī

本品为蓼科植物中华抱茎蓼*Bistorta amplexicaulis* subsp. *sinensis* (F. B. Forbes & Hemsl. ex Steward) Soják的干燥根茎。清热解毒，收敛止泻，活血止痛。

本品粉末淡红棕色。① 草酸钙簇晶散在，棱角较钝或稍尖锐。② 导管为具缘纹孔导管、螺纹导管、网纹导管。③ 纤维数个成束或单个散在，多碎断，壁孔、孔沟均明显，胞腔较大。④ 木栓细胞黄棕色，表面观多角形或长方状多角形。⑤ 淀粉粒极多，多为单粒，卵形、长椭圆形或类圆形，脐点多明显，点状或裂缝状，少数为人字形，层纹不明显；复粒淀粉少见，常由2个分粒组成。⑥ 黄棕色块状物多见。

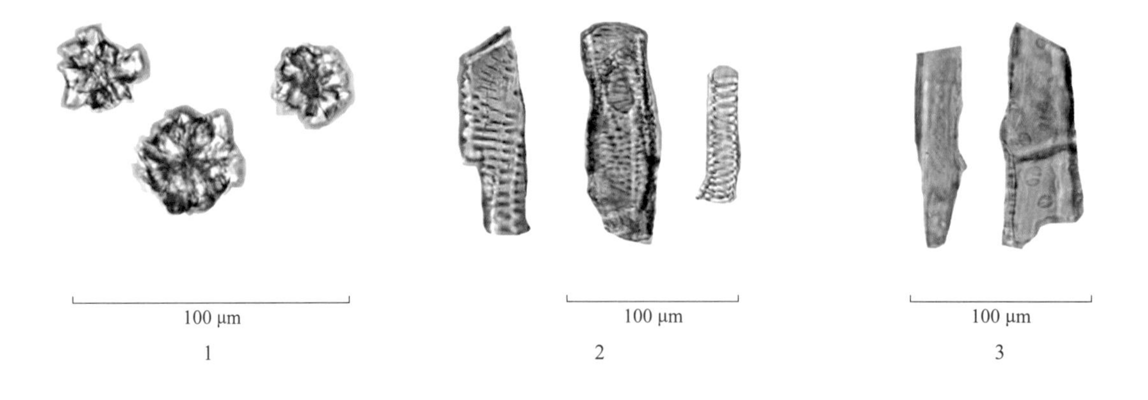

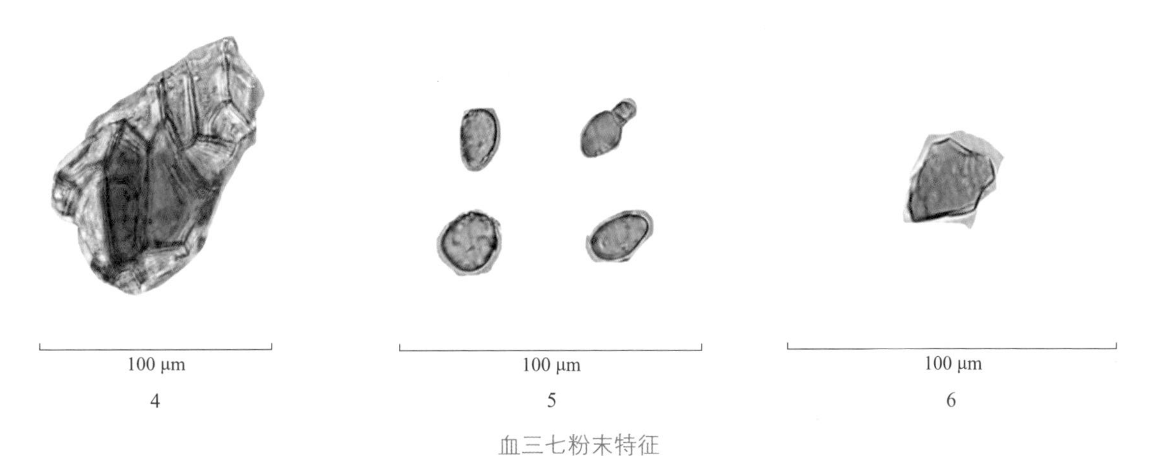

血三七粉末特征

（1. 草酸钙簇晶；2. 导管；3. 纤维碎片；4. 木栓细胞；5. 淀粉粒；6. 黄棕色块状物）

211. 血水草 Xuè Shuǐ Cǎo

本品为罂粟科植物血水草 *Eomecon chionantha* Hance 的干燥根茎及根。消热解毒，散瘀止痛。

本品粉末黄色。① 薄壁细胞多角形，排列紧密。② 纤维成束存在。③ 厚壁细胞方形，排列紧密。④ 导管成束，多为网纹导管、梯纹导管。

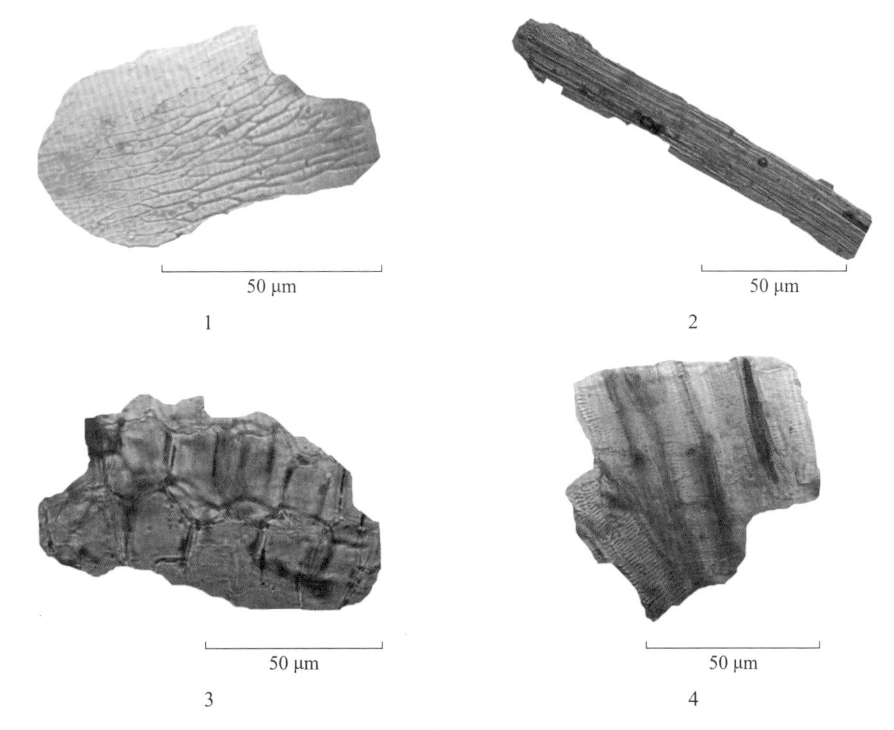

血水草（根）粉末特征

（1. 薄壁细胞；2. 纤维；3. 厚壁细胞；4. 导管）

212. 寻骨风 Xún Gǔ Fēng

本品为马兜铃科植物寻骨风*Isotrema mollissima* (Hance) X. X. Zhu, S. Liao & J. S. Ma的干燥根或全草。祛风湿，通经络，止痛。

本品粉末灰色。① 薄壁细胞类圆形或长圆形。② 导管多为网纹导管。③ 淀粉粒较多，多为单粒，偶见复粒或半复粒。④ 石细胞壁厚，类方形或类长方形，常单个存在或2个聚集。

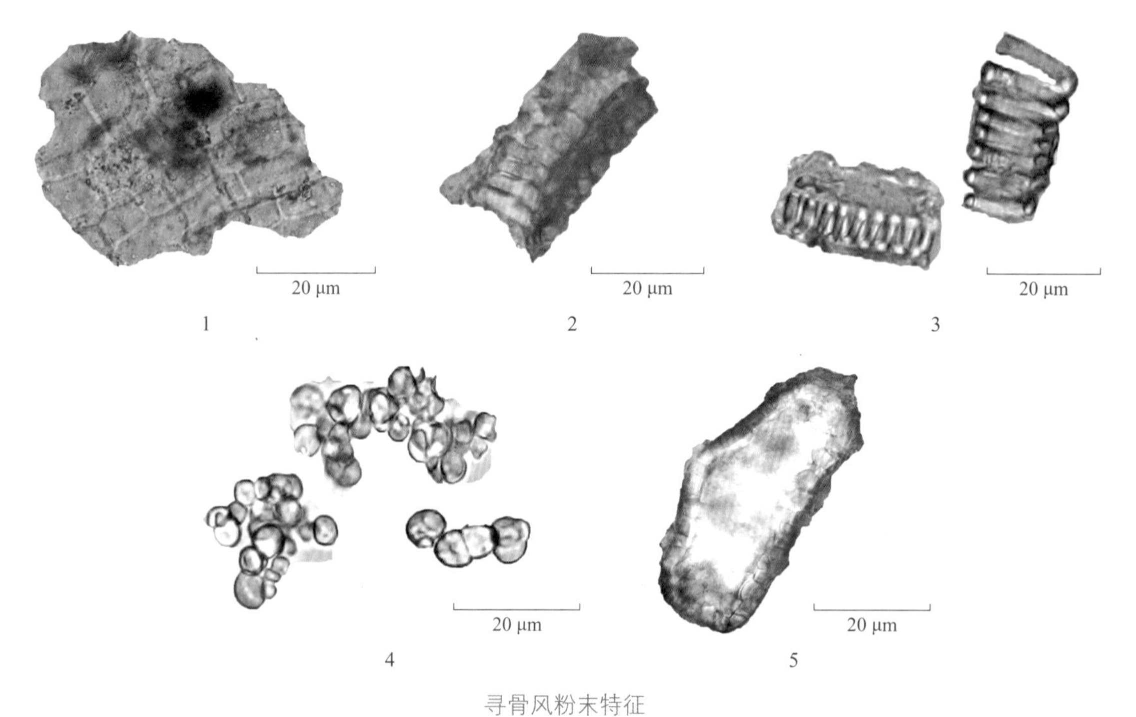

寻骨风粉末特征

（1. 薄壁细胞；2～3. 网纹导管、螺纹导管；4. 淀粉粒；5. 石细胞）

Y

213. 鸦胆子 Yā Dǎn Zǐ

本品为苦木科植物鸦胆子 *Brucea javanica* (L.) Merr. 的干燥成熟果实。清热解毒，截疟，止痢；外用腐蚀赘疣。

本品粉末棕褐色。① 表皮细胞多角形，内含棕色物。② 薄壁细胞多角形，内含草酸钙方晶。③ 簇晶散在或存在于薄壁细胞中。④ 石细胞类圆形或多角形。⑤ 胚乳和子叶细胞中含糊粉粒。

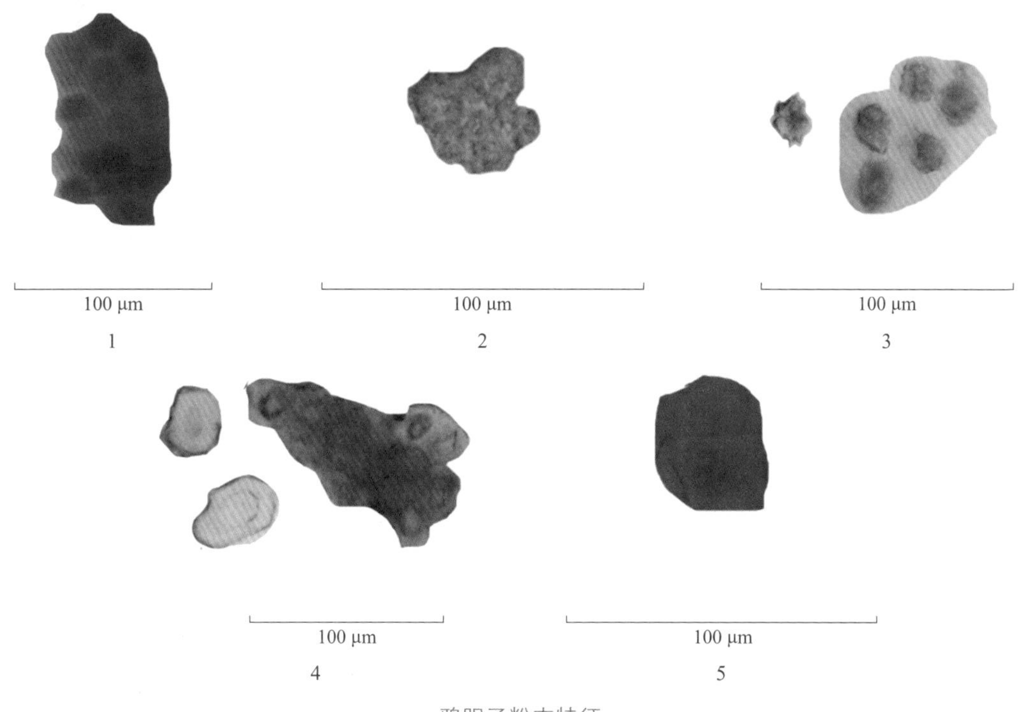

鸦胆子粉末特征

（1. 表皮细胞；2. 薄壁细胞；3. 簇晶；4. 石细胞；5. 糊粉粒）

214. 烟草 Yān Cǎo

本品为茄科植物烟草 *Nicotiana tabacum* L. 的干燥叶。消肿解毒，杀虫。

本品粉末绿色。① 上表皮细胞长方形；下表皮细胞壁极为波曲。② 气孔常为不等式，副卫细胞3～4个。③ 腺毛多见，头部由3～8个细胞组成，略呈长椭圆形；柄部为单细胞或由3～5个细胞组成。④ 非腺毛较少见，由3～6个细胞组成，有时顶部分枝状。⑤ 叶肉细胞含草酸钙砂晶。

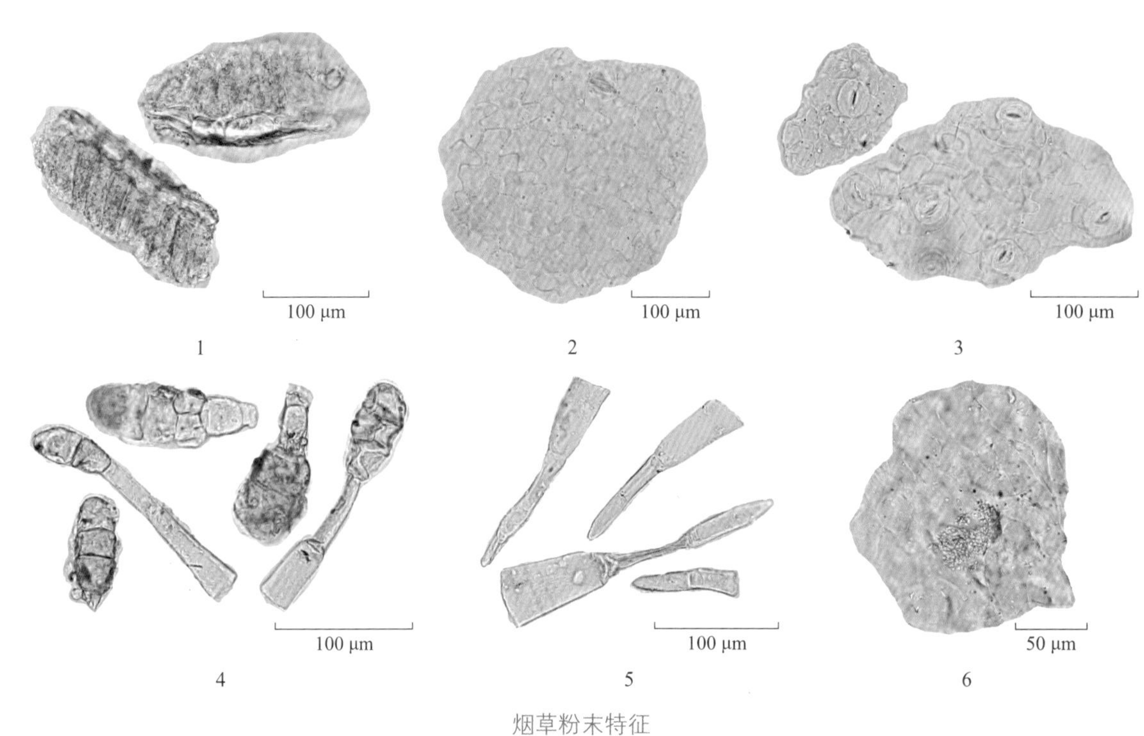

烟草粉末特征

（1～2.上表皮、下表皮细胞；3.气孔；4.腺毛；5.非腺毛；6.叶肉细胞中的草酸钙砂晶）

215. 咽喉草（角茴香）Yān Hóu Cǎo

本品为罂粟科植物角茴香 *Hypecoum erectum* L.的干燥根或全草。清热解毒，镇咳止痛。

本品粉末灰绿色。① 导管多为网纹导管和螺纹导管，环纹导管和梯纹导管可见。② 草酸钙方晶成片存在。③ 木栓细胞多边形、类方形，壁较薄。④ 纤维无色，常成束存在。

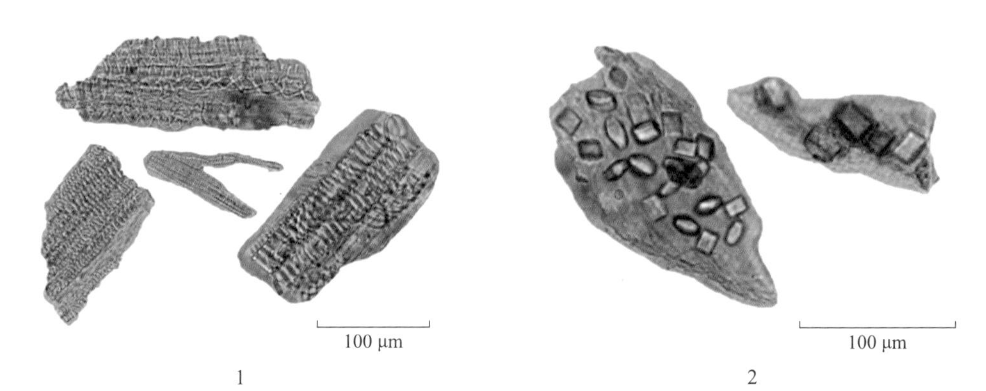

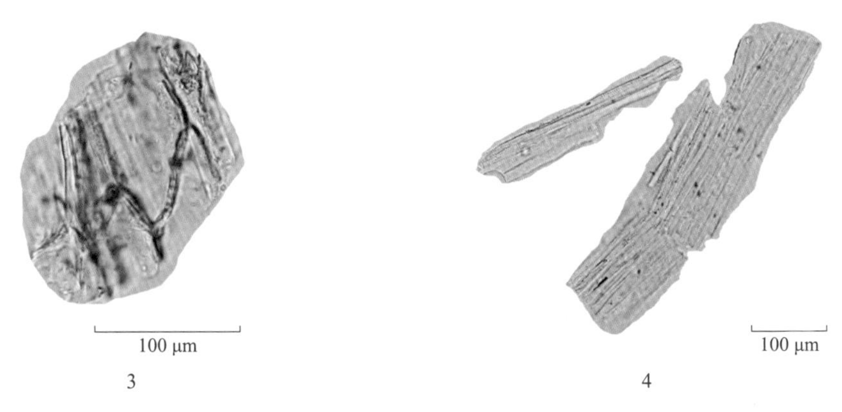

咽喉草粉末特征

（1. 导管；2. 草酸钙方晶；3. 木栓细胞；4. 纤维）

216. 羊蹄 Yáng Tí

本品为蓼科植物皱叶酸模 *Rumex crispus* L. 或羊蹄 *Rumex japonicus* Houtt. 的干燥根。清热解毒，止血，通便，杀虫。

本品粉末浅黄棕色。① 草酸钙簇晶众多，顶端较钝。② 网纹导管较多，螺纹导管可见。③ 淀粉粒长圆形，脐点星点状；复粉粒由2到多个分粒组成。

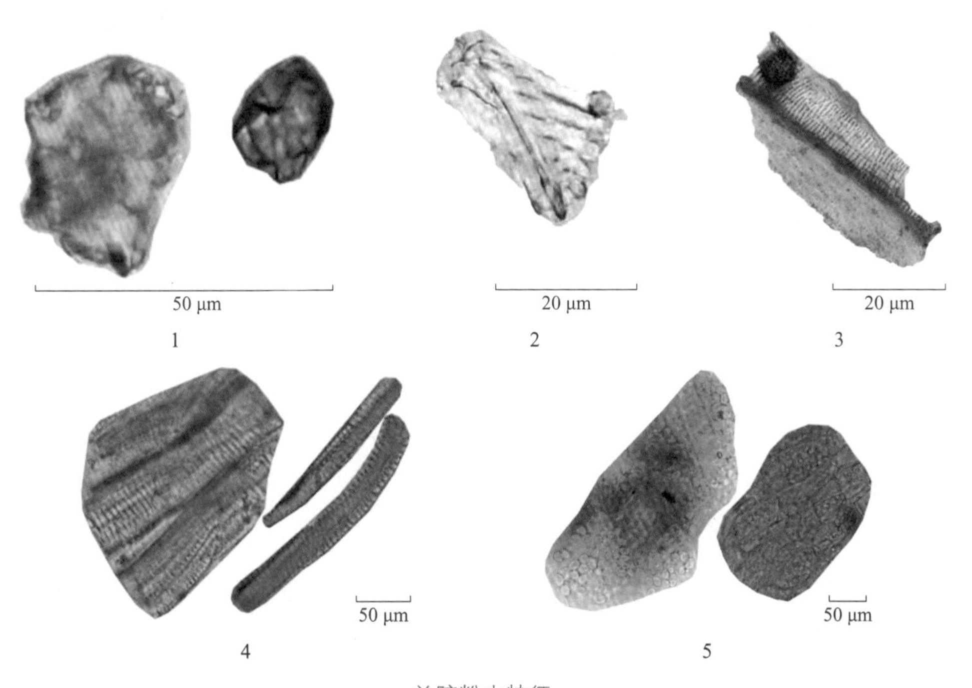

羊蹄粉末特征

（1. 草酸钙簇晶；2～4. 导管；5. 淀粉粒）

217. 洋金花 Yáng Jīn Huā

本品为茄科植物白花曼陀罗 *Datura metel* L.的干燥花。平喘止咳,解痉定痛。

本品粉末黄褐色或黄棕色。① 花粉粒类球形或扁球形,3孔沟不甚明显,表面有放射状的细条状纹饰。② 非腺毛由1～5个细胞组成,壁具疣状突起,有的中间细胞皱缩。③ 花冠表皮有气孔,不定式,副卫细胞3～8个。④ 草酸钙砂晶、方晶及簇晶可见。⑤ 螺纹导管、环纹导管可见。

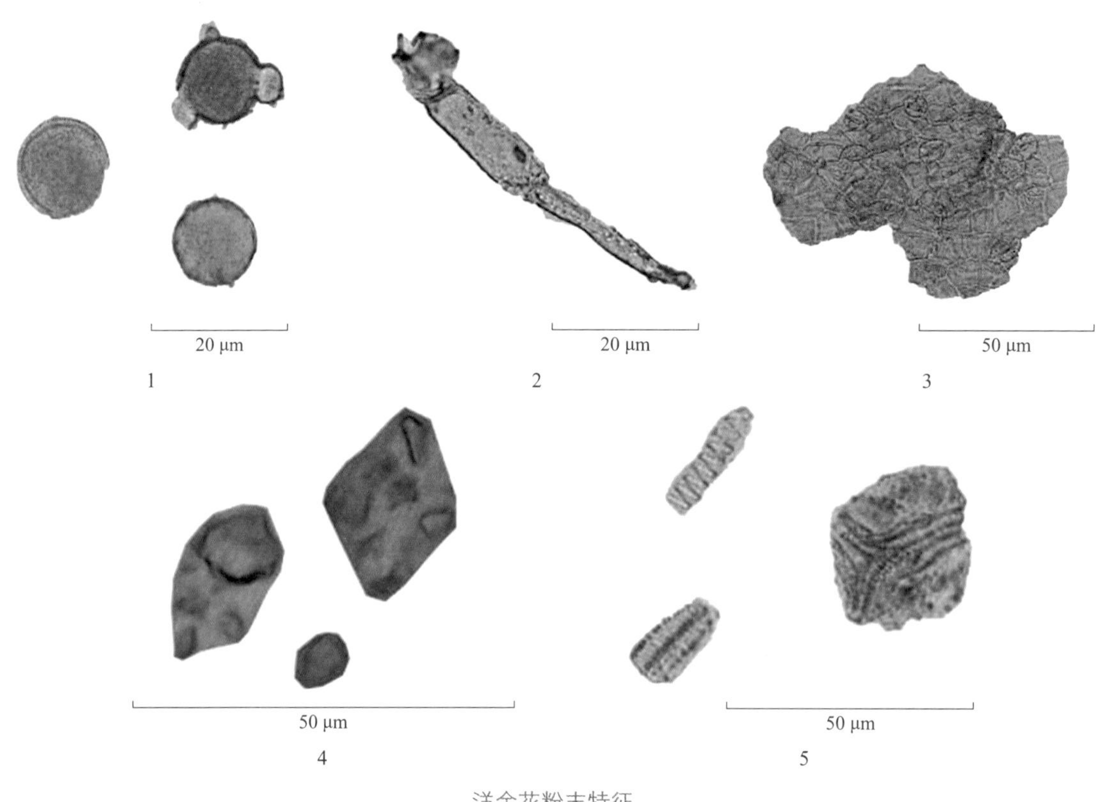

洋金花粉末特征

(1. 花粉粒; 2. 非腺毛; 3. 气孔; 4. 草酸钙方晶; 5. 导管)

218. 野菰 Yě Gū

本品为列当科植物野菰 *Aeginetia indica* L.的干燥全草。清热解毒。

本品粉末浅黄棕色。① 表皮细胞长条形,两端较尖,壁较薄。② 导管多为环纹导管、螺纹导管。③ 非腺毛线形,壁光滑,多为单细胞。④ 花粉粒类球形或扁球形,3孔沟不甚明显,表面有点状的纹饰。⑤ 纤维成束,壁厚,胞腔缝线状,孔道明显。⑥ 石细胞方形、类方形,壁较薄,孔道、层纹明显。

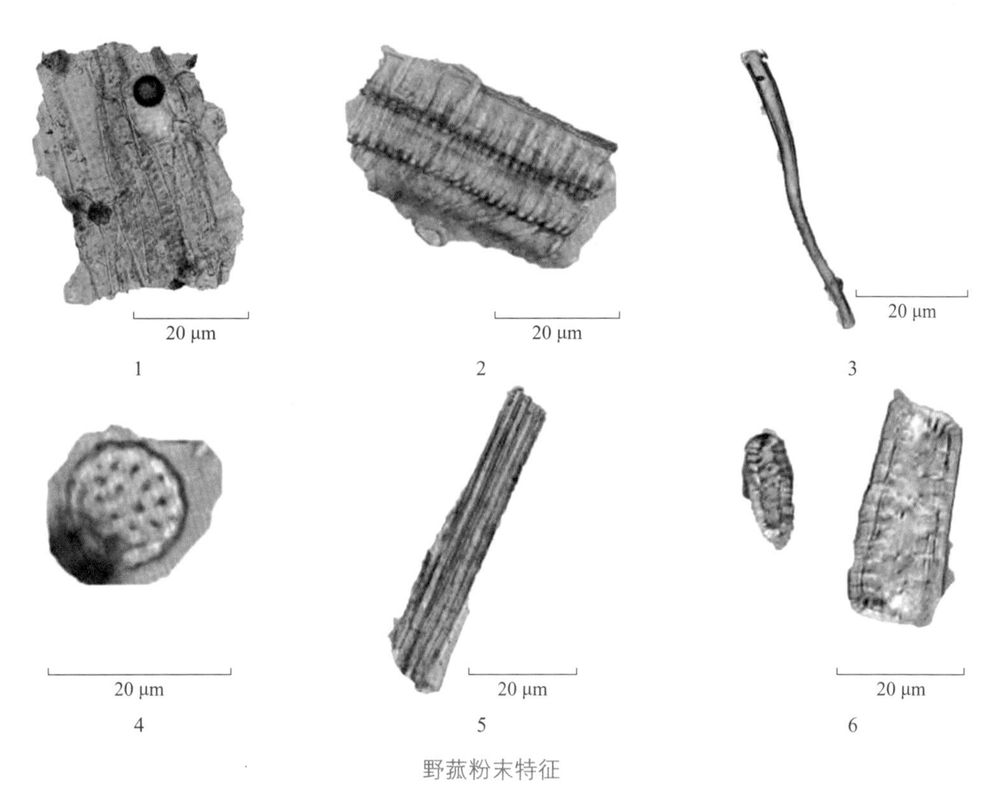

野菰粉末特征

（1. 表皮细胞；2. 导管；3. 非腺毛；4. 花粉粒；5. 纤维束；6. 石细胞）

219. 野酒花（啤酒花）Yě Jiǔ Huā

本品为大麻科植物啤酒花（华忽布）*Humulus lupulus* L. 的干燥未成熟带花果穗。健胃消食，利尿安神，抗痨消炎。

本品粉末浅黄色。① 皮层细胞类方形、多边形、类长方形，壁较厚，略呈念珠状。② 石细胞棕黄色或浅黄色，长方形、椭圆形，壁较厚，孔道、层纹明显。③ 导管多为环纹导管、螺纹导管、梯纹导管。④ 油细胞鲜黄色，类圆形、圆形。⑤ 纤维成束，与草酸钙方晶形成晶鞘纤维。⑥ 花粉粒类球形或扁球形，孔沟较明显，表面有颗粒状的纹饰。

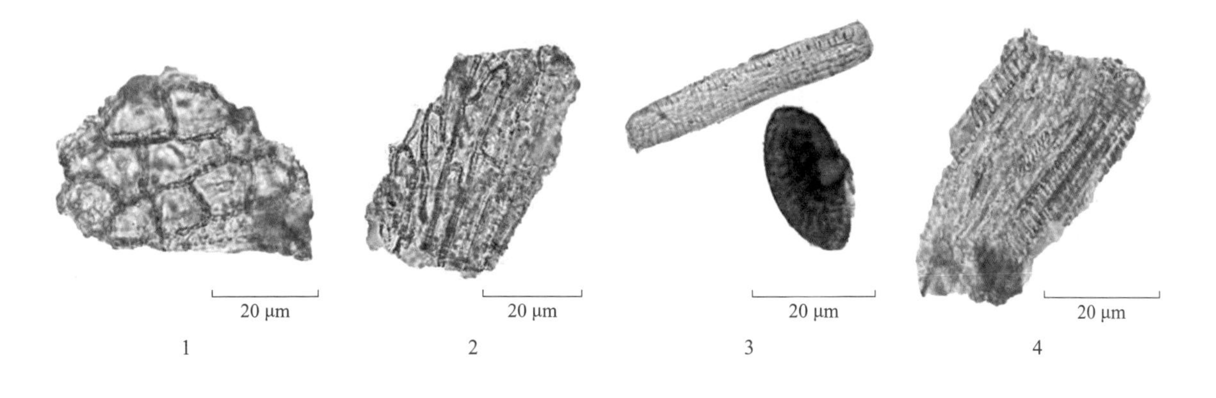

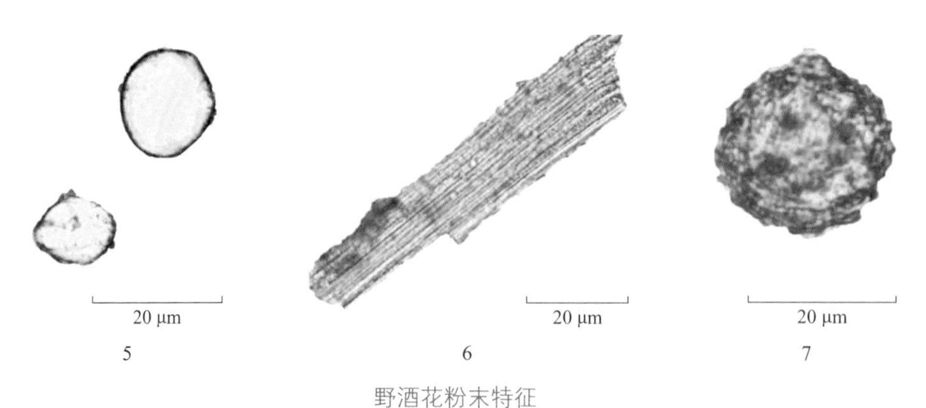

野酒花粉末特征

（1～2. 皮层细胞；3. 石细胞；4. 螺纹导管；5. 油细胞；6. 纤维；7. 花粉粒）

220. 野棉花 Yě Mián Huā

本品为毛茛科植物野棉花*Anemone vitifolia* Buch.-Ham.的干燥根或全草。清湿热，解毒杀虫，理气散瘀。

本品粉末灰黄褐色。① 导管以具缘纹孔导管为主，网纹导管较少。② 纤维众多，无色或微黄色，多成束，细长梭形，两端锐尖。③ 非腺毛较多，无色，单细胞，细长，大多碎断，先端锐尖，基部稍收缩后拐曲，有的表面可见网状增厚纹理，微木化。④ 后生皮层细胞类长圆形或类长方形，有的可见淀粉粒未溶尽的痕迹。⑤ 淀粉粒众多，单粒类圆形、长圆形和不规则形，脐点明显，多呈圆点状，少数呈放射状；复粒较多，由2～12个分粒组成，有的集成团块，分粒的脐点明显。

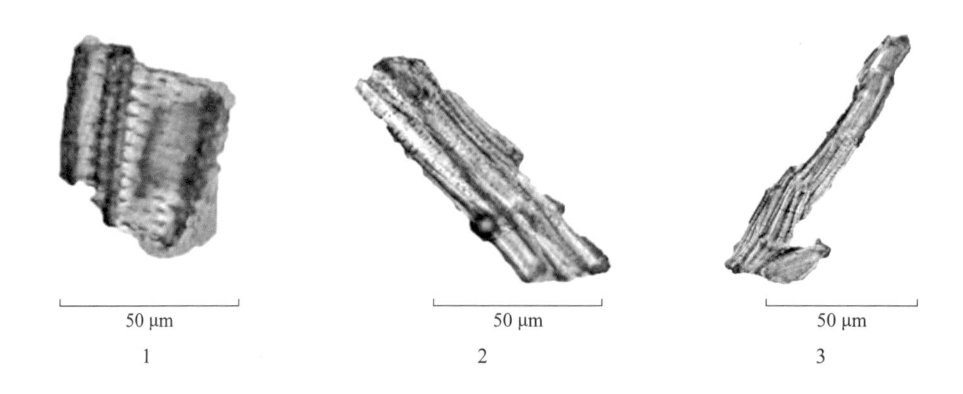

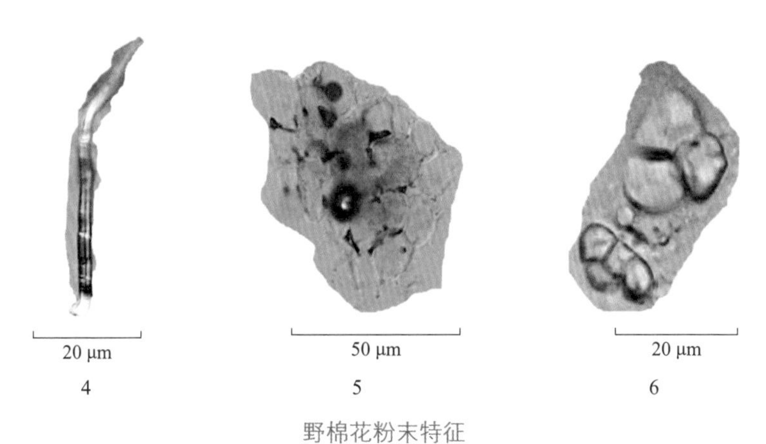

野棉花粉末特征

（1. 具缘纹孔导管；2～3. 纤维、纤维束；4. 非腺毛；5. 后生皮层；6. 淀粉粒）

221. 野漆树 Yě Qī Shù

本品为漆树科植物野漆 *Toxicodendron succedaneum* (L.) Kuntze的干燥叶。散瘀止血，解毒。

本品粉末绿色。① 下表皮细胞形状不规则，气孔多见。② 导管多为螺纹导管或梯纹导管。③ 草酸钙簇晶多见，单个散在或排列成行。④ 纤维常聚集成束。

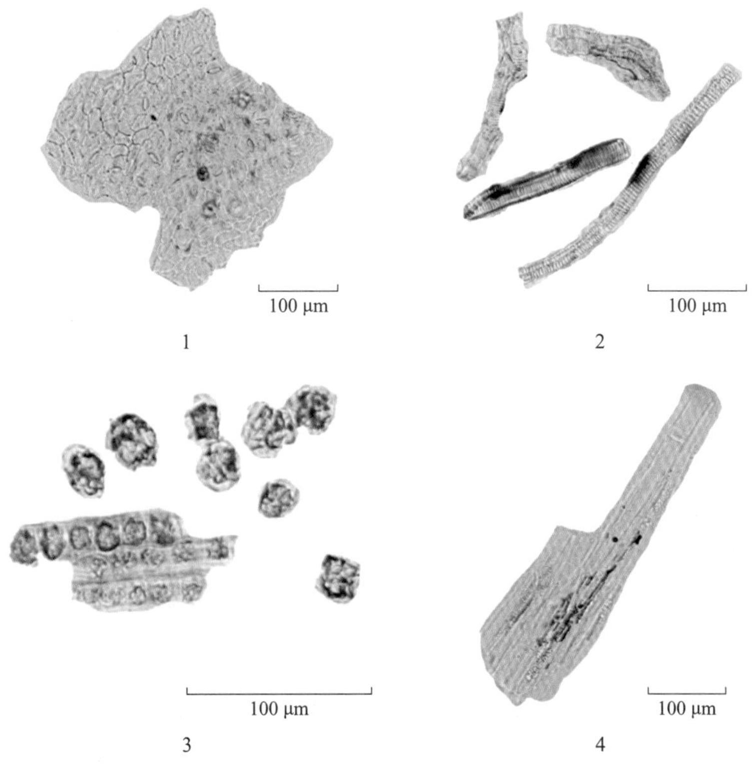

野漆粉末特征

（1. 气孔；2. 导管；3. 草酸钙簇晶；4. 纤维束）

222. 叶下花 Yè Xià Huā

本品为菊科植物白背兔耳风*Ainsliaea pertyoides* var. *albotomentosa* Beauverd的干燥全草。祛风除湿，散瘀止血，消肿散结。

本品粉末灰绿色。① 导管以具缘纹孔导管为主，网纹导管较少。② 木栓细胞方形、类方形，壁厚，浅棕黄色。③ 纤维众多，单个散在或成束，无色或微黄色，壁厚，胞腔缝隙状，孔道可见，较稀疏。

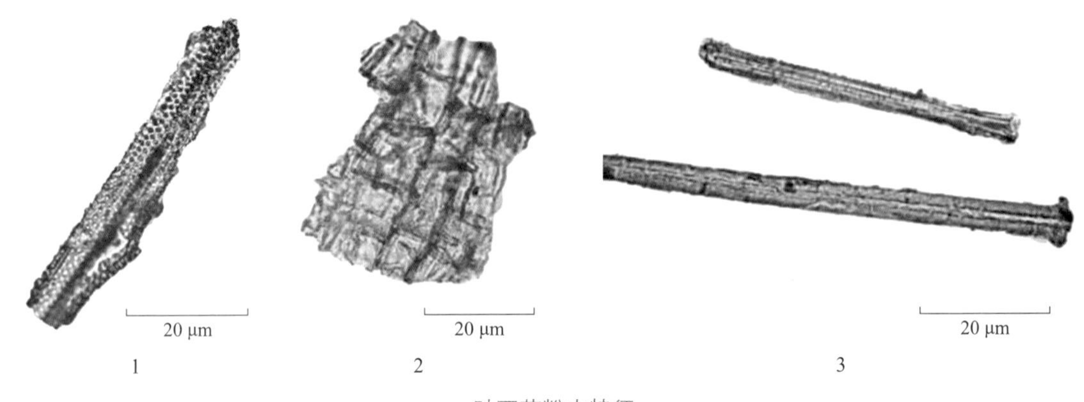

叶下花粉末特征

（1. 具缘纹孔导管；2. 木栓细胞；3. 纤维）

223. 一碗水 Yì Wǎn Shuǐ

本品为菊科植物莲叶橐吾*Ligularia nelumbifolia* (Bur. et Franch.) Hand.-Mazz.的干燥根。止咳化痰。

本品粉末浅棕灰色。① 淀粉粒众多，单粒多为圆形或椭圆形，脐点点状、条状或人字状；复粒由2～5个分粒组成。② 导管多为梯纹导管或环纹导管。③ 草酸钙针晶多细小、碎断。④ 非腺毛线状，常稍弯曲呈浅波状，多为单细胞。

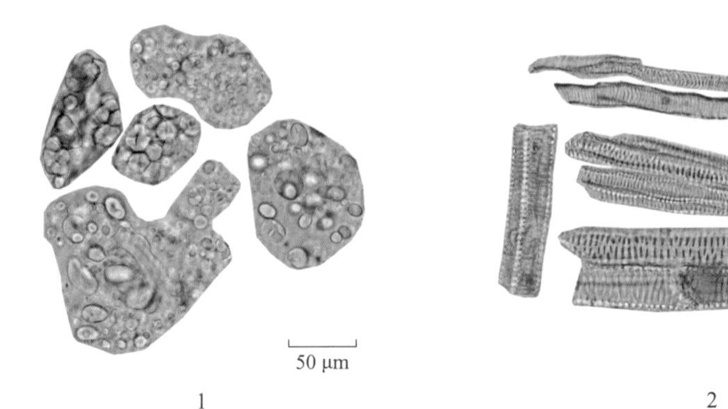

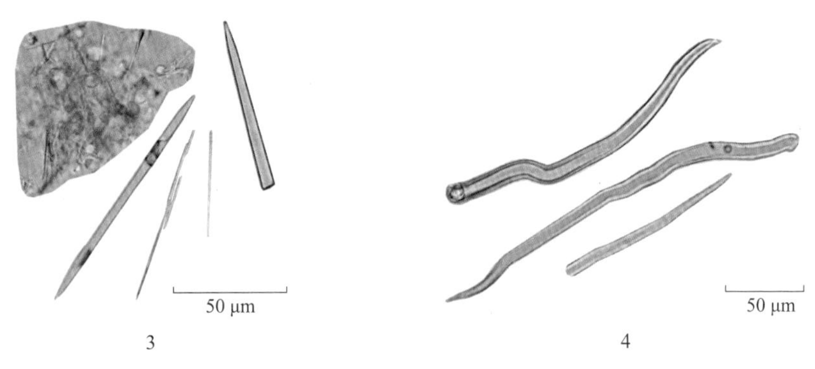

一碗水粉末特征

（1. 淀粉粒；2. 导管；3. 草酸钙针晶；4. 非腺毛）

224. 一叶萩 Yí Yè Qiū

本品为叶下珠科植物叶底珠 *Flueggea suffruticosa* (Pall.) Baill. 的干燥嫩枝或根。祛风活血，补肾强筋。

本品粉末灰绿色。① 茎表皮细胞常为长方形或多角形，排列紧密。② 叶表皮细胞多角形，气孔可见，平轴式。③ 纤维众多，成束或散在，大多壁厚，纹孔常不明显。④ 导管多为螺纹导管，亦有孔纹导管或网纹导管。⑤ 薄壁细胞圆形或类圆形，排列紧密。

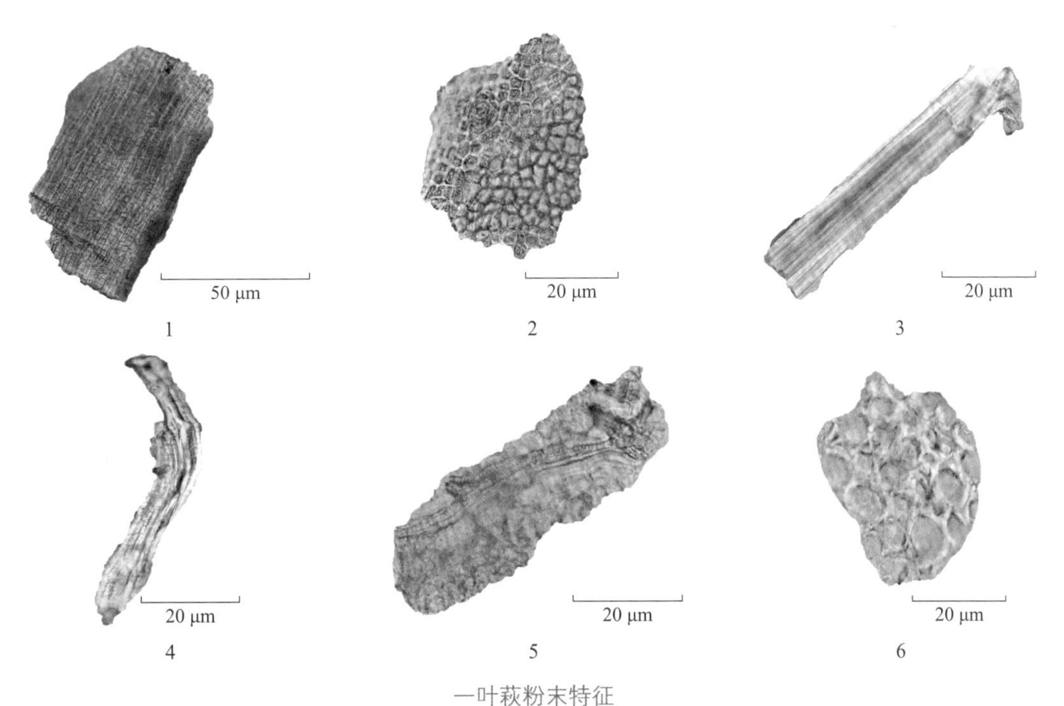

一叶萩粉末特征

（1. 表皮细胞；2. 气孔；3～4. 纤维束；5. 导管；6. 薄壁细胞）

225. 一枝黄花 Yì Zhī Huáng Huā

本品为菊科植物一枝黄花*Solidago decurrens* Lour.的干燥全草。清热解毒，疏散风热。

本品粉末灰黄白色。① 导管主要为螺纹导管及孔纹导管，也有网纹导管和具缘纹孔导管，导管旁常有纤维。② 纤维常成束存在，细长，末端钝或略尖，壁厚，胞腔线形或条状，纹孔及孔沟明显。③ 叶片碎片较多，叶肉细胞绿黄色，常有叶脉通过，气孔不定式。④ 非腺毛偶见，由多个细胞组成。⑤ 花粉粒圆形，表面具点状的修饰物。⑥ 薄壁细胞圆形、类圆形，细胞间隙较大。

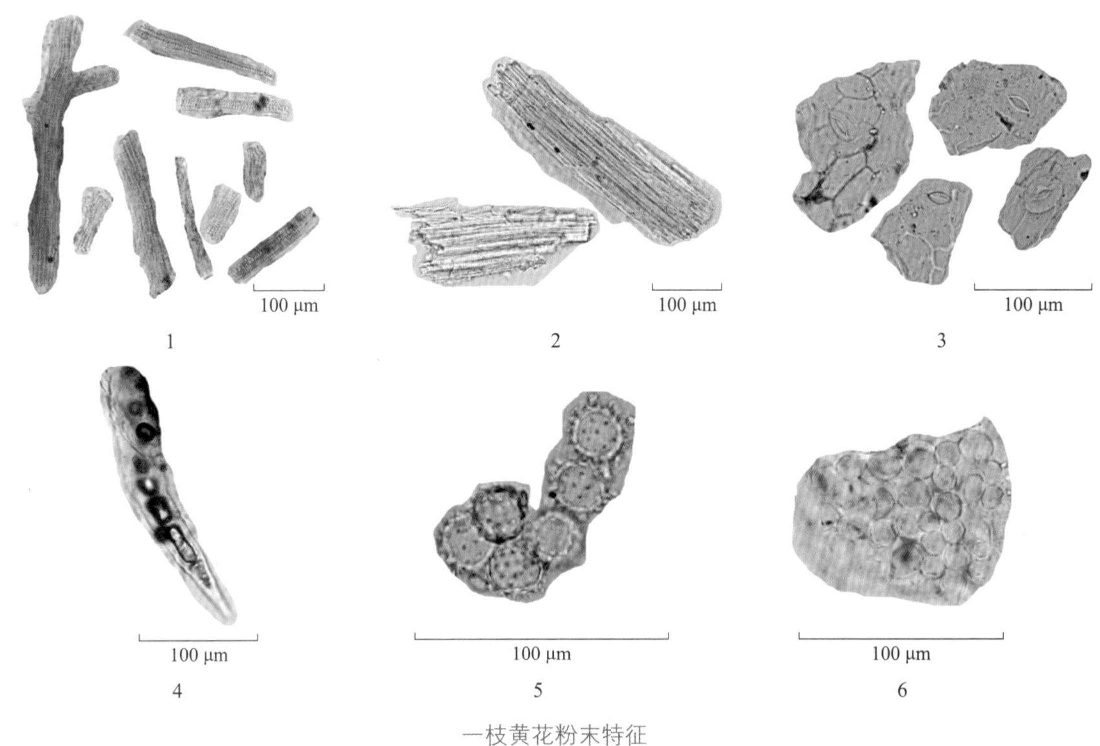

一枝黄花粉末特征

（1. 导管；2. 纤维；3. 气孔；4. 非腺毛；5. 花粉粒；6. 薄壁细胞）

226. 翼首草 Yì Shǒu Cǎo

本品为忍冬科植物匙叶翼首花*Bassecoia hookeri* (C. B. Clarke) V. Mayer & Ehrend.的干燥全草。清热解表，清心凉血，抗炎，保肝。

本品粉末淡绿色。① 草酸钙簇晶较多，有的排列成行。② 导管多为螺纹导管，网纹导管偶见，直径约为20 μm。③ 木薄壁细胞众多，长方形，直径24～75 μm，长至620 μm。④ 气孔不定式，下表皮细胞波状弯曲，气孔少许下陷，气孔周围的表皮细胞表面有角质层纹理。⑤ 单细胞非腺毛较长，可至100 μm，有的壁上有疣状突起。

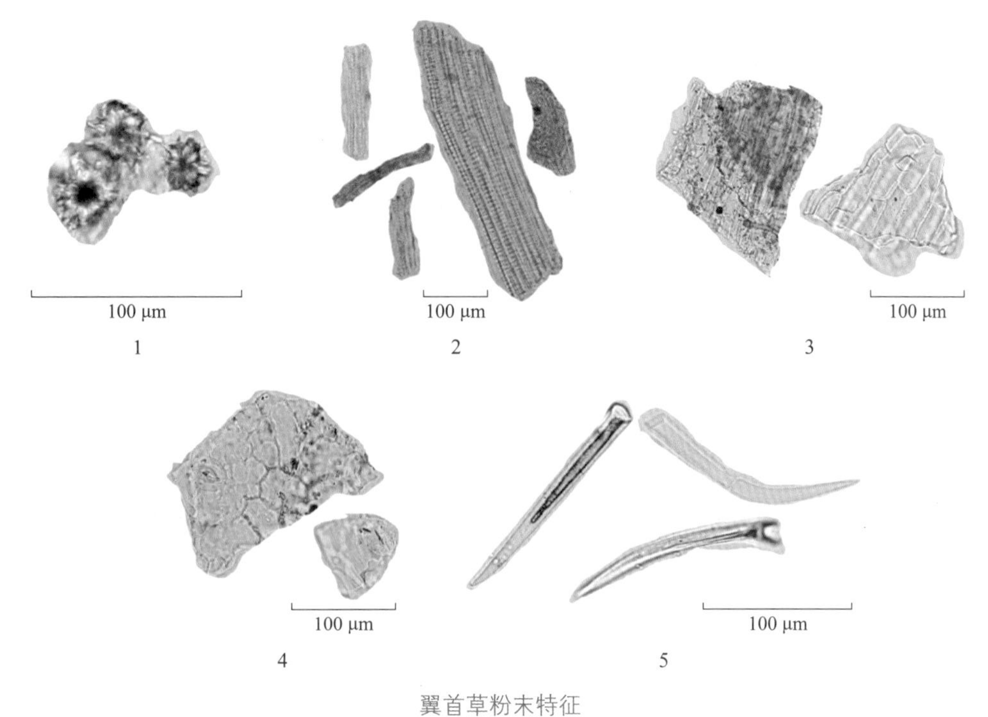

翼首草粉末特征

（1. 草酸钙簇晶；2. 导管；3. 木薄壁细胞；4. 气孔；5. 非腺毛）

227. 银不换 Yín Bú Huàn

本品为防己科植物毛叶轮环藤 *Cyclea barbata* Miers 的干燥根。清热解毒，利湿通淋，散瘀止痛。

本品粉末棕褐色。① 石细胞散在或聚集，类长方形或多角形，胞腔小。② 导管多为具缘纹孔导管。③ 木栓细胞类长方形，内含棕色内容物。④ 木薄壁细胞类圆形，壁薄，内含浅黄棕色内容物。

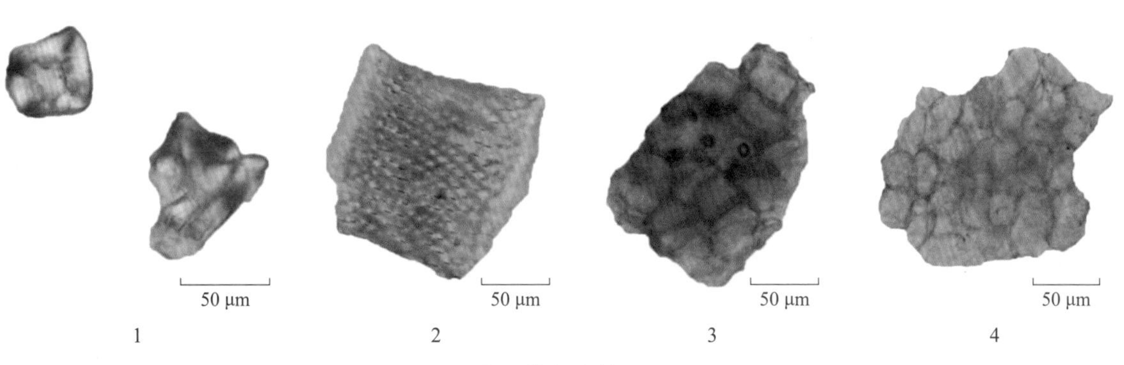

银不换粉末特征

（1. 石细胞；2. 导管；3. 木栓细胞；4. 木薄壁细胞）

228. 银线草 Yín Xiàn Cǎo

本品为金粟兰科植物银线草 *Chloranthus japonicus* Sieb.的干燥全草或根及根茎。散寒止咳，活血止痛，散瘀解毒。

本品粉末黄绿色。① 表皮细胞类圆形，壁增厚；薄壁细胞长圆形。② 导管为螺纹导管、环纹导管、梯纹导管或网纹导管。③ 纤维成束，分厚壁和薄壁两种：厚壁者壁孔和纹孔不明显；薄壁者壁孔和纹孔明显。④ 气孔下陷，类圆形，不定式。⑤ 淀粉粒类圆形，单粒或复粒，单粒脐点点状或缝状；复粒由2～8个分粒组成。

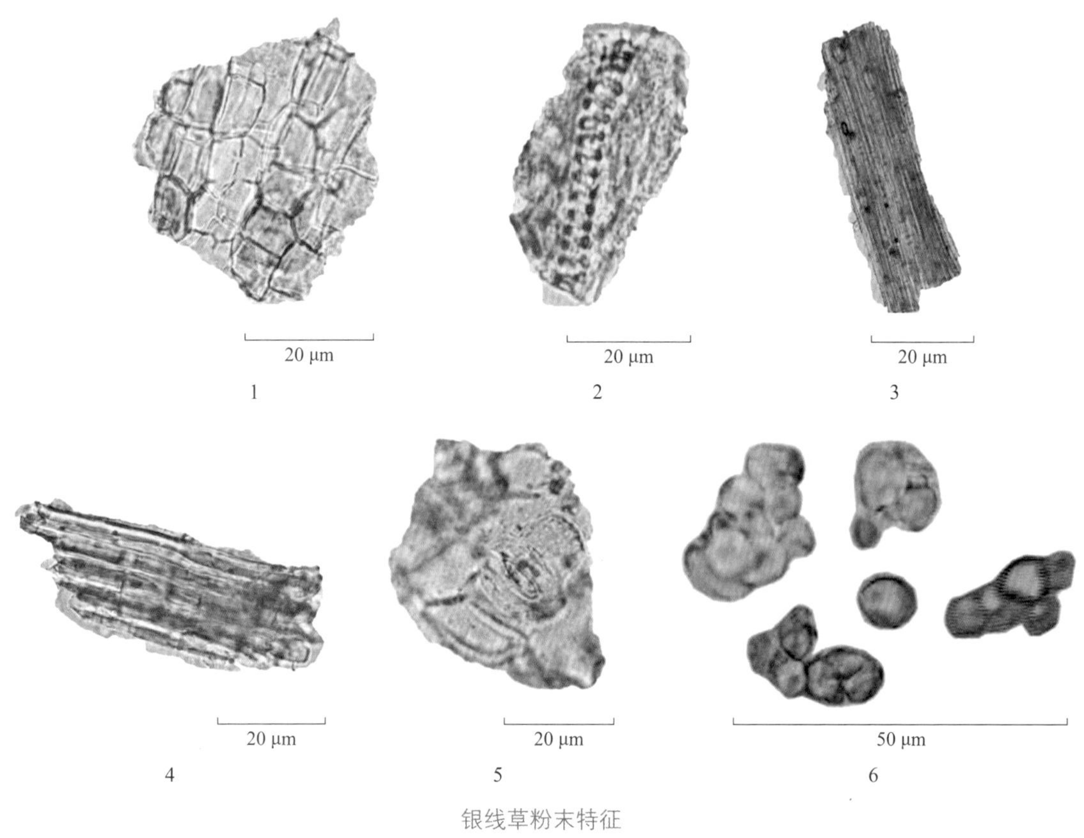

银线草粉末特征

（1. 表皮细胞；2. 螺纹导管；3～4. 薄壁纤维、厚壁纤维；5. 气孔；6. 淀粉粒）

229. 油桐根 Yóu Tóng Gēn

本品为大戟科植物油桐 *Vernicia fordii* (Hemsl.) Airy Shaw的干燥根。下气消积，利水化痰，驱虫。

本品粉末浅棕黄色。① 木栓细胞长方形、类长方形，浅棕黄色，壁增厚。② 石细胞方形、长方形、多边形，棕黄色或浅棕黄色，壁较厚，孔道较明显。③ 纤维单个或成束，壁较薄，胞腔明显，较宽阔，有时可见横膈膜。

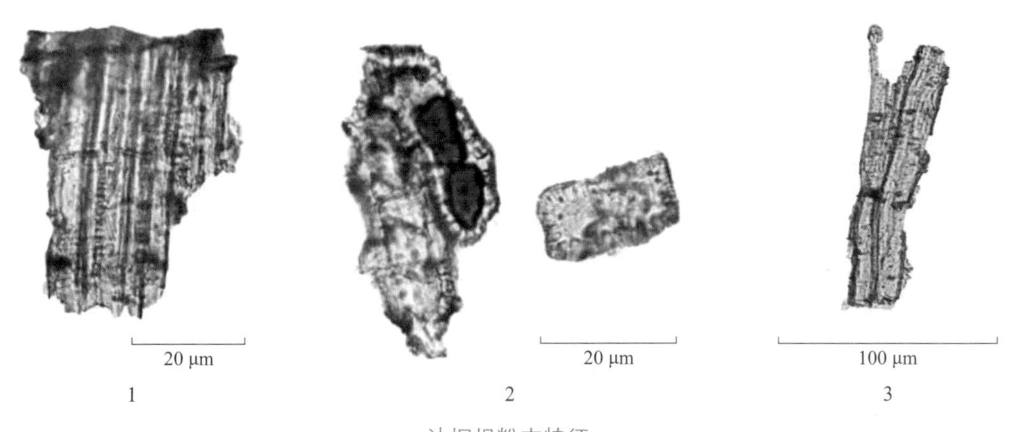

油桐根粉末特征
（1. 木栓细胞；2. 石细胞；3. 纤维）

230. 油桐子 Yóu Tóng Zǐ

本品为大戟科植物油桐 *Vernicia fordii* (Hemsl.) Airy Shaw的干燥种子。吐风痰，消肿毒，利二便。

本品粉末棕红色。① 导管可见，多为环纹导管、螺纹导管、梯纹导管。② 纤维多单个散在，较长，壁极厚，胞腔缝线状，层纹、孔道明显。

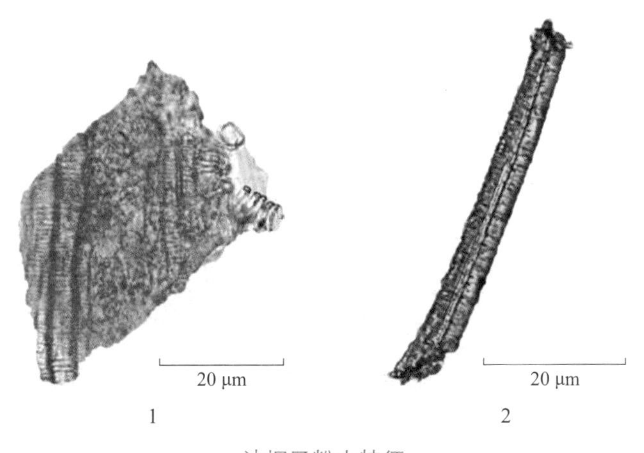

油桐子粉末特征
（1. 导管；2. 纤维）

231. 鱼腥草 Yú Xīng Cǎo

本品为三白草科植物蕺菜*Houttuynia cordata* Thunb.的新鲜全草或干燥地上部分。清热解毒，消痈排脓，利尿通淋。

本品粉末棕绿色。① 叶表皮细胞多角形，有较密的波状纹理。② 气孔不定式，4～5个副卫细胞排列于保卫细胞周围。③ 线状非腺毛可见，由2～10个细胞组成。④ 油细胞类圆形，其周围有7～8个表皮细胞呈放射状排列，油细胞中含有挥发油。⑤ 薄细胞中可见细小的草酸钙簇晶。⑥ 导管多为环纹导管、螺纹导管和梯纹导管，常集合在一起。⑦ 纤维成束或散在，胞腔线形，孔沟不明显。

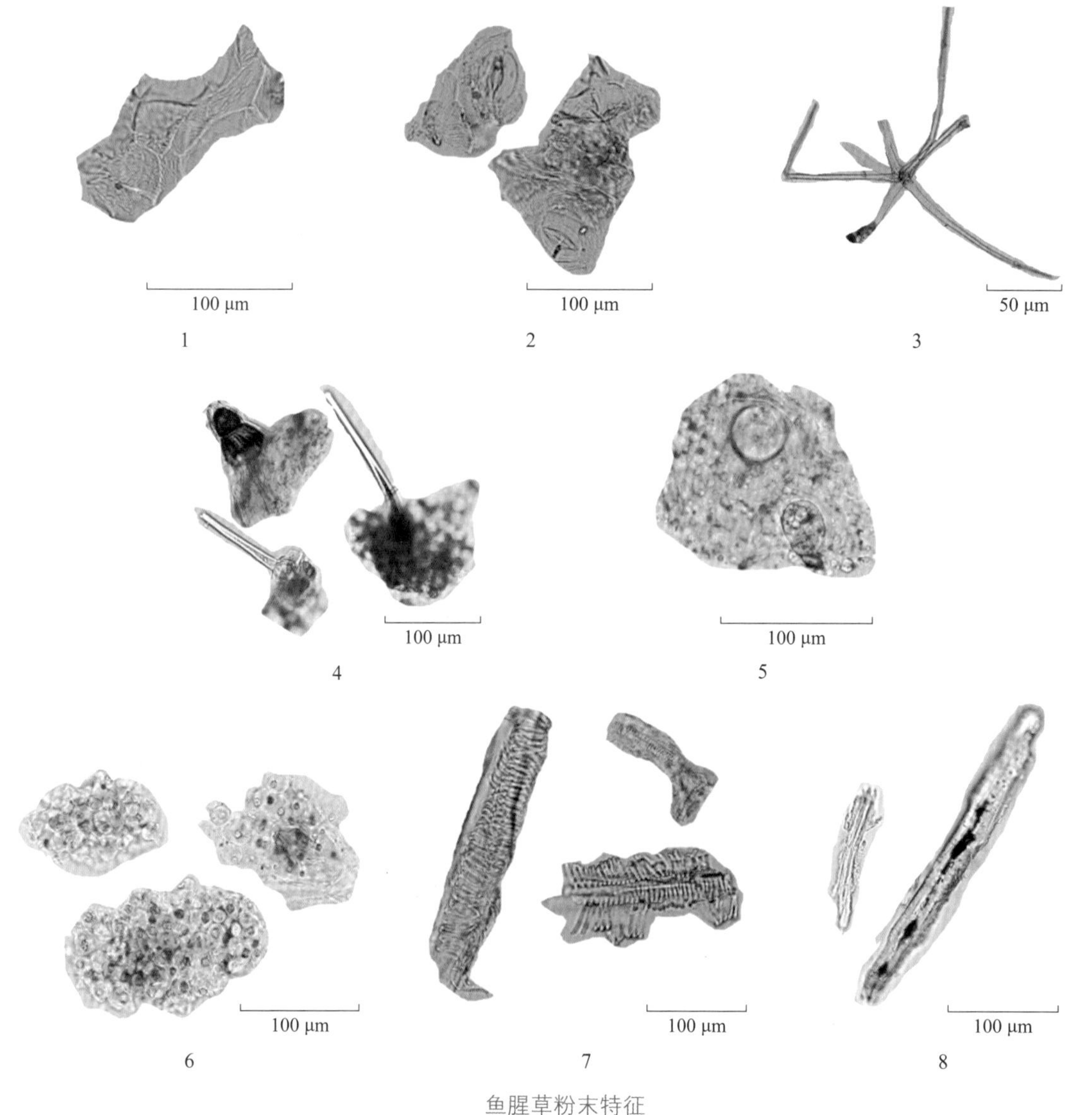

鱼腥草粉末特征

（1. 叶表皮细胞；2. 气孔；3～4. 非腺毛；5. 油细胞；6. 草酸钙簇晶；7. 导管；8. 纤维）

232. 玉簪花 Yù Zān Huā

本品为天门冬科植物玉簪*Hosta plantaginea* (Lam.) Asch.的干燥花。清咽，解毒，利尿，通经。

本品粉末浅棕黄色。① 花粉粒圆形、椭圆形，外壁具网状纹理。② 草酸钙针晶成束或散在。③ 花粉囊内壁细胞不规则长方形，壁点状或条状增厚。④ 导管为螺纹导管或网纹导管。

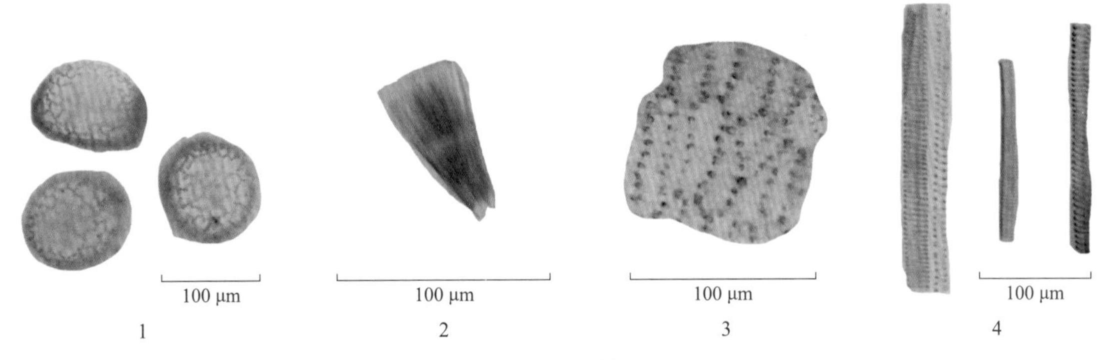

玉簪花粉末特征

（1. 花粉粒；2. 草酸钙针晶；3. 花粉囊内壁细胞；4. 导管）

233. 玉簪根 Yù Zān Gēn

本品为天门冬科植物玉簪*Hosta plantaginea*（Lam.）Asch.的干燥根茎。清热解毒，消肿止痛，下骨鲠。

本品粉末黄白色。① 纤维有两种：一种透明，较狭长，壁较薄，孔沟明显，纹孔短斜缝状；另一种淡黄色，壁厚，孔沟清晰，内壁凹凸明显。② 导管众多，多为网纹导管，具缘纹孔导管与螺纹导管偶见。

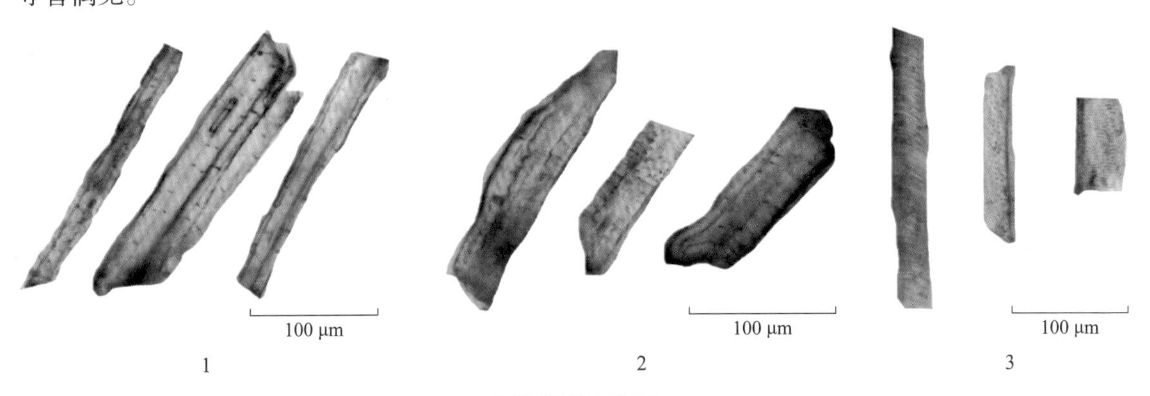

玉簪根粉末特征

（1～2. 纤维；3. 导管）

234. 芫花 Yuán Huā

本品为瑞香科植物芫花 *Daphne genkwa* Sieb. et Zucc. 的干燥花蕾。泻水逐饮；外用杀虫疗疮。

本品粉末灰黄绿色。① 非腺毛为单细胞，先端渐尖，壁厚或较厚，平直或波状弯曲，有的壁具疣状突起；尚可见纤细的丁字形腺毛，胞壁甚厚，微波状，胞腔不明显。② 花粉粒淡黄色，圆球形或类圆形，外壁具细密的颗粒状突起，有的尚可见萌发孔。③ 纤维偶见，纤细，完整的细胞甚长，两端锐尖，胞壁厚或较厚，平直或微波状，稍木化。④ 导管均为螺纹导管，常成束存在。

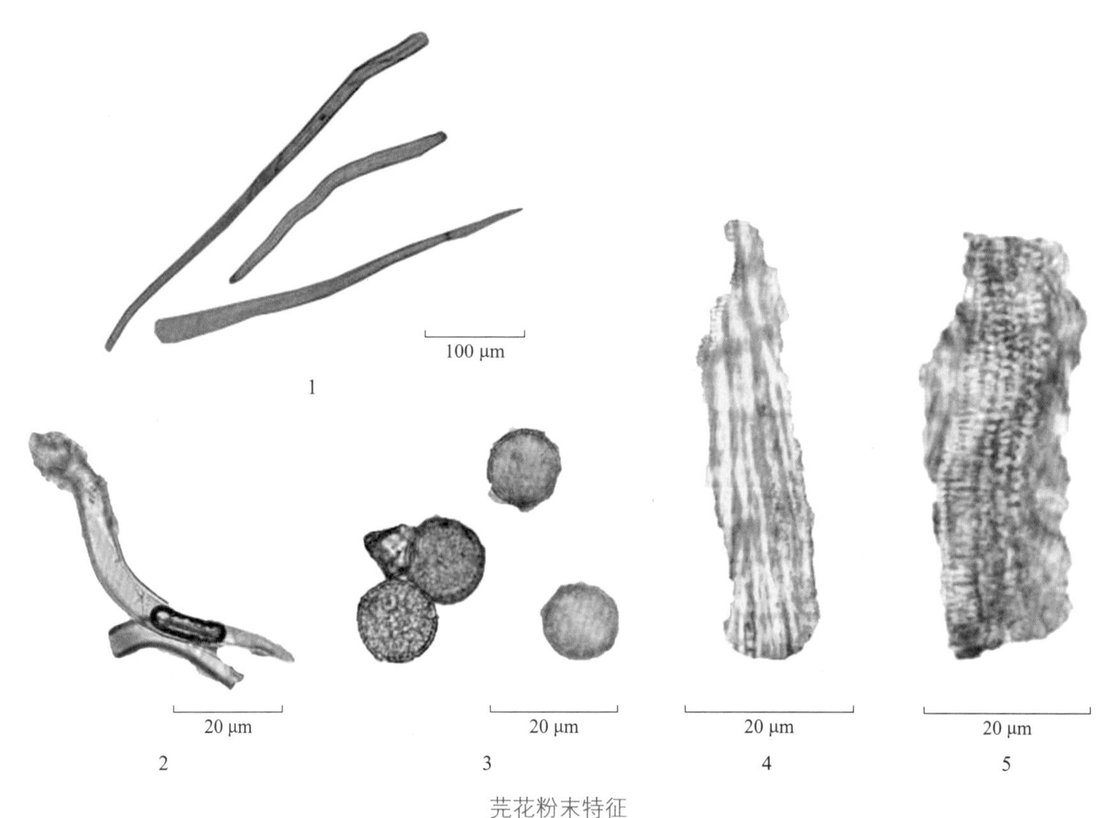

芫花粉末特征

（1～2. 非腺毛；3. 花粉粒；4. 纤维束；5. 导管）

235. 芫花根 Yuán Huā Gēn

本品为瑞香科植物芫花 *Daphne genkwa* Sieb. et Zucc. 的干燥根或根皮。逐水，解毒，散结。

本品粉末棕黄绿色。① 导管多为具缘纹孔导管、梯纹导管，常成束存在。② 木栓细胞类长方形，棕黄色，排列紧密，壁较厚。③ 纤维成束，两端锐尖，胞壁厚或较厚，平直或微波状。

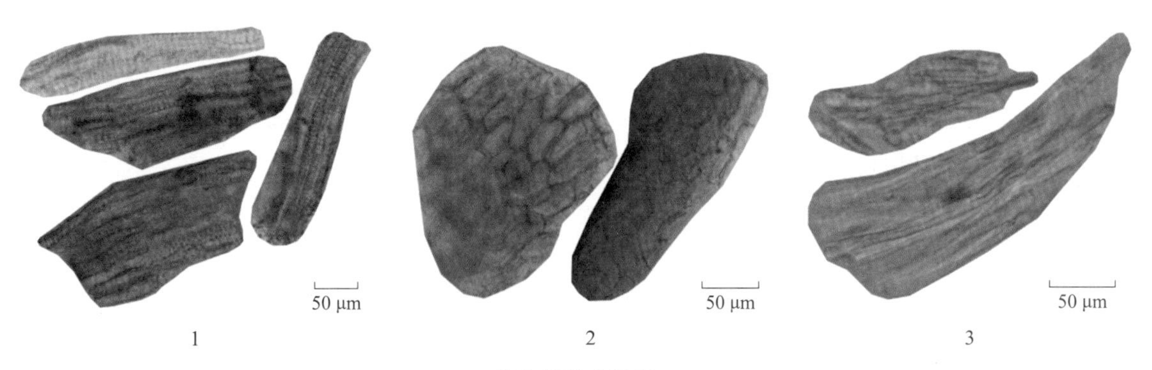

芫花根粉末特征

（1. 导管；2. 木栓细胞；3. 纤维束）

Z

236. 泽漆 Zé Qī

本品为大戟科植物泽漆 *Euphorbia helioscopia* L.的干燥全草。逐水消肿,散结,杀虫。

本品粉末淡黄绿色。① 纤维众多,多成束,稀有单个散在,有时与草酸钙结晶形成晶鞘纤维。② 螺纹导管、网纹导管常见。③ 花粉粒圆球形,3个萌发孔可见。

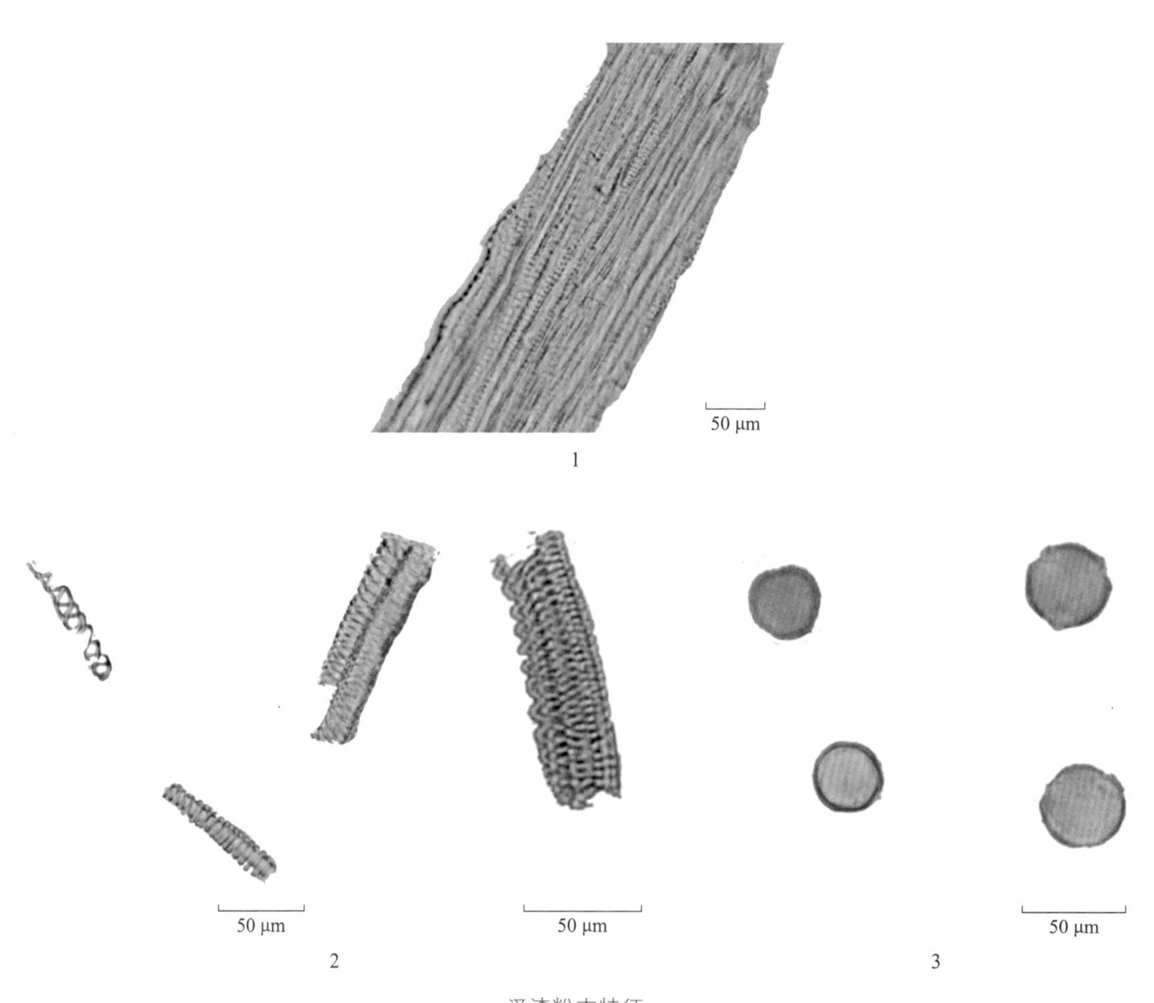

泽漆粉末特征

(1. 晶鞘纤维; 2. 导管; 3. 花粉粒)

237. 斩龙草 Zhǎn Lóng Cǎo

本品为菊科植物额河千里光*Jacobaea argunensis* (Turcz.) B. Nord.的干燥全草。清热解毒。

本品粉末淡绿色。① 纤维细长梭形，两端锐尖，腔较小。② 网纹导管、螺纹导管及梯纹导管可见。③ 气孔不定式，少数为不等式，副卫细胞3～6个，垂周壁深波状弯曲，上表皮气孔极少，下表皮气孔较多。④ 非腺毛由5～10个细胞组成。⑤ 分泌道内含棕黄色分泌物。⑥ 花粉粒圆形、类圆形，萌发孔3个，表面具点状修饰物。

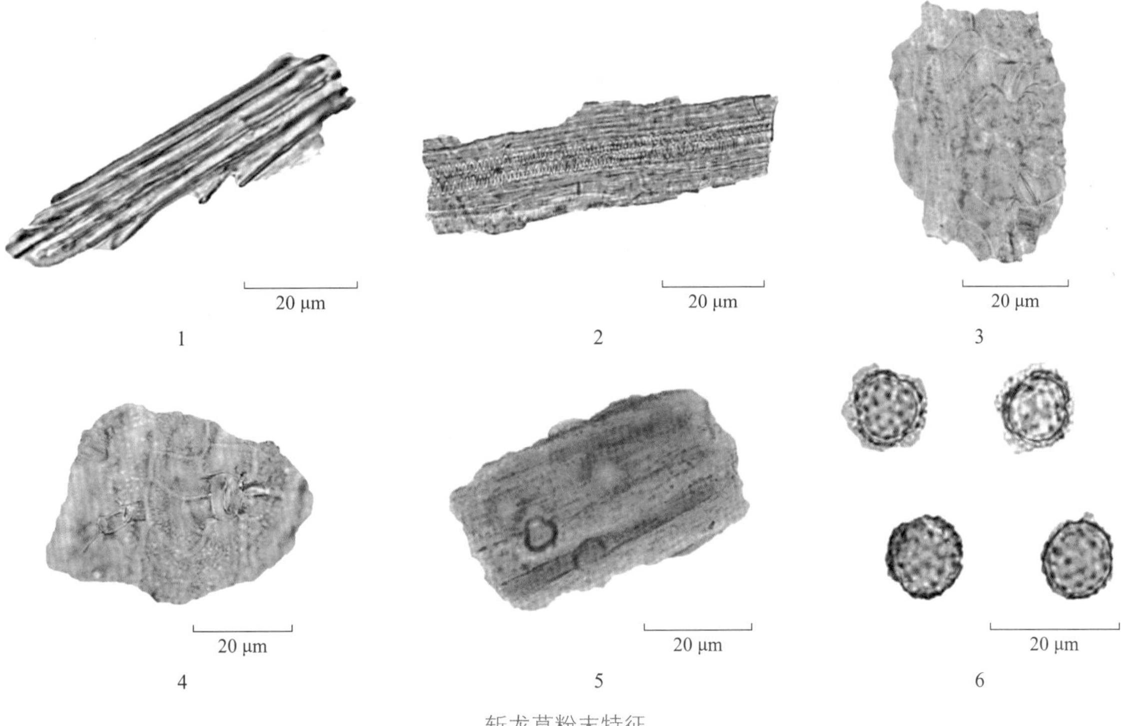

斩龙草粉末特征

（1. 纤维；2. 导管；3. 气孔；4. 非腺毛；5. 分泌道；6. 花粉粒）

238. 照山白 Zhào Shān Bái

本品为杜鹃花科植物照山白*Rhododendron micranthum* Turcz.的干燥叶或带叶枝梢。祛风通络，调经止痛，化痰止咳。

本品粉末绿色或棕绿色。① 单细胞非腺毛长短不一，线状，顶端较钝。② 螺纹导管、梯纹导管多见。③ 纤维多成束。④ 草酸钙簇晶散在或存在于薄壁细胞和海绵细胞中。⑤ 木栓细胞方形、类方形。

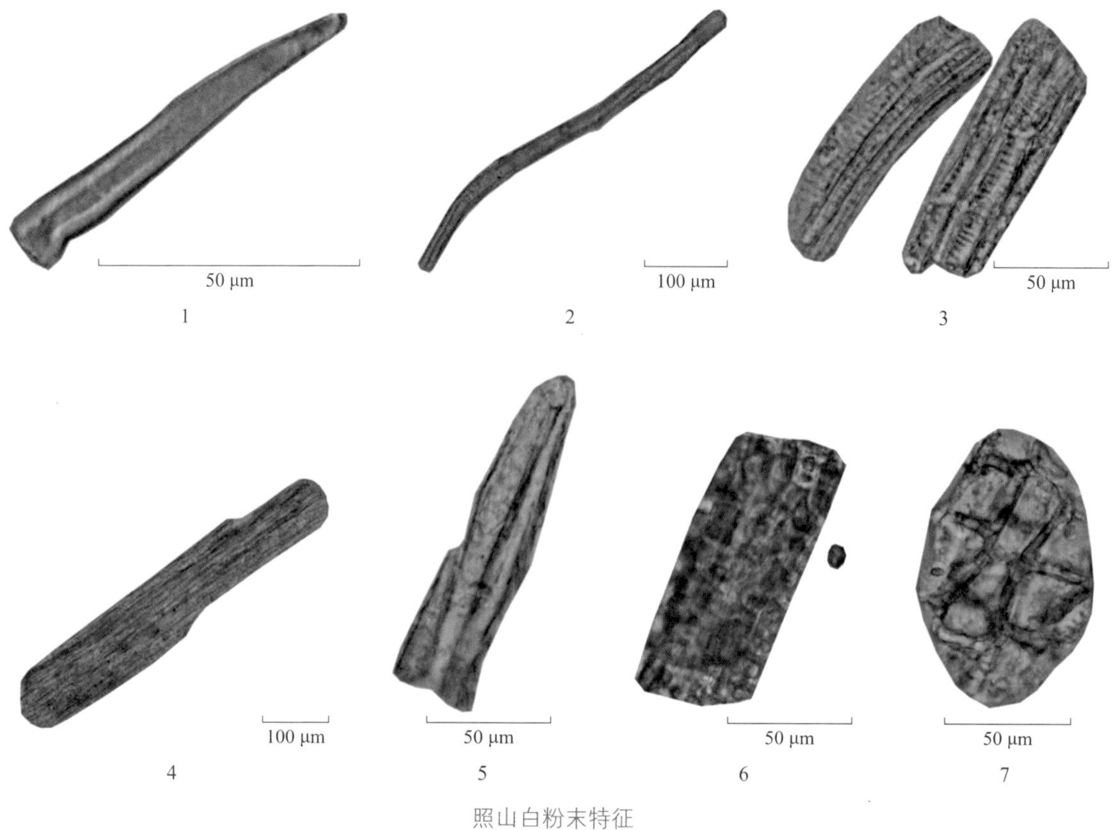

照山白粉末特征

（1～2. 非腺毛；3. 导管；4～5. 纤维束；6. 草酸钙簇晶；7. 木栓细胞）

239. 肿节风 Zhǒng Jié Fēng

本品为金粟兰科植物草珊瑚*Sarcandra glabra* (Thunb.) Nakai的干燥全草。清热凉血，活血消斑，祛风通络。

本品粉末浅绿色至棕黄色。① 淀粉粒较多，单粒多圆形或类圆形，直径5～20 μm，脐点细点状、短缝状或十字状，位于中央或较大端；复粒由2～5个分粒组成。② 表皮细胞不规则形，下表皮有气孔，不定式。③ 导管多为螺纹导管，也有梯纹导管、孔纹导管，直径6～25 μm。④ 石细胞多见，单个或成群散在，类方形、类圆形、多角形，孔沟明显，直径15～25 μm。⑤ 棕色块椭圆形，直径10～60 μm。⑥ 非腺毛有星状毛。

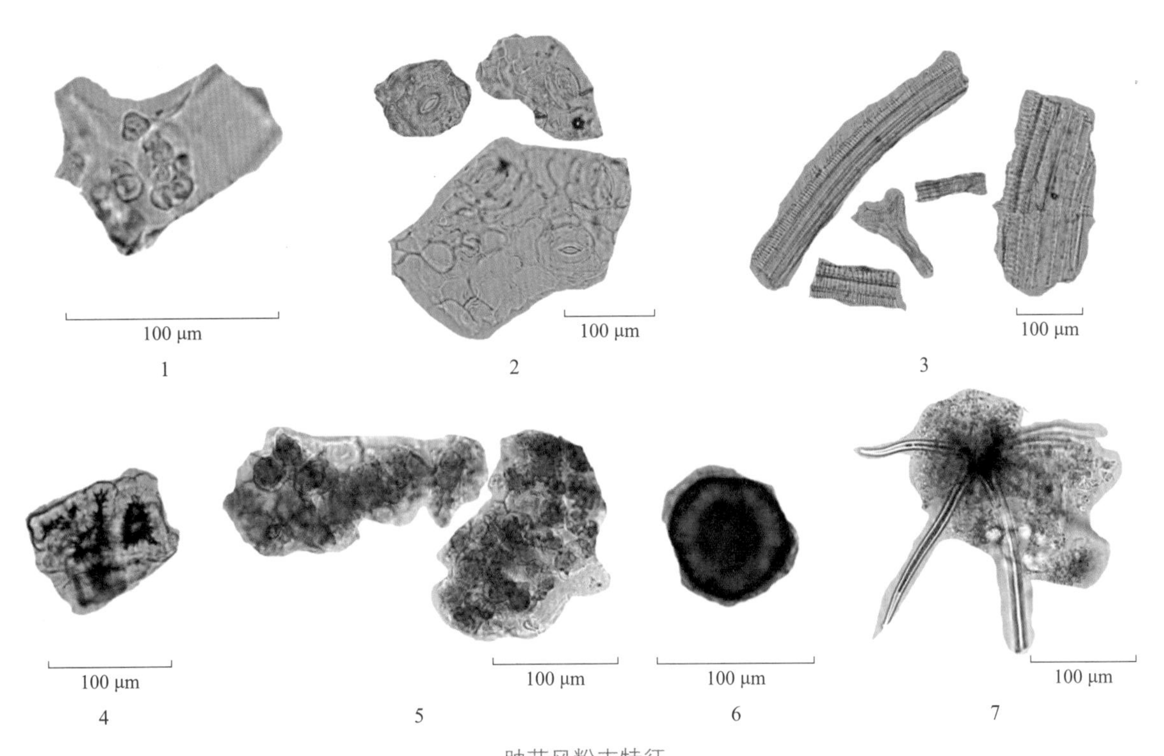

肿节风粉末特征

（1. 淀粉粒；2. 气孔；3. 导管；4. 石细胞；5～6. 棕色块；7. 非腺毛）

240. 朱砂莲 Zhū Shā Lián

本品为马兜铃科植物背蛇生 *Aristolochia tuberosa* C. F. Liang et S. M. Hwang的干燥块根。清热解毒，消肿止痛。

本品粉末橙红色。① 石细胞多见，有的为金黄色，有的为橙黄色，有的单个散在，有的聚集成团，常为类四边形或多角形。② 网纹导管多见。③ 木栓细胞棕黄色。④ 纤维成束或散在，内壁微弯曲。⑤ 淀粉粒类球形，脐点点状或裂缝状。

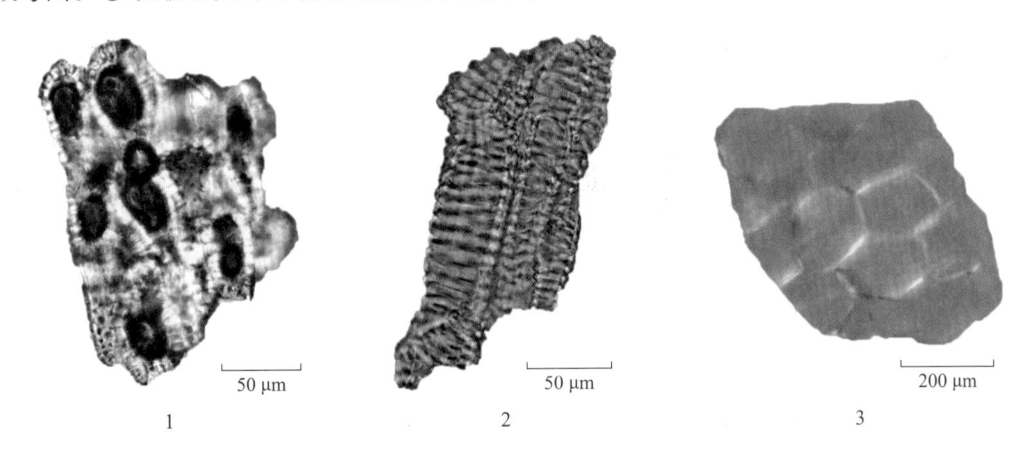

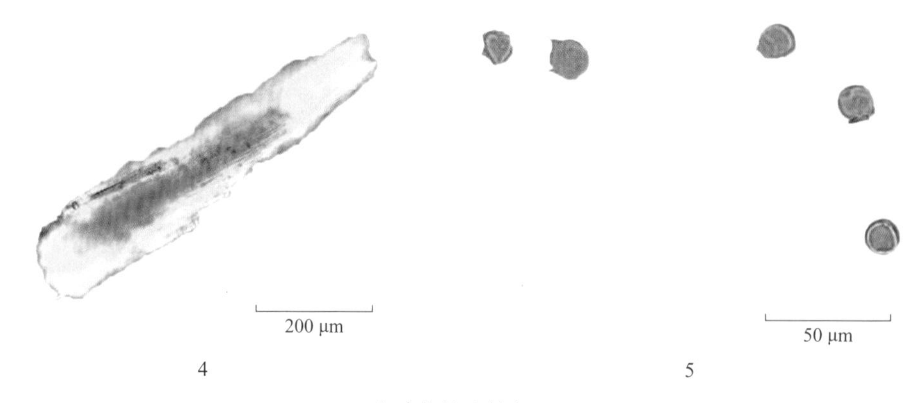

朱砂莲粉末特征

（1. 石细胞；2. 导管；3. 木栓细胞；4. 纤维；5. 淀粉粒）

241. 朱砂七 Zhū Shā Qī

本品为蓼科植物毛脉首乌*Pleuropterus ciliinervis* Nakai的干燥块根。清热解毒，止痛，止血，调经。

本品粉末黄棕色。① 淀粉粒极多，多呈卵圆形，脐点裂缝状或十字形。② 草酸钙簇晶多见，多角形。③ 木栓细胞为明亮的棕黄色，近四边形或多角形。④ 纤维壁增厚，长梭形，多散在。⑤ 导管主要为网纹导管，具缘纹孔导管偶见。

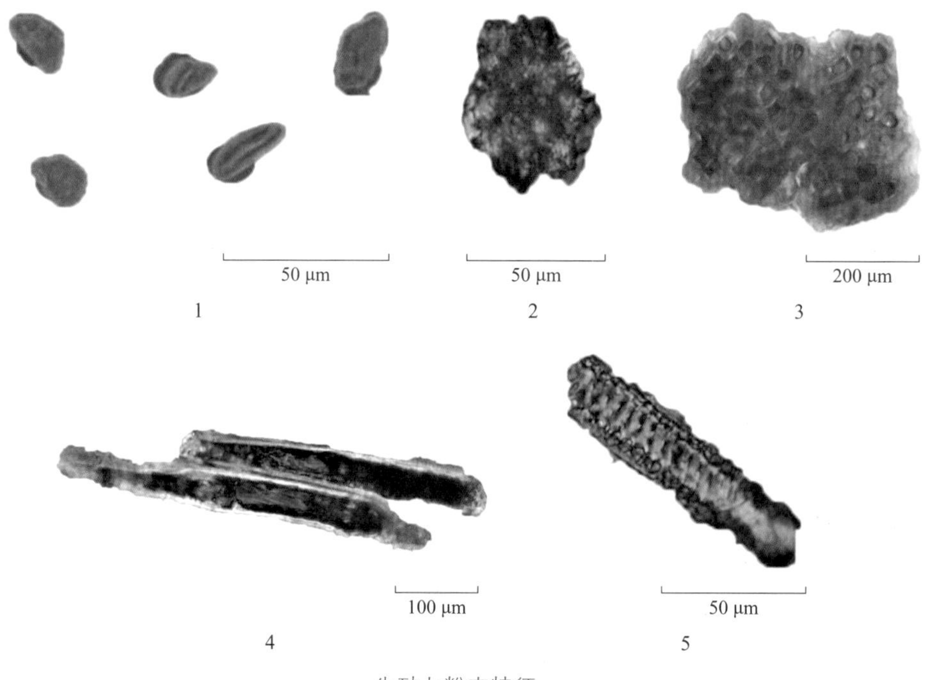

朱砂七粉末特征

（1. 淀粉粒；2. 草酸钙簇晶；3. 木栓细胞；4. 纤维；5. 导管）

242. 猪毛菜 Zhū Máo Cài

本品为苋科植物猪毛菜 *Salsola collina* Pall. 的干燥全草。平肝潜阳，润肠通便。

本品粉末淡黄绿色。① 黏液细胞圆形、椭圆形。② 草酸钙簇晶多见，散在或存在于薄壁细胞中。③ 草酸钙方晶常存在于薄壁细胞中。④ 导管以螺纹导管为主，微木化。⑤ 木纤维多成束，木化，多断碎。⑥ 木薄壁细胞常伴于木纤维旁，壁微呈串珠状。

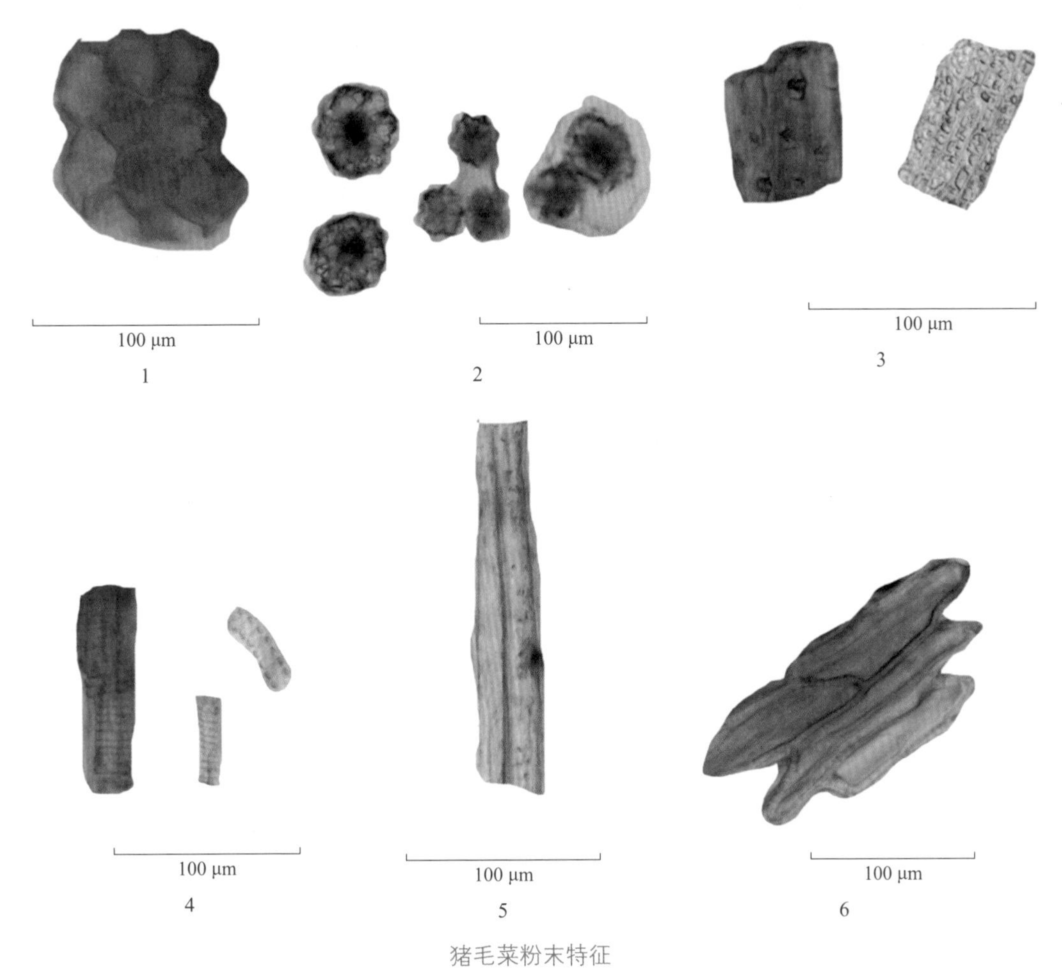

猪毛菜粉末特征

（1. 黏液细胞；2. 草酸钙簇晶；3. 草酸钙方晶；4. 导管；5. 木纤维碎片；6. 木薄壁细胞）

243. 猪屎豆 Zhū Shǐ Dòu

本品为豆科植物猪屎豆 *Crotalaria pallida* Ait. 的干燥茎叶。清热利湿，解毒散结。

本品粉末灰绿色。① 下表皮细胞多角形，气孔多为不定式。② 导管多为网纹导管和螺纹导管，直径 21～45 μm。③ 非腺毛为单细胞，壁薄，长 230～520 μm，随处可见。

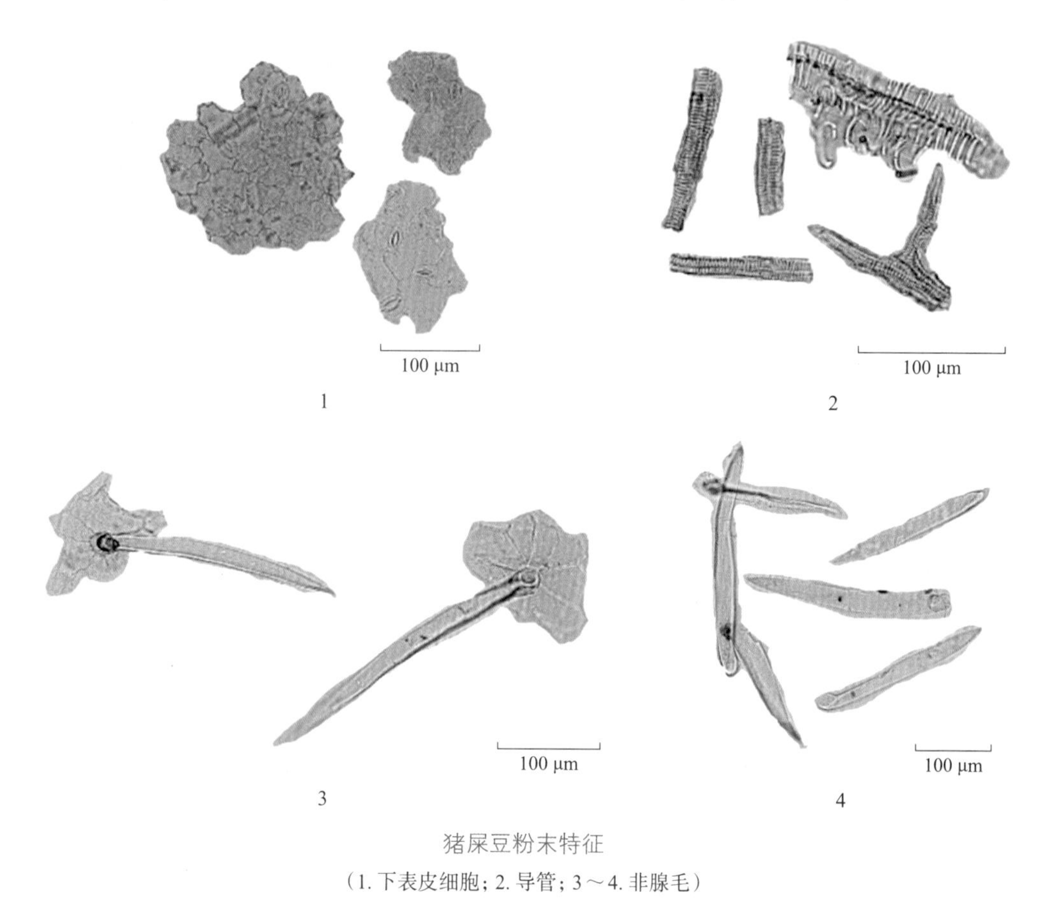

猪屎豆粉末特征

（1. 下表皮细胞；2. 导管；3～4. 非腺毛）

244. 猪牙皂 Zhū Yá Zào

本品为豆科植物皂荚 *Gleditsia sinensis* Lam. 的干燥不育果实。祛痰开窍，散结消肿。

本品粉末棕黄色。① 石细胞众多，类圆形、长圆形或形状不规则。② 纤维大多成束，壁微木化，周围细胞含草酸钙方晶及少数簇晶，形成晶纤维；纤维束旁常伴有类方形厚壁细胞。③ 木化薄壁细胞甚多，纹孔及孔沟明显。④ 果皮表皮细胞红棕色，表面观类多角形，壁较厚，表面可见颗粒状角质纹理。⑤ 导管多为具缘纹孔导管。

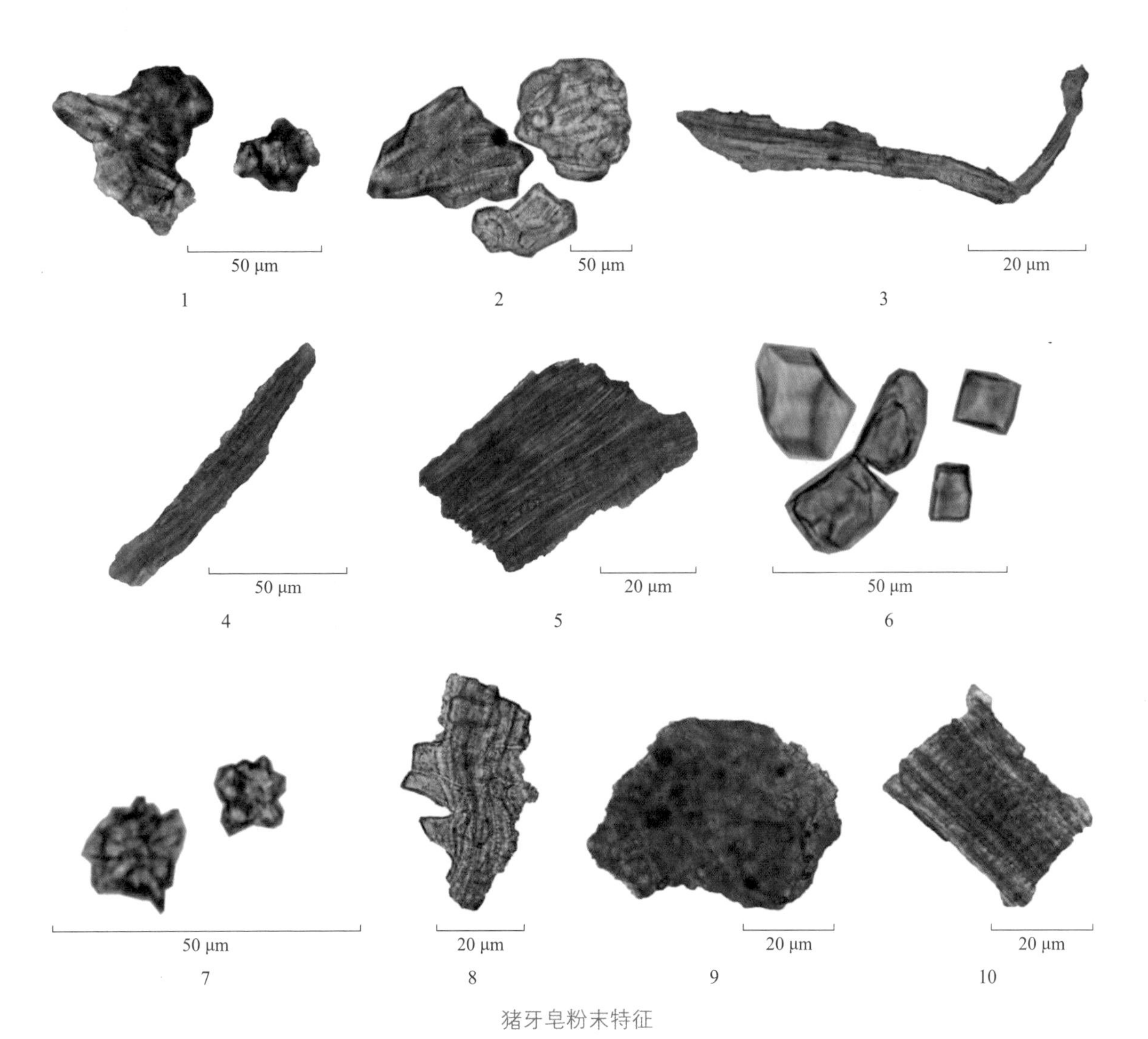

猪牙皂粉末特征

（1～2. 石细胞；3～7. 纤维束、晶鞘纤维、草酸钙方晶、草酸钙簇晶；8. 木化薄壁细胞；9. 表皮细胞；10. 导管）

245. 竹叶椒 Zhú Yè Jiāo

本品为芸香科植物竹叶花椒*Zanthoxylum armatum* DC.的干燥根、叶、果实及成熟种子。温中理气，祛风除湿，活血止痛。

本品粉末灰黄色。① 石细胞类方形、不规则的类长方形或卵形，有短角状分叉或突起，胞腔狭窄，层纹不明显，直径13～65 µm，长可达230 µm。② 纤维多，一端斜截或波状弯曲，渐尖，有时呈分支状，直径10～31 µm，长可达740 µm。③ 草酸钙方晶可见，直径7～30 µm。④ 木栓细胞方形、类方形、多边形。

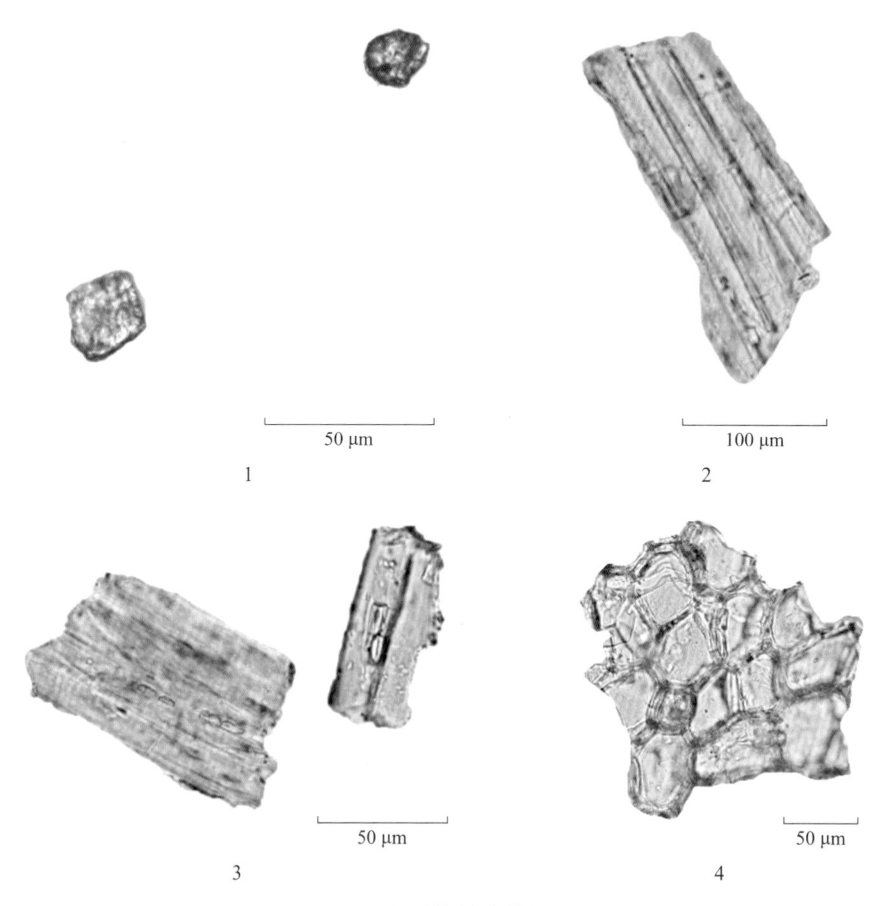

竹叶椒粉末特征

（1. 石细胞；2. 纤维；3. 草酸钙方晶；4. 木栓细胞）

246. 紫花络石 Zǐ Huā Luò Shí

本品为夹竹桃科植物紫花络石 *Trachelospermum axillare* Hook. f.的干燥茎藤、茎皮。祛风解表，活络止痛。

本品粉末灰棕色。① 石细胞成群，圆形、长圆形、类三角形或不规则形，壁厚，孔沟明显，有的石细胞有2～3个腔，有的腔中含草酸钙方晶。② 胶丝条状或扭曲成团。③ 乳汁管较多。④ 纤维常成束，一种壁厚，一种壁薄，胞腔含草酸钙方晶。⑤ 木栓细胞棕黄色，多方形。

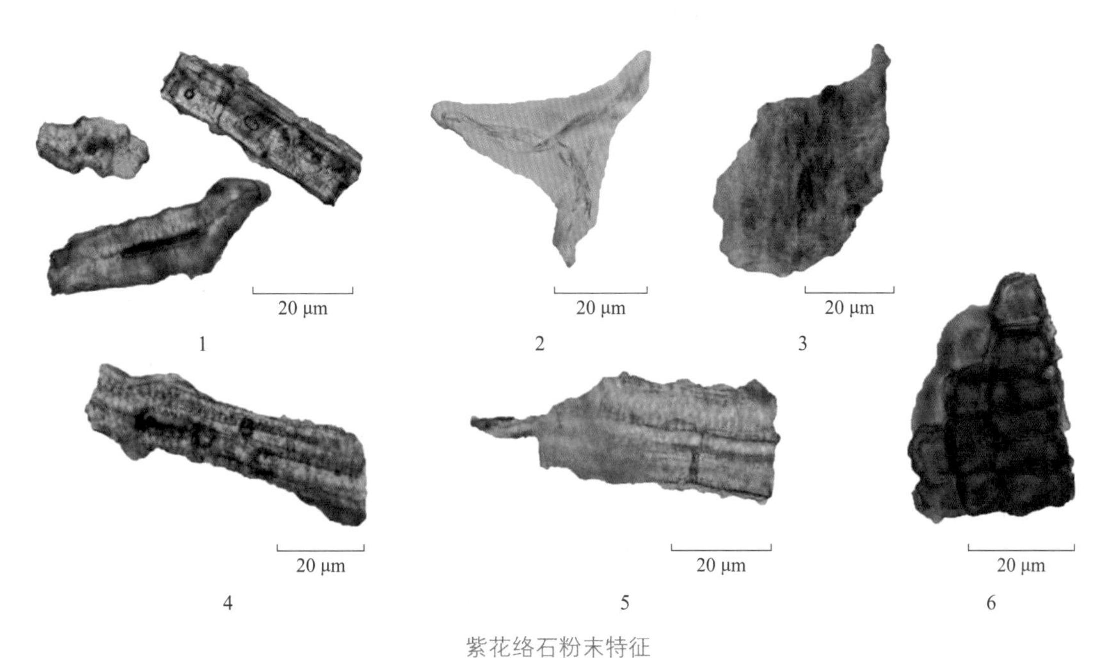

紫花络石粉末特征

（1. 石细胞；2. 胶丝；3. 乳汁管；4～5. 木纤维、纤维束；6. 木栓细胞）

247. 紫金龙 Zǐ Jīn Lóng

本品为罂粟科植物紫金龙 *Dactylicapnos scandens* (D. Don) Hutch. 的干燥根。消炎，镇痛，止血，降压。

本品粉末灰褐色。① 淀粉粒极多，单粒多为球形、长圆形，直径 10～40 µm，脐点类型多样，点状、线状、星状等；复粒由 2～4 个分粒组成。② 石细胞黄色，类长方形，孔沟明显，胞腔大。③ 木纤维较少，成束或散在，大多碎断。④ 导管成束或散在，多为具缘纹孔导管，直径 30～50 µm。⑤ 木栓细胞近长方形。

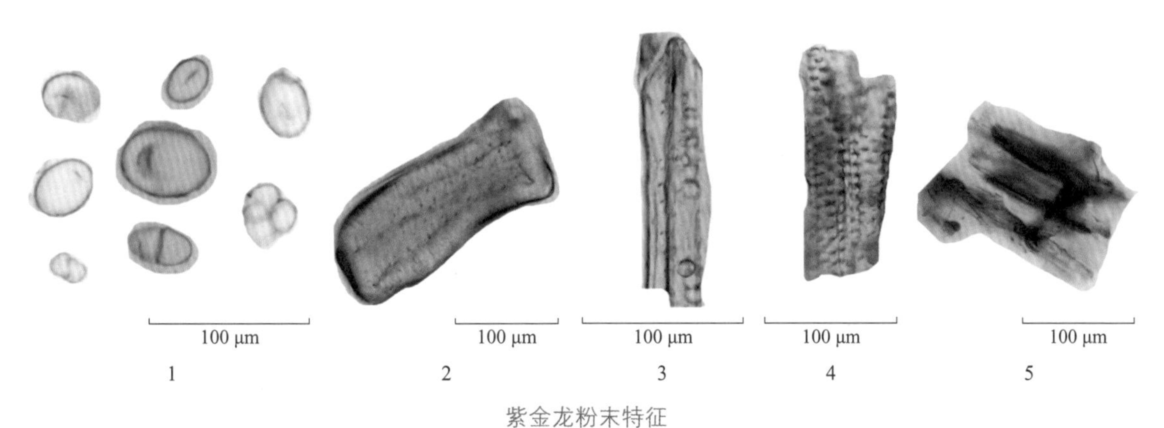

紫金龙粉末特征

（1. 淀粉粒；2. 石细胞；3. 木纤维碎片；4. 导管；5. 木栓细胞）

248. 紫茉莉根 Zǐ Mò Lì Gēn

本品为紫茉莉科植物紫茉莉 *Mirabilis jalapa* L. 的干燥根。清热利湿，解毒活血。

本品粉末淡白色。① 草酸钙针晶极多，成束或分散。② 导管主为网纹导管，亦有梯纹导管；网纹导管的纹孔多呈狭长形，壁木化。③ 淀粉粒颇多，不规则类圆形，大小不等，边缘不整齐。④ 木栓细胞方形或长方形，壁较厚。

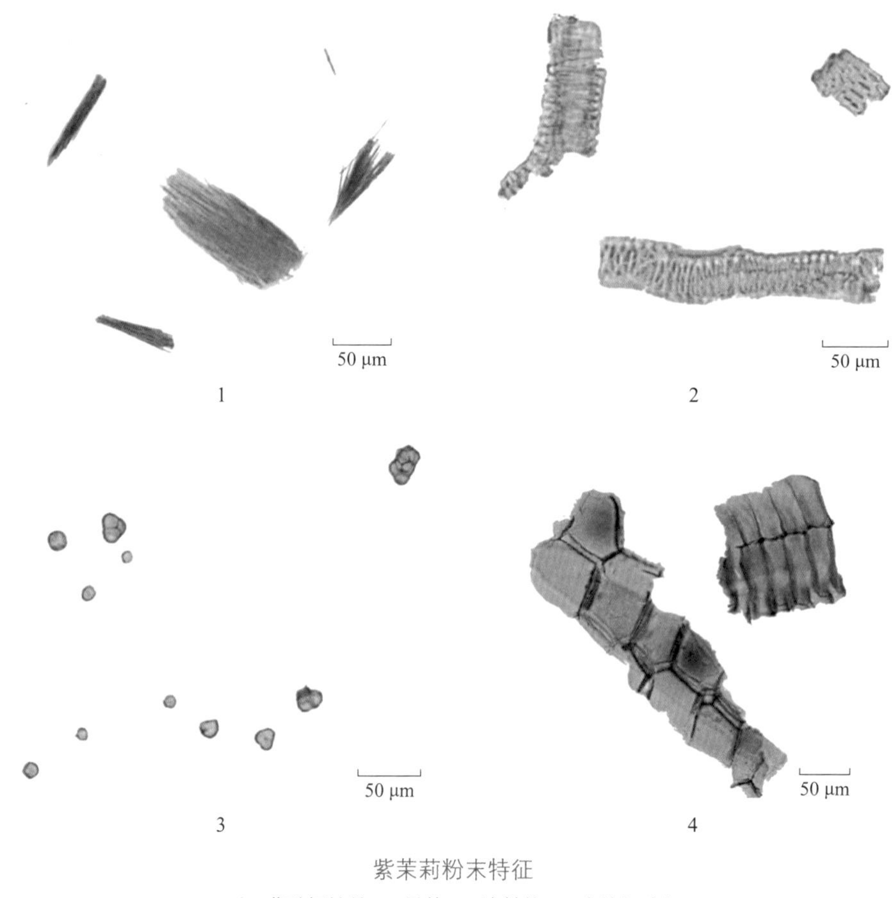

紫茉莉粉末特征

（1. 草酸钙针晶；2. 导管；3. 淀粉粒；4. 木栓细胞）

249. 紫萁贯众 Zǐ Qí Guàn Zhòng

本品为紫萁科植物紫萁 *Osmunda japonica* Thunb. 的干燥根茎及叶柄残基。清热解毒，止血，杀虫。

本品粉末棕黄色。① 木栓细胞多角形，棕黄色至浅棕黄色。② 石细胞单个或成群，类方形或分枝状，深棕黄色，壁极厚，纹孔明显。③ 非腺毛为单细胞，线形，较细，稍弯曲。④ 薄壁细胞长条形，有时内含棕黄色颗粒。⑤ 管胞常为具缘纹孔管胞、网纹管胞。

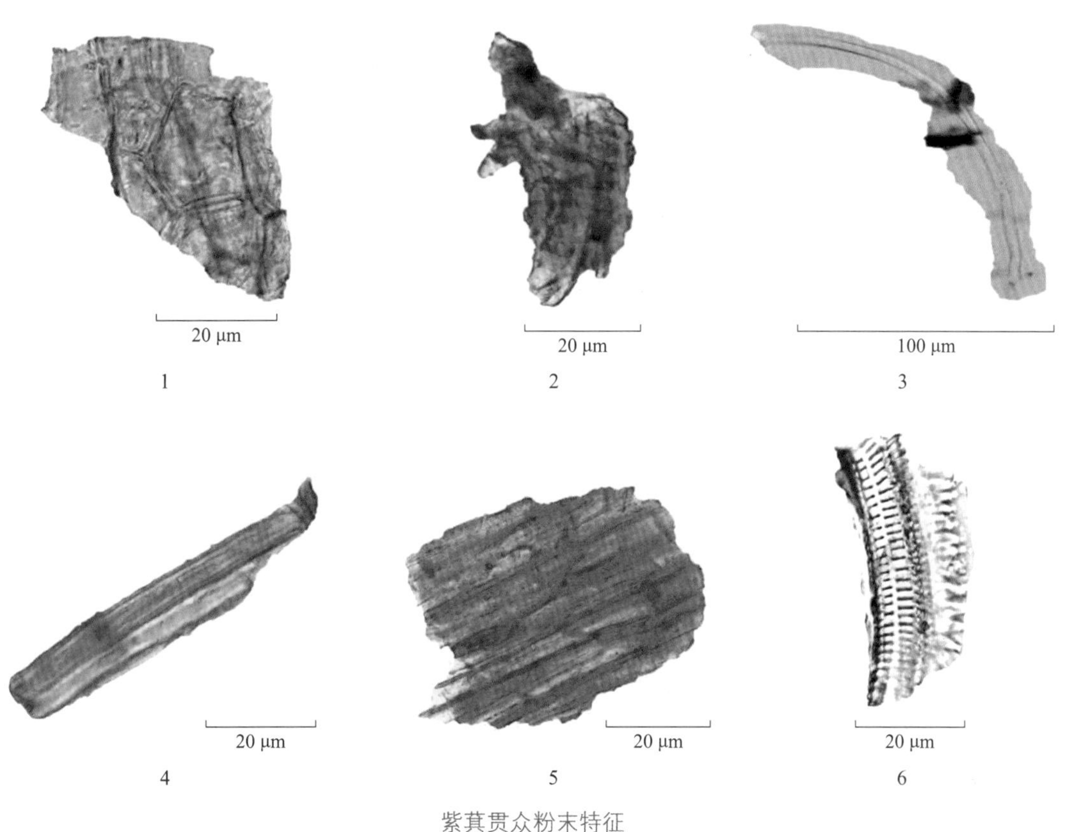

紫萁贯众粉末特征

（1. 木栓细胞；2. 石细胞；3. 非腺毛；4～5. 薄壁细胞；6. 管胞）

250. 紫藤 Zǐ Téng

本品为豆科植物紫藤 *Wisteria sinensis* (Sims) Sweet 的干燥茎皮、花及种子。利水，除痹，杀虫。

茎皮　粉末灰绿色。① 草酸钙方晶多见，单个散在或聚集成群。② 晶鞘纤维多见，草酸钙方晶多排列成行。③ 非腺毛偶见，有的无色，有的棕黄色。④ 木栓细胞多见，淡黄色，多边形，排列紧密。⑤ 石细胞长方形、类长方形，壁厚，孔道明显。

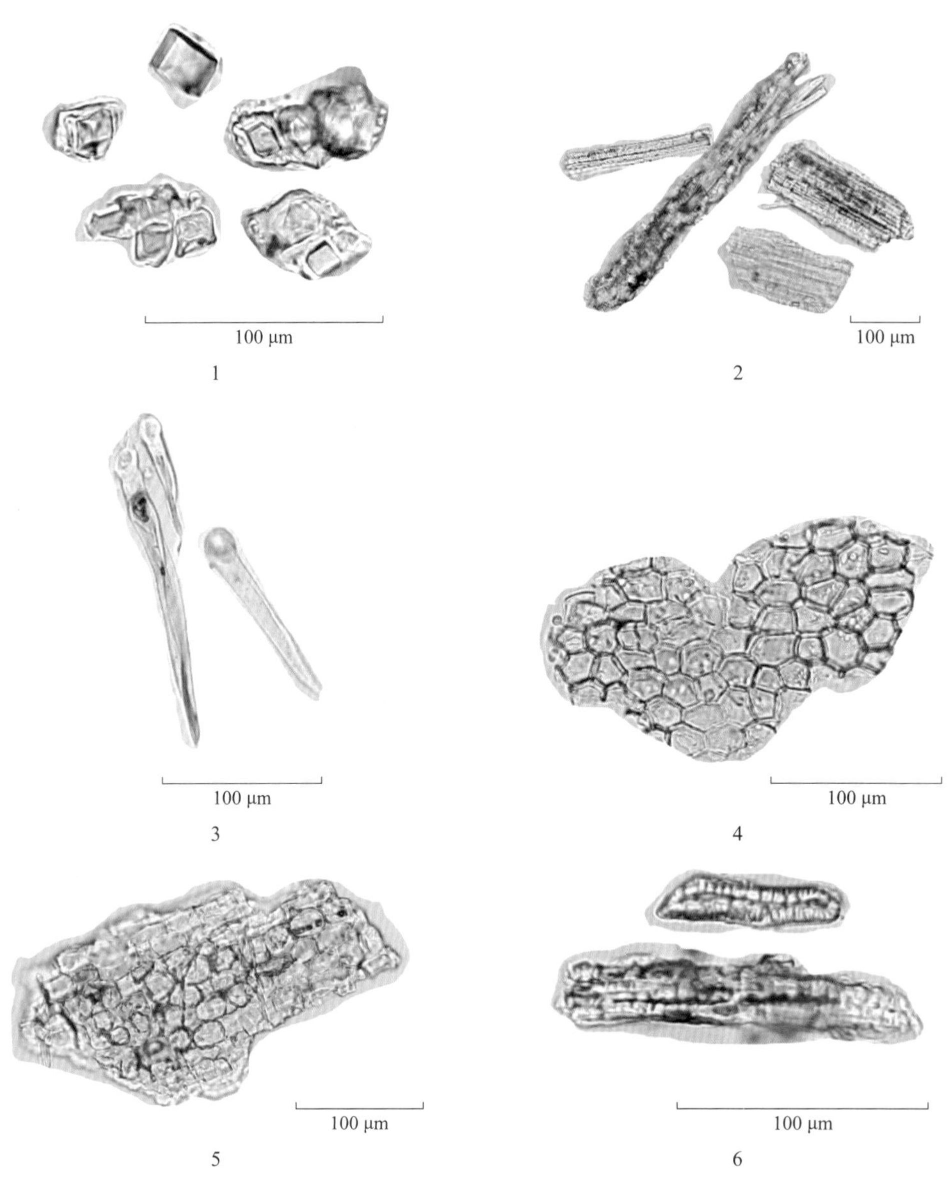

紫藤（茎皮）粉末特征

（1. 草酸钙方晶；2. 晶鞘纤维；3. 非腺毛；4～5. 木栓细胞；6. 石细胞）

［附注］根　粉末浅棕黄色。① 木栓细胞棕黄色至浅棕黄色，壁厚，多边形、类多边形。② 淀粉粒常见，细小。③ 纤维常成束存在，细长，壁较厚，有时可见晶纤维。④ 导管多见，常为网纹导管、环纹导管、具缘纹孔导管。⑤ 棕色块成片存在。

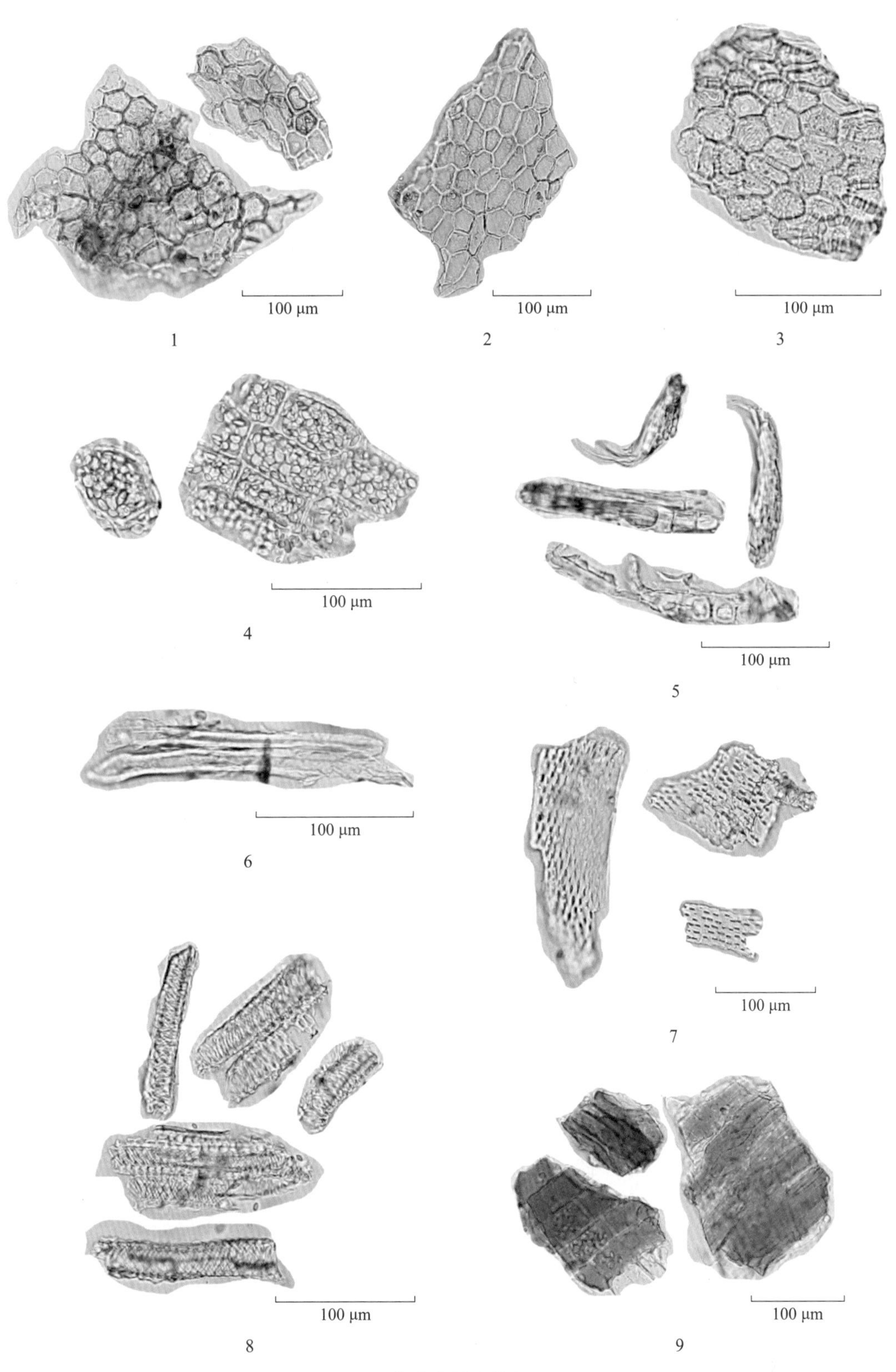

紫藤根粉末特征

（1～3. 木栓细胞；4. 淀粉粒；5～6. 晶纤维、纤维；7～8. 导管；9. 棕色块）

叶　粉末浅绿色。① 导管可见，常为环纹导管、螺纹导管。② 晶鞘纤维多见，草酸钙方晶多排列成行。③ 表皮细胞波状。④ 非腺毛常见，单细胞或由多个细胞组成，线状，有时弯曲。⑤ 叶肉栅栏组织由1列长方形细胞组成，海绵组织常由3列类方形薄壁细胞组成。

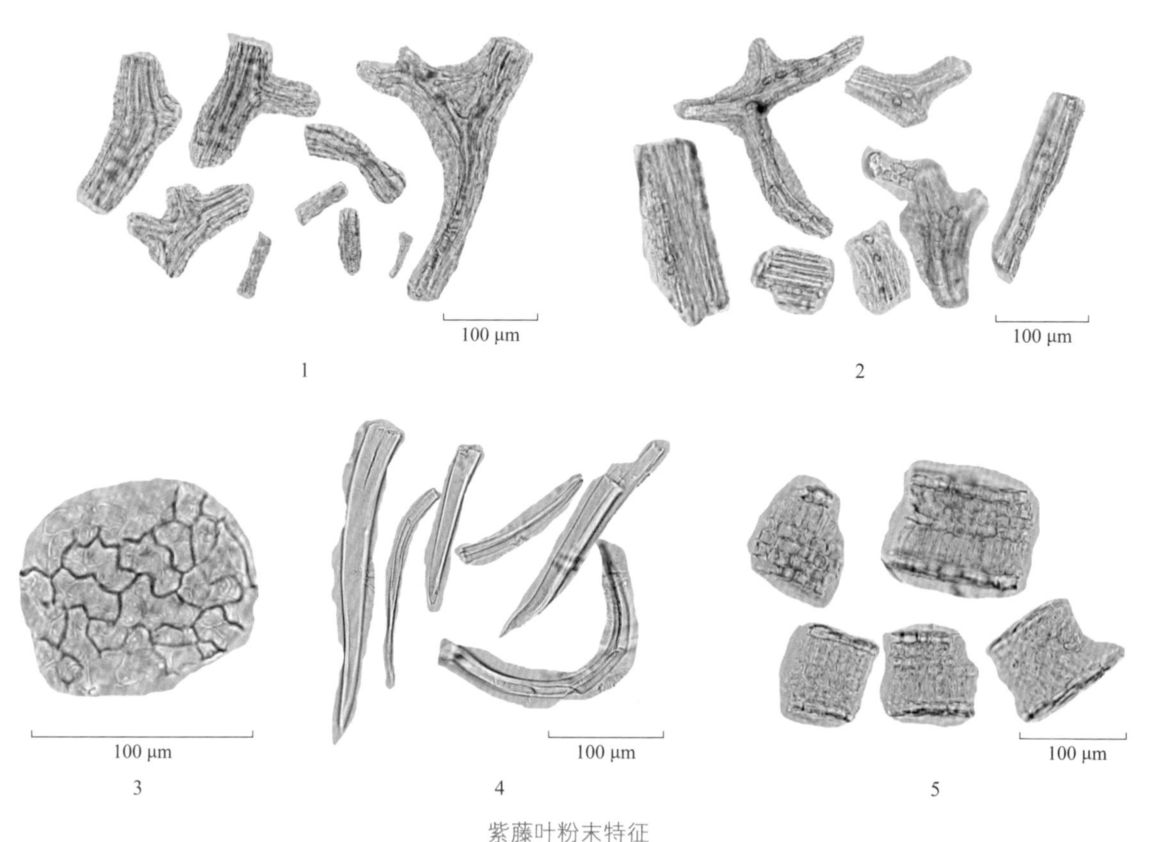

紫藤叶粉末特征

（1. 导管和纤维；2. 晶鞘纤维；3. 表皮细胞；4. 非腺毛；5. 叶肉组织）

251. 总状绿绒蒿 Zǒng Zhuàng Lǜ Róng Hāo

本品为罂粟科植物总状绿绒蒿 *Meconopsis racemosa* Maxim. 的干燥全草。清热解毒，止痛。

本品粉末浅灰绿色。① 非腺毛较细，多弯曲。② 纤维成束，壁较薄，纹孔密集。③ 花被细胞囊状。④ 花粉粒圆球状，萌发孔明显，表面具点状的修饰物。⑤ 乳汁管长管状，有分支，内有颗粒状的分泌物。⑥ 气孔可见，多为不定式。⑦ 导管多见，常为环纹导管、螺纹导管、网纹导管。

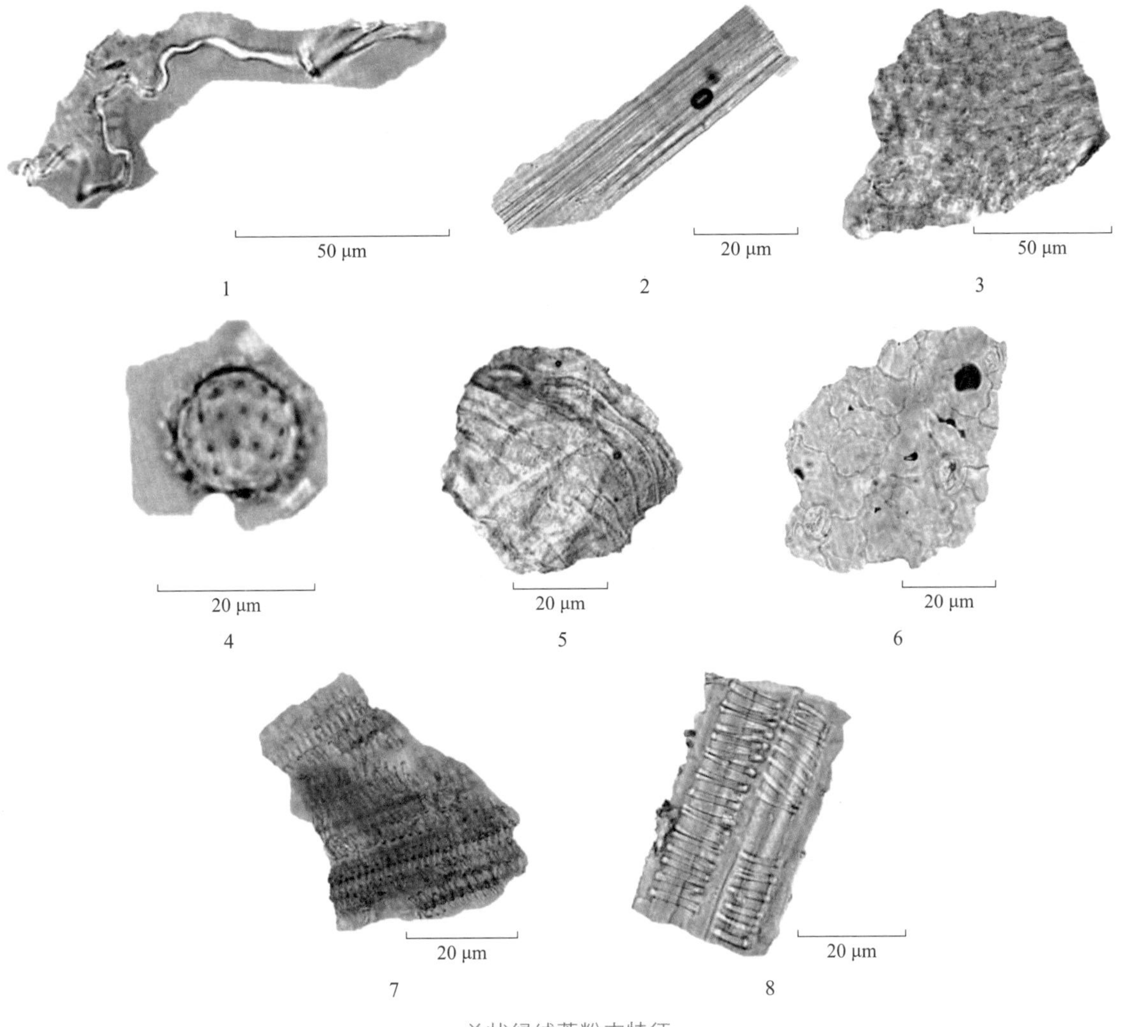

总状绿绒蒿粉末特征

（1. 非腺毛；2. 纤维束；3. 花被细胞；4. 花粉粒；5. 乳汁管；6. 气孔；7～8. 导管）

252. 祖师麻 Zǔ Shī Má

本品为瑞香科植物黄瑞香 *Daphne giradii* Nitsche、唐古特瑞香 *Daphne tangutica* Maxim. 及凹叶瑞香 *Daphne retusa* Hemsl. 的干燥根皮和茎皮。祛风通络，散瘀止痛。

本品粉末棕黄色。① 纤维成束或散在，多断裂，外壁多弯曲，边缘平整或微波状。② 薄壁细胞中含有黄棕色内容物。③ 射线细胞壁连珠状增厚，孔沟明显，有的细胞中含黄色物。④ 石细胞黄棕色，类圆形或多边形。⑤ 棕色块不规则团块状，多破碎。⑥ 木栓细胞黄棕色，壁厚，木栓化。

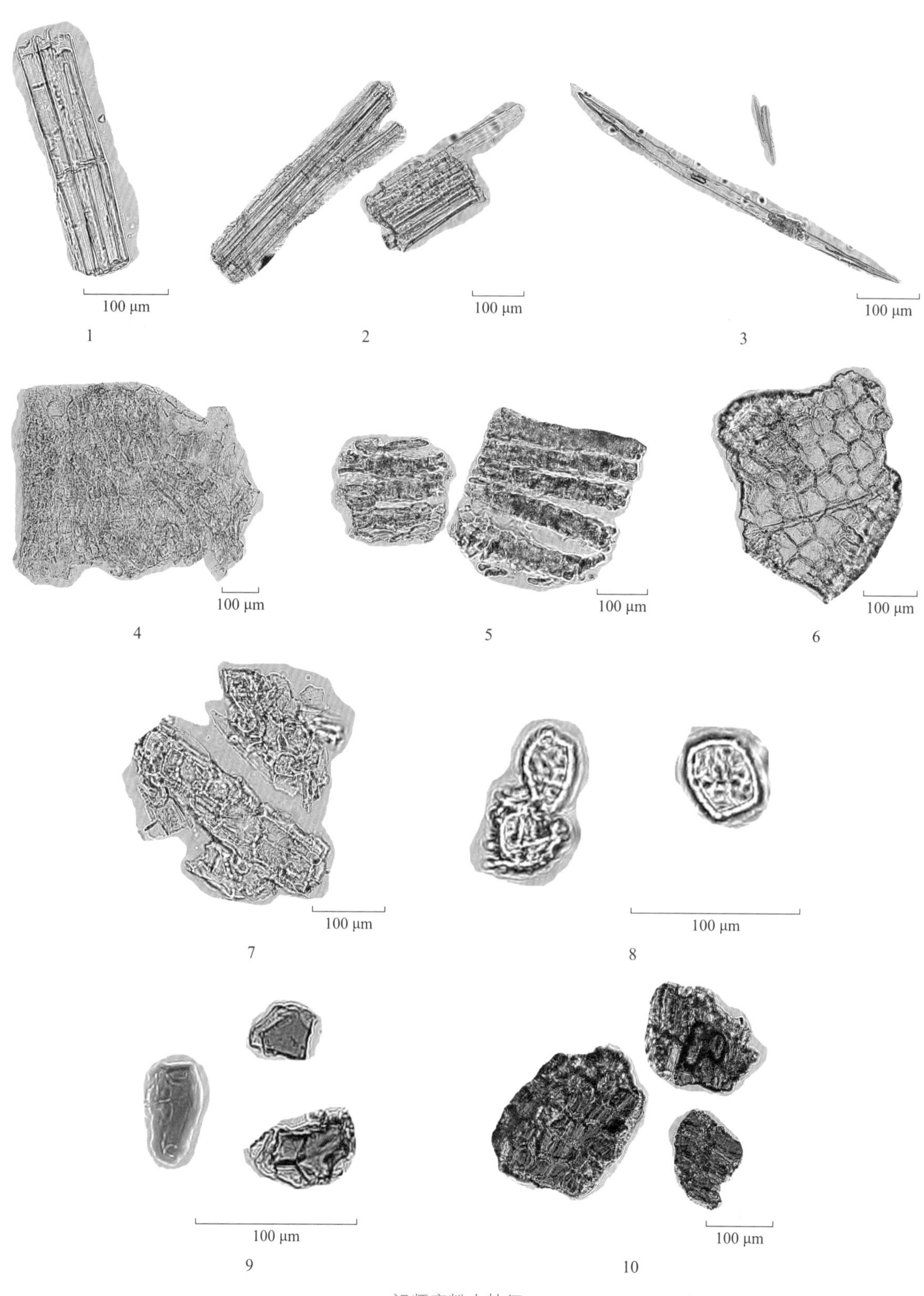

祖师麻粉末特征

（1～3. 纤维束；4～5. 薄壁细胞；6～7. 射线细胞；8. 石细胞；9. 棕色块；10. 木栓细胞）

253. 醉鱼草 Zuì Yú Cǎo

本品为玄参科植物醉鱼草 *Buddleja lindleyana* Fort. 的干燥全草。祛风除湿，止咳化痰，散瘀，杀虫。

本品粉末浅黄棕色。① 星状非腺毛多，具2～8个较短且略弯曲或稍扭曲的分枝，分枝长短不等，基部较粗，先端较尖或圆钝。② 石细胞多数，长方形、类方形、长矩圆形，单个、成群或排成长条状，孔沟明显。③ 纤维众多，成束或单个散在，多细长且已碎断，壁较直，末端圆钝、钝或稍钝，壁较厚，有的纹孔、孔沟甚为明显。④ 导管为螺纹导管和具缘纹孔导管；螺纹导管螺旋状增厚，纹理密集。⑤ 花粉粒圆形，表面有附属物。

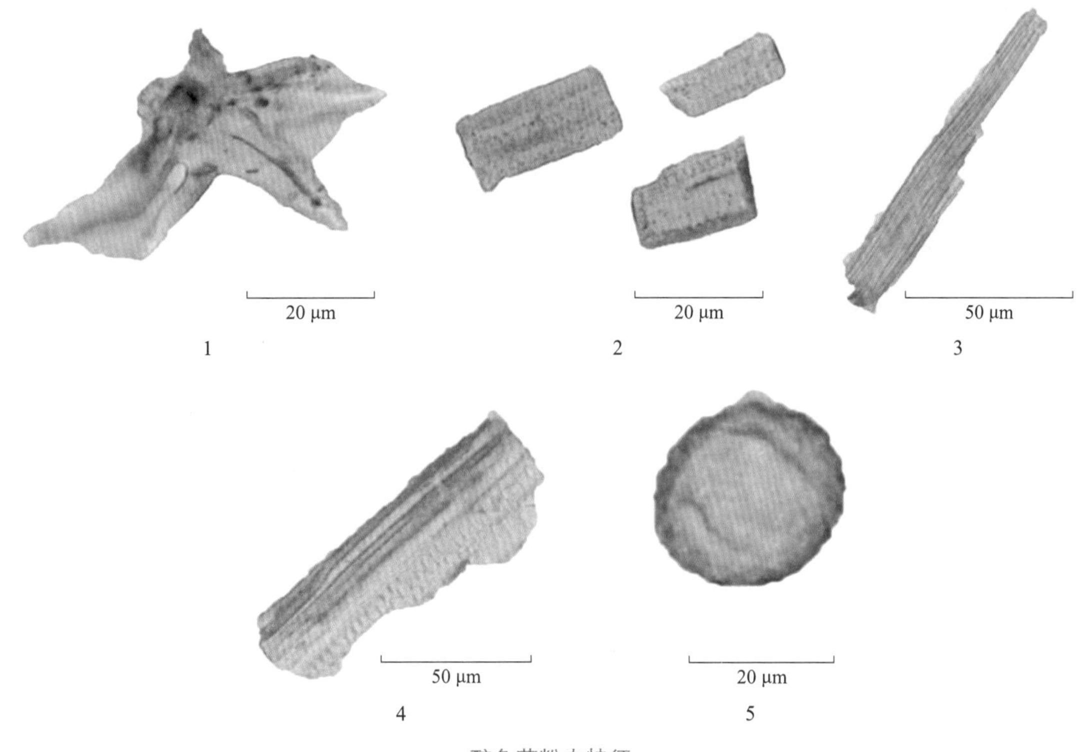

醉鱼草粉末特征

（1. 非腺毛；2. 石细胞；3. 纤维束；4. 具缘纹孔导管；5. 花粉粒）